U0711614

全国中医药行业高等职业教育"十四五"规划教材
全国高等医药职业院校规划教材（第六版）

中医骨病

（供中医骨伤、中医学、针灸推拿等专业用）

主　编　王卫国

全国百佳图书出版单位
中国中医药出版社
·北京·

图书在版编目（CIP）数据

中医骨病 / 王卫国主编 . -- 北京：中国中医药出版社，2025. 1. --（全国中医药行业高等职业教育"十四五"规划教材）.
ISBN 978-7-5132-9163-7

Ⅰ . R274

中国国家版本馆 CIP 数据核字第 2024JJ1250 号

融合教材服务说明

全国中医药行业职业教育"十四五"规划教材为新形态融合教材，各教材配套数字教材和相关数字化教学资源（PPT 课件、视频、复习思考题答案等）仅在全国中医药行业教育云平台"医开讲"发布。

资源访问说明

到"医开讲"网站（jh.e-lesson.cn）或扫描教材内任意二维码注册登录后，输入封底"激活码"进行账号绑定后即可访问相关数字化资源（注意：激活码只可绑定一个账号，为避免不必要的损失，请您刮开序列号立即进行账号绑定激活）。

联系我们

如您在使用数字资源的过程中遇到问题，请扫描右侧二维码联系我们。

中国中医药出版社出版

北京经济技术开发区科创十三街 31 号院二区 8 号楼
邮政编码　100176
传真　010-64405721
唐山市润丰印务有限公司印刷
各地新华书店经销

开本 850×1168　1/16　印张 16.5　字数 443 千字
2025 年 1 月第 1 版　2025 年 1 月第 1 次印刷
书号　ISBN 978 – 7 – 5132 – 9163 – 7

定价　66.00 元
网址　www.cptcm.com

服 务 热 线　010-64405510
购 书 热 线　010-89535836
维 权 打 假　010-64405753

微信服务号　zgzyycbs
微商城网址　https://kdt.im/LIdUGr
官 方 微 博　http://e.weibo.com/cptcm
天猫旗舰店网址　https://zgzyycbs.tmall.com

如有印装质量问题请与本社出版部联系（010-64405510）

全国中医药行业高等职业教育"十四五"规划教材
全国高等医药职业院校规划教材（第六版）

《中医骨病》编委会

主　审

徐展望（山东中医药大学）

主　编

王卫国（山东中医药大学）

副主编

戴会群（四川中医药高等专科学校）　　　曾朝辉（湖南中医药高等专科学校）

马　婷（山东中医药大学）　　　　　　　张　峰（南阳医学高等专科学校）

徐宏举（山东中医药高等专科学校）　　　李　鑫（辽宁省海城市正骨医院）

编　委（按姓氏笔画为序）

申小年（安徽中医药高等专科学校）　　　朱玉辉（江西中医药高等专科学校）

闫雪峰（邢台医学院）　　　　　　　　　许博文（沧州医学高等专科学校）

张延琦（扬州市中医院）　　　　　　　　陈广超（保山中医药高等专科学校）

邵守涛（山东第一医科大学）　　　　　　孟州令（昆明卫生职业学院）

胡刘涛（项城市第一人民医院）　　　　　莫长忍（重庆三峡医药高等专科学校）

学术秘书

赵建鹏（山东中医药大学）

全国中医药行业高等职业教育"十四五"规划教材
全国高等医药职业院校规划教材（第六版）

《中医骨病》
融合出版数字化资源编创委员会

主 审

徐展望（山东中医药大学）

主 编

王卫国（山东中医药大学）

副主编

张　杰（黑龙江中医药大学）　　　　　　王　冰（南阳医学高等专科学校）

王为民（天津中医药大学）　　　　　　　邵　敏（广州中医药大学）

李　静（山东第二医科大学附属医院）

编　委（以姓氏笔画为序）

杜文喜（浙江中医药大学）　　　　　　　李　洋（山东省中西医结合医院）

李鲲鹏（山东中医药高等专科学校）　　　赵万宁（北京中医药大学）

袁荣霞（四川省骨科医院）　　　　　　　黄庆嘉（河南推拿职业学院）

章晓云（广西中医药大学）　　　　　　　章轶立（南京中医药大学）

学术秘书

赵建鹏（山东中医药大学）

前　言

"全国中医药行业高等职业教育'十四五'规划教材"是为贯彻党的二十大精神和习近平总书记关于职业教育工作和教材工作的重要指示批示精神，落实《中医药发展战略规划纲要（2016—2030年）》等文件精神，在国家中医药管理局领导和全国中医药职业教育教学指导委员会指导下统一规划建设的，旨在提升中医药职业教育对全民健康和地方经济的贡献度，提高职业技术院校学生的实践操作能力，实现职业教育与产业需求、岗位胜任能力严密对接，突出新时代中医药职业教育的特色。鉴于由中医药行业主管部门主持编写的"全国高等医药职业院校规划教材"（三版以前称"统编教材"）在2006年后已陆续出版第三版、第四版、第五版，故本套"十四五"行业规划教材为第六版。

中国中医药出版社是全国中医药行业规划教材唯一出版基地，为国家中医、中西医结合执业（助理）医师资格考试大纲和细则、实践技能指导用书，全国中医药专业技术资格考试大纲和细则唯一授权出版单位，与国家中医药管理局中医师资格认证中心建立了良好的战略伙伴关系。

本套教材由50余所开展中医药高等职业教育的院校及相关医院、医药企业等单位，按照教育部公布的《高等职业学校专业教学标准》内容，并结合全国中医药行业高等职业教育"十三五"规划教材建设实际联合组织编写。本套教材供中医学、中药学、针灸推拿、中医骨伤、中医康复技术、中医养生保健、护理、康复治疗技术8个专业使用。

本套教材具有以下特点：

1. 坚持立德树人，融入课程思政内容和党的二十大精神。把立德树人贯穿教材建设全过程、各方面，体现课程思政建设新要求，发挥中医药文化的育人优势，推进课程思政与中医药人文的融合，大力培育和践行社会主义核心价值观，健全德技并修、工学结合的育人机制，努力培养德智体美劳全面发展的社会主义建设者和接班人。

2. 加强教材编写顶层设计，科学构建教材的主体框架，打造职业行动能力导向明确的金教材。教材编写落实"三个面向"，始终围绕中医药职业教育技术技能型、应用型中医药人才培养目标，以学生为中心，以岗位胜任力、产业需求为导向，内容设计符合职业院校学生认知特点和职业教育教学实际，体现了先进的职业教育理念，贴近学生、贴近岗位、贴近社会，注重科学性、先进性、针对性、适用性、实用性。

3. 突出理论与实践相结合，强调动手能力、实践能力的培养。鼓励专业课程教材融入中医药特色产业发展的新技术、新工艺、新规范、新标准，满足学生适应项目学习、案例学习、模块化学习等不同学习方式的要求，注重以典型工作任务、案例等为载体组织教学单元，有效地激发学生的学习兴趣和创新潜能。同时，编写队伍积极吸纳了职业教育"双师型"教师。

4. 强调质量意识，打造精品示范教材。将质量意识、精品意识贯穿教材编写全过程。教材围绕"十三五"行业规划教材评价调查报告中指出的问题，以问题为导向，有针对性地对上一版教材内容进行修订完善，力求打造适应中医药职业教育人才培养需求的精品示范教材。

5. 加强教材数字化建设。适应新形态教材建设需求，打造精品融合教材，探索新型数字教材。将新技术融入教材建设，丰富数字化教学资源，满足中医药职业教育教学需求。

6. 与考试接轨。编写内容科学、规范，突出职业教育技术技能人才培养目标，与执业助理医师、药师、护士等执业资格考试大纲一致，与考试接轨，提高学生的执业考试通过率。

本套教材的建设，得到国家中医药管理局领导的指导与大力支持，凝聚了全国中医药行业职业教育工作者的集体智慧，体现了全国中医药行业齐心协力、求真务实的工作作风，代表了全国中医药行业为"十四五"期间中医药事业发展和人才培养所做的共同努力，谨此向有关单位和个人致以衷心的感谢。希望本套教材的出版，能够对全国中医药行业职业教育教学发展和中医药人才培养产生积极的推动作用。需要说明的是，尽管所有组织者与编写者竭尽心智，精益求精，本套教材仍有一定的提升空间，敬请各教学单位、教学人员及广大学生多提宝贵意见和建议，以便修订时进一步提高。

国家中医药管理局教材办公室

全国中医药职业教育教学指导委员会

2024 年 12 月

编写说明

中医骨伤科学是在中医理论指导下，研究人体运动系统损伤和疾病的预防、诊断、治疗及康复的一门学科，具有悠久的历史和丰富的临床经验，对保障人民健康发挥着重要作用。中医骨病是中医骨伤科学的重要内容和分支，是研究运动系统疾病发生、发展及其防治的临床学科。《中医骨病》为全国中医药行业高等职业教育"十四五"规划教材，介绍了骨病的预防、诊断、治疗及康复知识，通过模块化结构，阐述了中医骨病的发展历程、主要贡献、病因分类、辨证规律及治疗方法，旨在帮助读者掌握中医骨病学的核心内容和临床实践技能。

本教材分为九个模块，除模块一外每个模块聚焦一类特定骨病，阐述该病的病因病机、临床表现、诊断与鉴别诊断、治疗方法和预防调护。每个模块均有临床案例和治疗方案，目的是帮助读者将理论知识与临床实践相结合，使学习者掌握中医骨病学基本理论和辨证施治基本思路与方法，正确处理继承与发展的关系，为临床工作奠定坚实基础。本教材内容注重与现代研究成果相融合，介绍了中医骨病研究的最新进展，以使读者能够紧跟学科发展步伐。

本教材适合中医骨伤、中医学、针灸推拿等专业学生使用，也适用于中医骨伤科医师、研究人员及中医爱好者作为参考书。教材有机融入了党的二十大精神和课程思政内容，体现了新时代教育"立德树人"的根本任务。同时，教材附有融合出版数字化资源。

本教材编写分工如下：模块一概论由王卫国编写；模块二骨关节感染性疾病由戴会群、莫长忍、闫雪峰编写；模块三骨关节非感染性炎症（骨痹）由张峰、申小年、胡刘涛编写；模块四骨关节退行性疾病（骨痹）由李鑫、许博文编写；模块五骨与软骨缺血坏死性疾病（骨蚀）由徐宏举、张延琦编写；模块六骨肿瘤由曾朝辉、邵守涛编写；模块七骨代谢性疾病（骨痿）由王卫国、朱玉辉编写；模块八骨关节发育障碍性疾病由马婷、孟州令编写；模块九其他病证由马婷、陈广超编写。赵建鹏秘书负责协调编写进度，与主审及编写团队沟通，确保内容完善并及时调整，同时负责排版校对，为教材出版做准备。山东中医药大学主审徐展望教授对教材进行了精心审阅，并提出了宝贵的修改意见和建议，在此表示衷心的感谢！

由于学识所限，不足之处恳望师生和读者提出宝贵意见，以便再版时修订提高。

《中医骨病》编委会

2024 年 12 月

目　录

模块一　概论

中医骨病学是在中医理论指导下，研究人体运动系统疾病的预防、诊断、治疗及康复的临床学科，是中医骨伤科学的重要内容和分支。骨病是由各种原因引起的运动系统组织结构、代谢发生病理改变的疾病，是除骨伤、筋伤外的骨伤科其他疾病的总称。骨病具有涵盖范围广、致病因素多、临床表现繁杂、诊疗方法多样、学术进展快等特点，有些是临床常见病、多发病，有些则是严重影响患者身体健康，甚至危及生命的复杂疾病。骨病包括先天性、发育性、退行性、感染性、代谢性疾病，以及骨肿瘤、骨坏死、地方病和职业病等，还包括属于中医学"筋"范畴的疾病，如肌肉、筋膜、肌腱、韧带、椎间盘、关节软骨等组织的疾病，此外，有些疾病与风湿免疫、老年病、血液病、外伤等有着密切关系。

一、中医骨病学发展概况和主要贡献

中医骨病学历史悠久，内容丰富，是中医骨伤科学的重要组成部分，贯穿中医学发展过程的始终，至今在医学研究和临床实践中占有重要地位。中医骨伤科学的发展与人类繁衍历程是一致的，骨疾病是人类最早发生的疾病之一。新石器仰韶文化时期原始人遗骨中即有骨髓炎、脊柱变异、骨质破坏、骨质增生等骨病的迹象。殷墟出土的甲骨文中就有"疾手""疾肘""疾胫""疾止（即趾）"的骨病病名记载。《周礼·天官》将医学分为食医、疾医、疡医、兽医四类，其中疡医泛指骨伤、外科医师，并明确其医疗范围和方法，"疡医，掌肿疡、溃疡、金疡、折疡之祝药、劀杀之齐。凡疗疡，以五毒攻之，以五气养之，以五药疗之，以五味节之"。马王堆汉墓《五十二病方》中记录了痈、骨疽、肿瘤等病名。

《黄帝内经》阐述的天人相应整体观、阴阳五行、脏腑气血经络学说、辨证施治、治未病等，奠定了中医学的理论基础，同时也是中医骨伤科学的基础。其中肝主筋、肾主骨生髓、脾主肌肉、五劳所伤，以及"风寒湿三气杂至，合而为痹""肾气热，骨枯而髓减，发为骨痿""有所结，气归之，津液留之，邪气中之，凝结日以易甚，连以聚居，为昔瘤，以手按之坚"等，对认识骨痹、骨痿、骨肿瘤的病因病机和诊治具有指导意义。《灵枢·痈疽》曰："发于足趾，名脱痈，其状赤黑，死不治；不赤黑，不死。不衰，急斩之，不则死矣。"这是运用手术截肢治疗脱疽的最早记载。

汉代张仲景《伤寒杂病论》创六经辨证，"太阳病，身疼腰痛""虚劳腰痛""肾著之病，腰以下冷痛"，分别对腰痛的不同类型进行辨证。他对"历节病"疼痛游走不定的描述，与类风湿

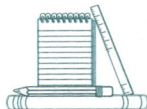

关节炎、风湿性关节炎的临床表现很相似。他认为的"历节病"发病既有风寒湿外邪侵袭，也与素体羸弱、肝肾亏虚、气血不足有关，与现代研究比较一致。华佗创用麻沸散，在麻醉下施以刮骨，以疗关公臂矢镞所伤；其创立的五禽戏，对后世骨病康复和体疗保健有很大影响。

魏晋南北朝时期，王叔和《脉经》、皇甫谧《针灸甲乙经》均记载运用针灸治疗腰痛及各种筋骨痹痛。陈延之《小品方》将附骨疽分为急、缓两种，"附骨急疽其痛处壮热，体中乍寒乍热"，而"附骨疽久者则肿见结脓"，与现代急、慢性骨髓炎表现相似。《小品方》将恶性骨肿瘤称为石痈，其云"有石痈者，始微坚，皮核相亲，著而不赤，头不甚尖，微热，热渐自歇，便极坚如石，故谓石痈。难消，又不自熟，熟皆可百日中也"，说明该病预后凶险。《刘涓子鬼遗方》是我国第一部外科专著，认识到"骨疽脓出不可止，壮热，骨碎，六十日死"，说明当时已对骨疽并发败血症有了较为正确的认识。该书重视消毒和手术技巧，介绍脓肿切开引流及内治外治相结合，为后世外科消、托、补三法的确立奠定了基础。

隋代巢元方《诸病源候论》是我国第一部病因证候学专著，书中专列骨病章节，有背偻候、骨注候、附骨痈肿候和骨疽瘘候等，提出肾主腰脚的观点，将腰痛的原因归为少阴阳气伤、风寒着腰、役用伤肾、坠堕伤腰、寝卧湿地五种。唐代蔺道人《仙授理伤续断秘方》用中药热蒸、熏洗治疗"筋脉拘急，不得屈伸，步行艰苦"之痹证。孙思邈《备急千金要方》按摩导引治疗筋骨痿痹。王焘《外台秘要》辑录了张仲景以后治疗痹证的方剂，尤其推崇补肾活血、祛风止痛法。

金元四大家根据各自理论和临床经验，提出了各具特色的筋骨疾病的发病机制。刘完素火热论认为："热甚客于肾部，干于足厥阴之经，郁结极甚，而气血不能宣通，则痿痹。"张子和寒凉派认为"风者必风热相兼，痹者必湿寒相合，痿者必火乘金，厥者或寒或热，皆从下起"，对风、痹、痿、厥四证的不同发病机制做了精辟阐述。李东垣补土派认为，痿证皆因脾胃虚弱，"脾病则下流乘肾，骨乏无力，是为骨痿，令人骨髓空虚，足不能履地"。朱丹溪滋阴派认为，中风之瘫痿初期应行气，后期宜活血。痛风之证"四肢百节走痛是也"，其后期"痛入骨髓，不移其处"。《卫济宝书》列述了癌、瘰、疽、瘤、痈五大症，并绘图说明。《外科精义》阐述了骨髓炎、骨结核瘘管形成机制和早期诊断方法。

明代《仙传外科集验方》较详细地描述了急性骨髓炎向慢性骨髓炎转变的病理过程，其治疗不当则形成"朽骨"，朽骨出尽才能痊愈，与现代慢性骨髓炎死骨的形成和转归是一致的。《张氏医通》"肾气不循故道，气逆夹脊而上，至肩背痛，或观书对弈久坐致脊背痛"的论述，与颈椎病发病原因大致相同。《疡科心得集》认为骨痨是由"痰"而生，将其从"附骨疽"中划分出来。

虽然古代先贤对中医骨病学的研究积累了丰富经验，有些内容与西医学十分相近，但这些内容大都散在于浩如烟海的中医古籍中，对骨病的认识理解多来自某一疾病的诊疗经验，缺乏对骨病的系统论述和总结，没有形成完整的中医骨病学体系和架构。中医治疗骨病重视整体辨证，综合内治是其优势和特色，而外治疗法尤其是手术治疗，没有得到有效传承和发展，是传统中医骨病学的短板。近现代，随着外科理论、病理学、影像学及手术技术的飞速发展，骨病的诊断与治疗水平实现了质的飞跃，极大地促进了我国骨病学的进步。在这一背景下，中医药以其独特的优势，在防治骨质疏松、骨缺血坏死、骨关节炎及骨关节免疫性疾病等领域发挥重要作用。这些领域成为研究热点。当今中医药不仅凝聚着中华民族的千年智慧，更将医者的人文关怀与社会责任紧密结合，强调在治疗过程中尊重生命、关爱患者，传递出"以人为本、仁爱为先"的深刻内涵，体现出社会主义核心价值观，不仅提升了医疗服务的质量，更为骨病学

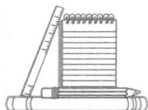

的发展注入了新的活力与希望,展现了中医药的独特魅力和广阔前景。

二、中医骨病辨证概述

(一)中医骨病的辨证规律

中医骨伤科遵循中医基础理论和辨证规律,重视骨病局部表现与患者机体辩证统一的整体观,善于运用内治与外治相结合的综合治疗,尤其长于通过整体内治调整治疗骨病,这与中医学的理论体系和辩证思维是一致的。

1. 病因 引起骨病的病因是复杂的,总体可归纳为两大类。

(1)外因 包括六淫邪毒侵袭、劳力伤害、地域因素等,其中外感六淫、邪毒侵袭占有重要地位。风邪善行数变,病位游走不定,寒邪收引拘急疼痛,湿邪肿满不仁,火毒热盛肉腐,燥邪耗伤阴津,是痹、疽、痨、痿、瘤的主要致病因素。《素问·宣明五气》云:"久视伤血,久卧伤气,久坐伤肉,久立伤骨,久行伤筋,是谓五劳所伤。"这与现代劳损性、退行性骨病具有相当密切的关系。地域性聚集发病的地方病和与行业相关的职业病,其发病与自然环境和工作条件有着密切关系,成为有别于其他骨病的显著特征。

(2)内因 包括先天遗传因素、脏腑功能失调、营养障碍、年龄体质等,尤其应强调肝、肾、脾与其外合之筋、骨、肌肉的相关性,以及在骨病发生发展中的作用。肝血充盈,肾精旺盛,则筋骨强壮;脾胃之气正常,气血化生充足,筋骨方能得到温煦濡养。骨病的发生发展与骨伤有着很大不同。后者以暴力伤害为主要病因,在强大暴力的作用下,强壮之人也会骨折脱位;而骨病的发生和转归往往是内因和外因共同作用、正邪相争的结果。《灵枢·百病始生》云:"风雨寒热,不得虚,邪不能独伤人。此必因虚邪之风,与其身形,两虚相得,乃客其形。"《素问·刺法论》云:"正气存内,邪不可干。"上论深刻阐明了脏腑气血旺盛与否,决定了筋骨是否强健,运动是否正常,能否耐受劳作。中医十分强调内因是骨病能否发生的主要因素,对骨病的发展、转归和预后有着重要影响。

2. 病机 人体是由皮肉筋骨脉、脏腑气血经络津液等构成的有机整体,它们之间保持着相对平衡,既相互联系相互依存,又相互影响相互制约,无论在生理上还是在病理上,都存在着密不可分的联系。病机就是疾病的发病机制,是通过采集复杂的临床表现,进行病证归纳分析,进而阐明该病不同病因之间的相互作用、相互抗争过程和演变规律。

(1)皮肉筋骨病机 皮肉乃身之外壁,"肉为墙",起保护作用,肌肉还是肢体运动的动力来源。筋骨一体相互为用,"宗筋主束骨而利机关也",同时,"骨为干"属奇恒之腑,"骨者,髓之府也",骨提供支撑是筋的附着部,筋有利于关节的运动和稳定,故《灵枢·经脉》云:"骨为干,脉为营,筋为刚,肉为墙。"筋骨平衡,骨正筋柔,则关节稳定且灵活,运动自如。如筋弛、筋挛、筋歪、筋断都会影响关节的正常运功。反之,骨节破坏、畸形、粘连、强直,也会导致筋肉病损。筋骨肌肉在骨病发病中是相互关联相互影响的,往往是筋病及骨,骨病损筋,筋骨同病。因此,筋骨病机是骨病学中十分重要的内容,分析疾病各个阶段筋骨病变的孰轻孰重,以及病变的性质和程度,对确定治疗和康复方案具有重要意义。由于骨关节在X线片得到清晰显示,而筋却无法显示,因此对筋的病理变化的分析判断,变得十分困难,往往需要通过骨关节的影像间接推理才能得知。临床上容易产生重视骨的病变,而忽视筋病的倾向,应加以避免。

(2)气血病机 气血是脏腑功能的体现,也是筋骨肌肉营养的来源。筋骨关节得气血濡养温煦才能正常运动,故《素问·五脏生成》云:"足受血而能步,掌受血而能握,指受血而能摄。"实证者,多见于骨病初期,气伤痛,形伤肿,先痛而后肿者气伤形也,先肿而后痛者,形

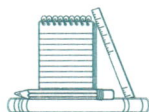

伤气也。临床上多见气血两伤，气滞血瘀，肿痛并见，唯有所偏重，或血瘀为主，或气滞较胜，以及先痛后肿，或先肿后痛，抑或肿痛齐发等不同情况。气滞血瘀不仅表现为可见的肢体关节肿胀瘀血，也可表现为脏腑功能障碍，如两胁胀痛、心烦易怒、面色晦暗、肌肤甲错等。虚证者，多见于骨病后期，以气虚、血虚、气血两虚为主，主要表现为倦怠乏力、语声低微、胃纳欠佳、面色萎黄、头晕目眩、手足麻木等。

（3）脏腑病机　骨病与肝主筋、主藏血，肾主骨生髓、主藏精，脾主肌肉、主四肢的功能关系尤为密切。脏腑病机在骨病中的体现，以"虚"为主，肝肾亏虚、脾肾阳虚、脾失健运是骨病的主要脏腑病机证型。肝血不足，筋失所养，则或挛或急或纵或弛，"诸风掉眩，皆属于肝"。肾精亏虚，骨失所养，则髓枯骨痿。脾气虚，则四肢不用。肌肉萎缩，"治痿独取阳明"，已成为治疗肌痿的主要法则。由于脏腑是一个对立统一的整体，在病变过程中每多相互影响，在脏腑辨证时必须注意局部与整体的关系，以及病情的演变和发展，既要掌握某一脏腑的本证，抓住主要矛盾，也要掌握相互之间的兼证和影响变化，不能孤立地、静止地看待。同时，每一脏腑的病理性质，虽然都有虚实寒热的共性，但其主次地位和具体情况各有不同，在共性中还有个性，临证时要具体分析区别对待，寻找各自的特殊规律，才能采取正确的治疗措施。

（二）骨病辨证诊断中应遵循的原则和方法

骨病的辨证诊断，要求辨病与辨证相结合。辨病即通过各种检查方法，充分收集临床资料，对疾病做出明确诊断。辨证则以中医传统方法，分析局部与整体的关系，以及病邪与机体正气的抗争消长，确定骨病当前阶段的证候类型。

详细询问病史，了解疾病发生发展过程，通过望闻问切动量等方法，能够获得很多疾病信息，对全面掌握病变的程度和对肢体及全身功能的影响十分重要，是诊察骨病的基本方法。即使在影像学检查手段非常先进的今天，临床理化检查仍是十分重要且不可替代的。要避免和克服只重视影像检查和化验结果，忽略临床查体的不良倾向，应在初步临床判断基础上，选择恰当的辅助检查，用后者的结果印证前期的判断，这样也可以避免诊断思维的局限和偏差。骨病诊断涉及骨关节、肌肉、神经病理生理、骨代谢、遗传、生物力学等一系列基础学科，也与临床其他学科关系密切。因此，骨病的诊断过程是从繁杂的临床资料中去伪存真，筛查出对疾病最有价值的诊断线索，采用最恰当的检查方法，从基础到临床综合分析融会贯通的过程。这需要扎实深厚的基础知识和丰富的临床经验，还需要良好的人文修养和沟通协调能力。

骨病种类繁多，症状复杂，既可同一疾病出现不同的临床表现，亦可不同的疾病表现出相似的症状体征。即便是同一个疾病，在不同阶段，临床表现也可大相径庭。临床表现的复杂性、多重性，给骨病的诊断带来了相当大的挑战性。骨病诊断一定要以临床表现为前提，就像影像学的椎间盘突出不等于椎间盘突出症、颈椎增生退变不等于颈椎病一样。影像学检查结果，要与患者的发病过程、症状体征、全身状况、化验等进行综合分析，才能获得准确全面的临床诊断。"准确全面"的含义，包括疾病、程度、类型、范围、对患者身体或肢体功能影响以及预后等。

对于患者没有临床症状，只是在做其他检查时"无意"中发现的影像学异常，则要根据不同情况进行处理。如颈椎先天性融合、腰椎椎弓峡部裂，就要告知患者注意事项，随诊观察如有进展加重，则需进行进一步治疗。如果表现为骨肿瘤或瘤样病变，就要进行细致检查以明确诊断，切不可因没有临床症状而放过。

影像学检查是诊断骨病的主要方法。

X线检查能够观察骨关节病变的性质、部位、大小、范围、程度，以及与周围组织的关系。X线检查可以判定骨龄，推测骨骼生长发育状态，分析某些营养及代谢性疾病对骨质的影响。X

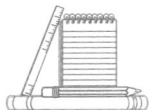

线片的前后对照，可了解疾病进展、修复情况，判断治疗效果以及预后等。X线检查方便价廉，提供的信息量大，是骨病诊断中最基本的影像学检查。

螺旋CT能在多层面、多角度清晰显示骨骼形态结构、病变性质、程度范围等，对细微的骨病变、钙化骨化的显示优于X线片，其软组织的分辨率也较高。CT检查有助于发现早期骨破坏，特别是在解剖关系复杂的骨盆、脊柱，以及判断血管分布畸形等方面更具优势。

MRI对关节软骨、肌肉、肌腱、半月板、骨髓、脊柱脊髓病变等，具有很高的超敏诊断价值。PET-CT融合显像，能准确反映人体正常或病理状况下的生化过程，主要用于转移性骨肿瘤、寻找原发肿瘤病灶，以及化疗效果评估。放射性核素扫描（ECT）对原发性和转移性骨肿瘤的早期发现灵敏性强，但特异性较差。此外，应重视血液化验、细菌学、电生理、超声波、关节镜、组织活检病理学、分子生物学检查，以及基因等检查在骨病诊断中的重要价值。

三、中医骨病治疗概要

骨疾病既可以主要表现为病变局部，也可以表现为全身气血、经络、脏腑功能失调。因此，骨病的治疗应以整体观念和辨证论治为基础，以不同疾病的性质、病程、范围、对功能影响为治疗依据，贯彻动静结合（固定与活动相结合）、筋骨并重（骨与软组织并重）、内外兼治（局部与整体兼顾）、医患合作（充分沟通，医患配合）的基本原则，"谨守病机，各司其属……必先五胜，疏其气血，令其调达，而致和平"。治疗前应辨析脏腑气血筋骨病机，分清虚实寒热，明确病位病期，并对患者精神状态、心理预期进行评估。应将中医辨证与辨病相结合，中医特色疗法与西医治疗原则和技术相结合，以最安全可靠的方法、最小的代价，获得最佳的治疗效果。

中医学认为，不仅人体内部是一个整体，个体与自然也是一个整体。因此，在骨伤疾病治疗上，既要重视机体内在功能平衡的恢复，也要调整生理功能与心理精神平衡，还要重视人体与自然环境的适应稳态的恢复，"整体观"贯穿中医骨病治疗康复的全过程。人体运动系统的特点和生命力在于运动，如何看待动与静、筋与骨、脏腑与肢体、医生与患者（社会）的辩证关系，如何达到或促进以上关系恢复平衡，就成为中医骨病学治疗康复的核心。

"动与静"，是骨病治疗的核心，恢复肢体运动功能不仅是治疗的目的，还能够防止肌肉萎缩，减少粘连，促进肢体血液循环，改善营养，减少下肢静脉血栓的发生。在治疗中采取的局部固定措施，有利于骨病肢体的修复，同时也为肢体活动奠定了基础。如何权衡动和静的利弊，何时进行恰当的功能锻炼，既要保证骨病修复过程顺利进行，又要促进肢体功能尽快恢复，达到动静平衡的最高境界，就成为骨伤科医师不容忽视的问题。

"筋与骨"，是骨病治疗的落脚点。"筋骨并重"是骨病中骨与软组织关系处理的准则。骨病学中的筋骨疾病往往缓慢起病，表现为筋与骨相互关系的失平衡。与骨关节磨损退变、破坏畸形同步出现的就是筋的拘急挛缩，结而不舒。很多筋伤疾病与骨病有着密切联系，甚至是筋骨同病。在治疗上要注重筋骨关系的分析判断，做到治骨不伤筋，理筋勿损骨，达到筋骨互荣，筋柔骨正，筋骨协调。

"内与外"，骨病的发生与脏腑气血功能失调有着密切关系，同样骨病治疗也离不开脏腑气血功能的调整和恢复，不能只顾及局部而忽视全身。临床上既要注重调整脏腑功能、气血经络运行等机体整体状况，又要防止骨病治疗中因药物、手术、放疗等对脏腑气血的损耗，努力恢复机体内环境稳定，提高自身正气以抵抗外邪侵袭，防止疾病复发，促进肢体修复和功能康复，这就是中医机体整体功能提升和病变肢体局部康复治疗相结合、"内外兼治"的科学内涵。

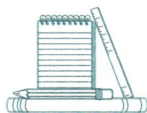

"医与患"，任何医疗措施须通过患者机体的内在因素和主观能动性发挥作用，在一定条件下，患者的精神状态和主观能动性对疾病的发展转归起关键作用。患者积极向上的心态有助于克服治疗康复过程中的困难和痛苦。医生面对的是有情感、有思想的人，而不是冷冰冰的机器或物件。强调"医患合作"的目的：一是要提升医者的综合素养，做到有学识、有高超医术、有人文关怀；二是让病患理解治疗方案，并能积极参与其中，增强医患认同感，成为战胜疾病的战友和朋友。

（一）内治法

内调脏腑气血，外治筋骨病损的内外兼治，在骨病治疗中占有重要地位。骨病，尤其是代谢性骨病、营养性骨病、内分泌性骨病，具有全身发病的特点，更应强调整体治疗的重要性。当此类疾病出现病理性骨折时，就应急则治其标，优先处理骨折，同时兼顾全身情况。内治法强调既要辨病，也要辨证型，还要辨病期；既要重视疾病性质，还要结合患者体质，通过药物内治使局部与整体得以兼顾。如骨痈疽初期热毒炽盛，治宜清热解毒（热者寒之，五味消毒饮、黄连解毒汤、犀角地黄汤），中期肿疡虽溃但排脓不畅，治宜托里排脓（透脓散、托里消毒散），后期则气血两虚，肝肾不足，治宜补气养血，滋补肝肾（十全大补汤、六味地黄丸）；又如骨痨后期多属阳虚寒证，治宜温阳解毒（寒者热之，阳和汤、消核散）；痹证是以外邪侵袭，治宜祛邪通痹（客者除之，蠲痹汤、三痹汤）；痿证肌肉消瘦，治宜补益脾胃（损者益之，八珍汤、补中益气汤）；筋挛拘急活动不利，治宜舒筋解痉（急者缓之，羚角钩藤汤、镇肝熄风汤）；骨瘤是因瘀毒内聚，治宜活血解毒，软坚散结（坚者削之，六军丸、琥珀黑龙丹）；颈腰椎退行性疾病多因劳役所伤，治宜温经通络（劳者温之，麻桂温经汤、右归饮）；股骨头缺血性坏死，或因肝肾亏虚，或因瘀血痰凝，前者治宜滋补肝肾，后者则以活血祛湿化痰等。总之，骨病之治疗，首先必须掌握疾病本质及其发展规律，通过辨证求因，以达审因论治，辨证施治，药物亦应随症加减，方能应用无误。

（二）外治法

外治法是中医骨病治疗的重要方法，具有鲜明的中医特色和独特疗效。

1. 药物外治　应用药物施于人体患病皮肤或病灶。古人云，"外治之理，即内治之理；外治之药，亦即内治之药，所异者法尔""先列辨证，次论治，次用药"，都说明内治与外治的理、方、药三者是一致的，只是方法不同而已。根据病变性质配伍，将药物制成药膏、软膏、药散、膏药等直接敷于患处，间隔一定时间更换药物，以达活血化瘀、行气通络、消肿止痛、拔毒祛腐、生肌长肉、温经散寒之目的。或将药液、油膏涂擦患处，同时施以理筋手法，更适于各种痹证、痿证、筋挛筋缩之证。用药物煎汤熏洗，可疏通经络、调和气血、舒松关节。应用清热解毒、去腐生肌药煎汤待凉浸洗，对开放性伤口感染、骨髓炎等效果尤显。

2. 推拿针灸　《素问·血气形志》云："形数惊恐，经络不通，病生于不仁，治之以按摩醪药。"推拿针灸适用于痹证、痿证、筋挛和脊柱退行性疾病等，能发挥行气活血、舒筋活络、疏通关节、调节脏腑功能的作用。临床运用时应注意选穴配伍，针刺及推拿手法力度因人、因病而异。尤应注意禁忌证，如骨痈疽、骨痨、骨肿瘤、血友病性关节炎、骨质疏松症、放射性骨病等不宜应用，妇女经期、妊娠期亦不宜针灸推拿。

3. 物理疗法　直流电、经皮神经电刺激、超声波、冲击波、超短波能够促进血液循环，改善组织血供和营养，调整神经系统兴奋和抑制过程平衡，松解肌肉关节挛缩粘连，减轻组织炎症反应，临床应用广泛。药物离子超声导入能使药物透达深层组织，红外线、紫外线有消除炎症的作用，蜡疗、水疗、音频疗法可改善关节功能。物理疗法常与体疗或练功、牵引等方法联

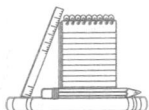

合应用。

4.练功疗法 是通过自身运动、吐纳运气等方法锻炼身体、防治疾病，古称"导引"。《素问·异法方宜论》曰："其病多痿寒热，其治宜导引按跷。"练功疗法能改善全身代谢，促进气血运行，增强心肺功能，对于骨关节系统则有改善皮肉筋骨濡养、增强肌力、改善关节活动、增进身体平衡、减轻关节肿胀、矫正畸形、促进骨折愈合和防止骨质疏松、肌肉萎缩等作用。

（三）手术治疗

对于全身代谢性、营养性骨病出现肢体病理性骨折、畸形，或骨病局限于某一部位，非手术治疗效果不佳时，应采用手术治疗。术前应制订严密计划，确定术式及应变方案，充分评估手术风险，并与患者及家属充分沟通。骨病部位不一，性质不同，手术方式迥异，决定了骨病手术的复杂性。即使同一疾病，因其病变部位、范围、累及组织、畸形程度等不同，而有不同的手术方式。由于肢体各部位解剖、手术显露的要求不同，使得骨科手术具有较其他专业更复杂的手术入路及内固定器械。骨科手术理念、方式的更新，在外科系统中是最快的。新型材料内置物性能更加优越，更能适应肢体病变修复的要求，手术固定矫形效果也更加优良。要以患者利益为重，坚定遵循外科手术的基本原则，以快速康复理念为指导，尽可能施行有限的微创手术，减少组织损伤，提高手术疗效，缩短康复过程。面对复杂情况，医生需要综合考虑患者的社会心理和生理因素，在是否手术、采用何种手术方式中进行权衡选择，帮助患者做出决定。手术操作在治疗疾病、矫正畸形的同时，也会对组织造成损伤，甚至是以牺牲其他组织的结构和功能为代价，这就要求医生在制订手术方案、手术操作时谨慎小心，细致缜密，不能因是小手术、成熟的手术而大意。新开展的手术要经过充分论证，精心准备，这样才能将手术风险降到最低，取得最好的手术效果。

四、中医骨病学发展趋势与展望

恶性骨肿瘤、骨关节炎、缺血性骨坏死、重度肢体脊柱畸形、骨质疏松、代谢性骨病等，迄今仍然是十分棘手的医疗难题。许多骨病的发病机制、防治方法和疗效尚未获得根本性突破。

中医骨病学在保持整体辨证和治疗优势的基础上，研究重点集中在骨关节慢性病，如骨质疏松、骨关节炎、椎间盘退变性疾病等方面。基础研究则集中在以中药促进成骨细胞分化及增强成骨功能、对破骨细胞功能调整、重建骨重构微环境和椎间盘细胞再生及功能重建的分子生物学、各种生物活性因子和信号通路等方面。研究表明补肾、益气中药（淫羊藿、骨碎补、杜仲、黄芪等）在以上方面有效。

股骨头缺血性坏死往往存在骨蚀－骨痿－骨痹的病理变化过程，中医证候主要以痰瘀阻络、肝肾亏虚、气滞血瘀为主，尤其认为脂代谢异常为"血中痰浊"，痰浊内阻，气血运行痹阻，筋脉失养，髓死骨枯而发为本病。以补肾活血、痰瘀同治为治则组方，可以抑制破骨细胞活性，刺激成骨细胞功能及活性，能够促进骨内微环境修复，正向调节成骨、成血管等生物活性因子表达，改善骨内微循环，促进股骨头修复。

骨关节炎的病因病机归结于筋骨失衡，筋损及骨，筋痿筋挛，是本痿标痹之证。先是筋痿，筋拘筋结失柔，不利关节，属功能性失衡，逐渐发展为骨痹，筋骨同损，属结构性失衡，两者皆可因风寒侵袭、外伤瘀血加重或诱发，以致经络闭阻，不通则痛，痹证之标贯穿疾病整个过程。病之初期以筋为先，责之于肝，当以补肝血以柔筋；病之后期筋骨同病，肝肾同源，当以补肾为要兼以通痹。治骨当先治筋，筋柔才能骨正，骨正更能促进筋柔，筋骨互荣，相辅相成。中医筋骨平衡理论、动静结合理念在骨关节炎的防治中得到了充分体现。

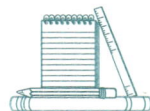

　　中医药治疗脊髓型颈椎病、寰枢椎畸形，是基于督脉瘀滞、阳气不得升发的病因病机，以通督益髓、益气活血为治则，针药并用，导引练功为特色，能够提高术后神经功能恢复。对轻症或有影像学征象却无症状体征的亚临床人群，中医综合疗法在延缓病情进展方面具有明显优势。

　　虽然基础研究的结果能够启发或开拓骨病研究的思路，但还不能将其作为广泛用于临床的依据。药物在离体实验条件下的细胞生物学作用，尚不能完全代表其在体内的作用机制，即便是在更加微观的分子生物学研究，也只能反映疾病发生的某一片段，离充分诠释其病理机制、药物作用机制尚有相当长的距离。总之，骨病诊断治疗和预防是十分困难复杂的，涉及的基础学科、临床专业广泛，学科的交叉性强，有些疾病的社会行为学矫正更是涉及广泛的社会管理等领域，是系统工程。当然，临床经验的积累也十分重要，只有坚持不断地努力，才能进一步提高骨病的诊疗水平。

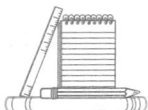

模块二　骨关节感染性疾病

项目一　概述

案例导入

李某，男，12 岁。右膝关节疼痛不敢活动，伴全身不适，倦怠乏力，食欲不振 3 天。自购消炎止痛药口服。现患儿出现高热、恶心呕吐。查体：体温 39.5℃。右膝关节红肿热痛，不敢活动，有局限性压痛。

问题：根据病史，初步诊断是什么疾病？需要做哪些理化检查？如何制订治疗方案，并减少可能出现的并发症？

骨关节感染性疾病包括由一般化脓性细菌，如金黄色葡萄球菌、链球菌、大肠杆菌等引起的感染，和特殊细菌，如结核分枝杆菌、布鲁氏菌等引起的感染；同时包括螺旋体、寄生虫、霉菌、病毒等引起的急、慢性骨与关节的感染性疾病。其中骨组织的化脓性感染，称为化脓性骨髓炎；关节的化脓性感染，称为化脓性关节炎。本病为骨伤科常见病、多发病，属中医学"骨痈疽"范畴。骨与关节的结核性感染称为骨关节结核，中医学称为"骨痨"，又因其成脓后，可流窜于病变附近或较远的空隙处形成脓肿，破溃后脓液稀薄如痰，故又名"流痰"，分为脊柱结核、关节结核、骨结核等。

骨关节感染性疾病，中医古代文献多有记载。如《灵枢·刺节真邪论》云："有所结，深中骨，气因于骨，骨与气并，日以益大，则为骨疽。"《备急千金要方》曰："以其无破，附骨成脓，故名附骨疽。"《诸病源候论·附骨痈候》曰："附骨痈，亦有体盛热而当风取凉，风冷入于肌肉，与热气相搏，伏结近骨成痈，其状无头，但肿痛而阔，其皮薄泽，谓之附骨痈也。"在历代文献中，根据发病部位的不同，名称也各不相同，如发生于四肢者称"附骨疽""多骨疽""股胫疽"等，发生于关节者称"关节流注"等。

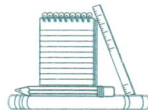

一、病因病机

（一）中医病因病机

1. 外感六淫   体虚之人卫气不固，风寒暑湿诸邪，客于肌腠，注于筋骨、关节，气血凝滞，阻塞经络，蕴热成毒，腐烂筋骨。

2. 筋骨损伤   如肌肤或筋骨受到开放性外伤，邪毒从创口入骨，附骨成痈；若伤无创口，伤后气血瘀滞，邪毒则乘虚而入，邪瘀相结，蕴热化脓，腐蚀筋骨。

3. 余毒流注   因疔毒疮疖，或肺炎、猩红热等疫病之后，余毒未尽，滞留体内，余热邪毒深窜入里，流注筋骨、关节而发病。

4. 七情内伤   七情内伤致脏腑功能失调，气血生化不足，正气虚弱，抗邪祛病功能低下，邪毒不能外散，郁于体内，可穿入筋骨发病。

上述原因可单独致病，也可多种原因结合致病。虽然表现在骨或关节，但与机体的脏腑、气血等功能的强弱密切相关。在疾病的发展演变过程中，始终存在着机体正气与病邪的抗争。

（二）西医病因病理

西医学研究表明，骨与关节感染主要是遭受各种细菌感染，最常见的是化脓性细菌感染，多为金黄色葡萄球菌，占 76% 以上，其次是链球菌和表皮葡萄球菌，其他还有大肠杆菌、肺炎双球菌、沙门菌等。感染途径主要有血源性感染、外伤性感染及邻近软组织感染直接蔓延至骨、关节三种途径。由于医疗活动不当，而导致的骨关节感染称为医源性骨关节感染。骨关节感染的发生及严重程度与致病菌的数量及强弱、患者机体的抵抗力、感染部位是否采取了及时有效的治疗措施等多种因素相关。感染后的病理包括炎性细胞浸润，组织坏死，脓肿形成等病理过程，因疾病的病程及局部解剖特点不同而有不同的临床表现。骨组织感染根据病理形态，分为破坏性和增殖性两种。破坏性骨髓炎以局部骨质破坏、坏死为主；增殖性骨髓炎以局部骨质增生为主，乃由于慢性炎症刺激骨膜所致。在感染的急性期，病变区有渗出性改变，骨髓腔内有渗出液和炎性细胞浸润。进入慢性期后，渗出性改变渐由修复性改变所替代，病变区出现成纤维细胞和成骨细胞，形成肉芽肿和致密的新骨。

儿童骺板是一道屏障，脓肿不易穿过而进入关节腔，所以儿童急性血源性骨髓炎合并化脓性关节炎较少，但干骺端位于关节囊时，如股骨颈、股骨头位于髋关节囊内，则骨内感染的脓液可穿破干骺端皮质而进入髋关节，同时合并髋关节化脓性关节炎。

婴幼儿急性血源性骨髓炎原发在干骺端的感染，往往波及骨骺而成为骨骺骨髓炎，可迅速向周围组织蔓延。早期可波及骨干，由于干骺端的骨皮质发育尚不成熟，骨膜也较薄，炎性渗出液容易将骨皮质及骨膜穿破，进入骨旁组织中，造成严重的骨破坏。

成年人急性血源性骨髓炎明显减少，这与成年人骺板消失，干骺端与骨骺之间的血液循环已经沟通，较粗的静脉也不多，不易发生血液瘀滞及细菌留滞有关。成年人发生骨髓炎时，感染多发生在长骨和脊柱的软骨下部分。软骨下发生的感染多数局限于髓腔内，严重者可蔓延整个骨髓腔，有时甚至可穿过关节软骨进入关节腔。

骨与关节结核性感染的致病菌是结核分枝杆菌，主要由肺结核通过血液传播引起。

骨与关节的感染伴发血管阻塞时，会引起骨坏死和局部感染扩散。感染可穿过骨皮质播散至骨膜下，穿破骨膜形成皮下脓肿，后者会自发性穿透皮肤，形成窦道。最常见的病原体是革兰阳性菌。革兰阴性菌引起的骨髓炎可见于吸毒者、镰状细胞血症患者和严重糖尿病或外伤患者。

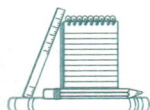

二、临床表现

（一）发热

骨关节化脓性感染有恶寒发热，或骤然起病，或缓慢起病，体温一般超过38℃，有时可高达39～41℃，可伴寒战，汗出，烦躁不安，口渴等全身症状。酿脓时，骨关节局部常呈现红肿热痛，局部常有波动感，全身发热症状也达到高点，一般称为"全身中毒症状"；脓肿破溃后，体温可开始下降。慢性感染时，全身症状常较轻或不明显，体温也一般不高或稍高。结核性感染有低热盗汗、乏力消瘦、食欲不振等结核中毒症状。

（二）疼痛

骨关节化脓性感染急性期局部即有疼痛及压痛，局限在骨端或关节处，疼痛呈进行性加剧。当脓肿穿破骨膜或关节囊时，疼痛可暂时缓解；穿破皮肤脓液流出时，疼痛逐渐缓解；慢性感染时，仅有隐痛，特点是时轻时重。结核性感染病变部位疼痛，初起为酸痛、钝痛，随病情进展逐渐加重，当在咳嗽或持重物等刺激患处时疼痛加剧，休息后可缓解。

（三）肿胀

骨关节化脓性感染早期肿胀局限，随着病情进展，多呈弥漫性肿胀，边界不清，表面灼热。脓成或关节内积脓时，肿胀加重并有皮薄鼓凸之势，触之有波动感；慢性者软组织肿胀不明显。结核性感染局部肿胀或关节呈梭形肿胀，由于病处红热并不明显，故又称"寒性脓肿"。

（四）功能障碍

骨关节化脓性感染急性期患者多因局部酿脓，肿胀疼痛而不敢活动，后期因骨与关节破坏，肌肉挛缩，局部纤维化粘连而致患肢畸形或关节僵硬强直，出现明显功能障碍。结核性感染脊柱活动受限，腰椎结核患者不能弯腰，拾物试验阳性。关节结核关节半屈曲位，活动受限。

（五）死骨形成及窦道

骨与关节感染后局部骨质破坏并血液循环障碍，导致部分骨质坏死，形成死骨；局部脓肿向外破溃，形成经皮窦道，经久不愈，脓液沿窦道排出，有时夹杂小块死骨；慢性感染反复发作者，可出现数个窦道，创口凹陷，局部皮肤色素沉着，边缘常有少量肉芽形成。死骨及窦道常是慢性感染的标志。骨关节结核也可见椎旁脓肿和流注脓肿，脓肿破溃后经久不愈，形成窦道，容易继发混合感染。

（六）衰弱

本病中、后期，多表现为全身衰弱，神疲乏力，形体消瘦，身体倦怠，面色萎黄，舌质淡，苔白，脉细弱等虚弱症状。

其他种类骨关节感染还有各自特殊的临床表现。

三、诊断与鉴别诊断

（一）诊断

1.病史　患者常有近期化脓性疾病、肺结核病史或创伤病史，或伤口污染等因素，逐渐出现相应的临床症状及体征。

2.实验室检查

（1）化脓性感染　急性期白细胞总数增高，严重时可达（20～30）×10^9/L以上，细胞核明显左移；血沉增快；C反应蛋白、降钙素原升高，细菌血培养常为阳性。慢性感染非急性发作时，白细胞总数及血沉可在正常范围。

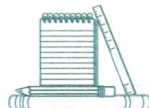

（2）结核性感染 血红蛋白正常或轻度贫血，白细胞计数正常或轻度增高。混合感染时，白细胞计数明显增高。病变活动期血沉明显增快，是该病处于活动期的重要指标，但血沉检查非特异性，其他炎症也可引起血沉升高。结核感染 T 细胞检测（T-Spot）对结核分枝杆菌具有特异性，阳性提示 T 淋巴细胞患者存在结核感染，若判断活动性结核病，需要参考临床症状和其他检查。抽取局部脓液或关节液涂片寻找抗酸杆菌或结核菌培养，对于明确诊断及鉴别诊断具有重要价值。

3. X 线检查 骨关节感染的 X 线基本表现包括局限性骨质疏松、骨质破坏、骨质坏死、骨硬化、骨膜增生、关节囊肿胀及关节破坏。

早期 X 线检查仅见软组织肿胀，骨骼无异常发现。发病 2～3 周后，可见虫蚀样或穿凿样骨质破坏和骨膜反应；发病 4 周或更长时间后，X 线片可见死骨形成、骨破坏吸收形成空洞，伴骨增生或骨包壳。关节感染的早期 X 线检查可见关节间隙增宽，周围软组织肿胀。随着病情发展，关节软骨遭到破坏，X 线检查可见关节间隙变窄，骨端骨质疏松。后期关节间隙可完全消失，呈骨性强直，甚至出现关节脱位。

4. 放射性核素扫描 急性骨关节感染，如急性血源性骨髓炎、急性化脓性关节炎的早期诊断，对整个病程的发展及预后有决定性的意义。放射性核素扫描，可以及早地发现感染病灶，甚至可在急性血源性骨髓炎发病 24 小时之内就有阳性表现。急性化脓性关节炎时，受侵犯的关节显示出异常的放射性增加，也可能引起邻近骨的反应性充血，骨显像的早期血流和血池时相能见到反射性增高，但延迟相的骨显像正常。

5. CT 检查 CT 检查对于判断组织内气体、软组织密度增高、髓腔密度增高、骨质破坏、骨质硬化、死骨或关节积液很有帮助。对于诊断急性血源性骨髓炎，CT 可早期发现骨髓腔密度有增高现象，并可清楚显示软组织的变化，可明确炎症定位，对于深部的骨感染病灶，CT 的优越性更大。CT 诊断脊柱化脓性骨髓炎及脊柱结核有突出的优点，可发现脊椎骨质密度的改变，密度增高或降低，脊椎骨破坏的程度及范围，椎间盘密度的下降及椎旁脓肿的大小，有无死骨形成等。

6. MRI 检查 因其具有良好的组织对比度和多平面成像功能，对急性骨关节感染可获得早期诊断和准确的解剖学信息。同时，可作为临床鉴别诊断的有力证据。

正常的骨髓含丰富的脂肪组织能产生强信号，表现为白色；骨皮质产生很弱或不产生信号表现为黑色的环围绕白色的骨髓；周围肌肉产生中间强度，信号表现为灰色。各种组织的氢离子含量不同，出现明显的对比度和分界线。由于典型的血源性骨髓炎最早发生在长骨骨干骺端的骨髓，局部充血和炎症可导致核磁共振信号的异常变化，良好的组织对比度和多平面成像对急性骨感染的早期诊断具有较大的帮助。

7. 病理学检查 化脓性感染早期局部穿刺，可从肿痛明显处软组织开始逐步刺入骨髓腔或关节内，直至抽出脓液。穿刺液病理学检查镜下可见白细胞及炎性坏死组织，培养有化脓性细菌生长，对本病有确诊价值。注意，脓肿穿刺抽吸的脓液检查阴性并不能排除感染的存在，穿刺组织的病理学检查才是明确诊断的"金标准"。

滑膜的结核性感染可通过关节镜下滑膜活检辅助诊断。脊柱结核由于位置较深，周围毗邻重要脏器，早期可在 CT 定位引导下穿刺活检。

（二）鉴别诊断

1. 风湿性关节炎 骨关节感染多为单个关节受累，伴有全身中毒症状，局部红肿或破溃，穿刺呈脓性，细菌培养常为阳性。风湿性关节炎常见多个关节受累，且常呈双侧对称性，关节

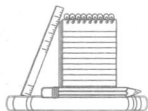

肿胀疼痛常游走不定，较少化脓破溃。实验室检查以血沉增快、免疫学指标异常为主，白细胞计数轻度升高，关节穿刺抽出液体色清，细菌培养常为阴性。

2. 肿瘤　骨关节肿瘤也常出现肿块，但肿瘤侵袭常因关节软骨屏障而呈现"肿瘤不过关"的损害特征。骨肿瘤位于骨膜下的肿块常可以触摸到骨膨胀变形。如侵蚀至骨外，可形成大小不等的软组织硬块。如合并感染，也可出现肿胀及发热，容易导致病理性骨折。

四、并发症

（一）畸形

由于骨骺受炎症的刺激，使患肢过度生长而变长，或因骨骺板破坏，影响骨生长发育，结果肢体短缩，骨骺板一侧受破坏，发育不对称，使关节呈内翻或外翻畸形；由于软组织瘢痕挛缩，也可引起肢体屈曲畸形。

（二）关节强直

由于感染扩散到关节内，关节软骨面破坏，使关节呈纤维性或骨性强直。

（三）癌变

窦道口皮肤由于不断受炎症刺激，可合并癌变，常见为鳞状上皮癌。

（四）病理性骨折

骨骼因局部病变或全身性疾患使骨强度降低，在没有外力或轻微外力作用下可导致骨折。

五、治疗

（一）全身支持疗法

全身支持疗法包括充分休息与良好护理，注意水、电解质平衡，少量多次输血，预防褥疮及口腔感染等，给予易消化的富于蛋白质和维生素的饮食，使用镇痛剂，使患者得到较好的休息。

（二）药物治疗

1. 中医辨证论治

（1）中医内治　化脓性感染根据疾病演变过程，分为初期（急性期）、中期（成脓期）、后期（溃破期）三个不同的阶段，辨证分别运用消、托、补三法。

中医学认为，本病的治疗应从整体观念出发，局部与全身兼顾，内外结合，标本兼治，祛邪与扶正兼施。初期，多为邪实正盛，尚未成脓之际，治疗以祛邪为主，清热解毒、活血凉血为最常用的法则，方用仙方活命饮、黄连解毒汤等加减。高热神昏者可配合服用安宫牛黄丸、紫雪丹等。使初起的肿疡得到消散，不使邪毒结聚成脓，被称为"消法"，是一切肿疡初起的治法总则。痈疽酿脓尚未成熟或脓成不溃，或溃而脓出不畅时，正虚毒盛，不能托毒外达，难溃难腐时，就应用"托法"。毒盛正不虚者，方用透脓散；正虚毒盛者，方用托里消毒饮等。如毒邪炽盛的，还需加用清热解毒药物。后期，整个病机虚中夹实，以虚为本，治疗当以补虚扶正为主，当用"补法"以使体内气血充足，脾胃健运，正气恢复，助养新骨生长，促进创口早日愈合。治疗应采用补益气血和透脓的药物扶助正气，托毒外出，以免毒邪扩散和内陷，通常采用益气、养血、滋阴、补阳四法，方用四君子汤、四物汤、六味地黄丸、金匮肾气丸等加减。病后恢复时，用补养的药物恢复其正气，助养其新生，使疮口早日愈合，是谓"补托"，用八珍汤或十全大补汤等临证加减。

结核性感染患处隐隐作痛，不红不肿，继而关节不利，动则痛甚，兼有神疲乏力，纳呆，

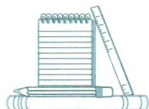

畏寒肢冷，舌淡红，苔薄白，脉沉细无力。治宜益肾温经，散寒化痰，以阳和汤加减。患处肿胀皮肤发红，脓肿形成，按之应指，伴有潮热朝轻暮重，舌暗红，苔薄黄，脉弦细数。治宜养阴清热，托毒透脓，以托里消毒散加减。脓肿破溃后流脓稀薄，夹有干酪败絮样物，或有死骨，局部窦道，伴午后潮热，颧红盗汗，口干咽燥，心悸失眠，舌红少苔，脉细数。治宜养阴清热，以清骨散加减。

（2）中医外治　中医外治法的药物应用也要辨证施治。

①疾病初期：局部可使用箍毒消肿作用的药物如意金黄膏、双柏散外敷，也可以用蒲公英、紫花地丁捣烂外敷。②成脓期：局部可继续使用中药外敷，患肢牵引制动。如经初期治疗 4～8 天，疗效不明显，且全身及局部症状日趋严重，局部穿刺出脓液时，应考虑手术治疗。③溃脓期：创口可用冰黄液冲洗，并根据有无腐败情况选用九一丹、八二丹、生肌散药捻，外敷生肌玉红膏。如创口太小或僵硬，可用五五丹、白降丹、千金散药捻插入创口内，使创口扩大脓腐易出。溃后身热不退，局部肿胀疼痛，脓液排出不畅者常需扩大创口，以利引流脓毒。疮口腐肉已脱，脓水将尽时，应选用八宝丹、生肌散换药，使其生肌收口。

2. 西药治疗　化脓性感染疾病早期要以"足量、联合"的原则应用抗生素，并通过细菌培养和药物敏感试验筛选出最佳有效的抗生素。此外，必要时输入少量血液、人血白蛋白、氨基酸等制剂进行支持疗法，能够提高机体的抗病能力。

结核性感染的治疗，应该遵循早期、联合、适量、规律、全程抗结核药物的治疗原则。常用的一线抗结核药物有异烟肼、利福平、吡嗪酰胺、链霉素、乙胺丁醇、氨硫脲，其中异烟肼与利福平为首选药物。二线抗结核药物有卡那霉素、丁胺卡那霉素、卷曲霉素、对氨基水杨酸、乙硫异烟胺、丙硫异烟胺、环丝氨酸，以及抗结核新药，如利奈唑胺、氯法齐明、贝达喹啉、德拉马尼等。

（三）早期制动及穿刺

骨关节感染早期应持续皮牵引，或用石膏托、夹板、支具等将患肢固定于功能位，可以促进炎症脓肿消退，防止发生畸形和病理性骨折。固定 2～3 个月后复查 X 线片，待骨破坏停止，出现明显骨修复或骨包壳形成后方可除去牵引或外固定。对于脓肿形成而未溃破或有明显关节积液者，可局部穿刺，尽量吸净脓液或关节积液，并用无菌生理盐水反复冲洗，必要时做闭式引流处理。如脓肿破溃创口形成，应予充分引流及时换药。

（四）手术治疗

1. 开窗引流术　影像学资料显示骨质局部已有破坏及骨髓腔阴影增宽者，可在骨髓腔内积脓的部位进行骨皮质钻孔或开窗，防止炎症扩散，以利分泌物引流，或于创腔的上下进行抗生素闭式灌洗治疗。

2. 穿刺吸引术　为减轻骨髓腔压力，防止炎症在骨髓腔上下扩散，对病灶处可进行穿刺吸引，同时还可向腔内注入抗生素或抗结核药物治疗，或关节穿刺抽液，关节内注入抗生素治疗。

3. 带蒂肌瓣填充术　中、后期若有大块死骨、死腔，骨腔大，窦道久治不愈，可利用较近的正常肌组织填塞治疗，有带蒂肌肉瓣充填法、松质骨充填法等。

4. 死骨取出术　对死骨较大，已具备手术时机，将死骨取出，是治疗慢性骨髓炎最常见和最基本的手术方法。

5. 截肢术　适用于一肢多处骨髓炎，合并多个窦道，久治不愈或因慢性炎症长期刺激周围软组织有恶变者。

6. 病灶内留置药物链法　将抗生素预制成缓释小球，用细不锈钢丝连起来，通过手术置于

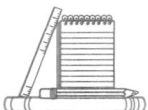

病灶内，每日将抗菌药物球拉入腔内一颗，不断释放达到治疗目的。

7. 大块病骨切除术　一般适用于慢性血源性骨髓炎，病骨已明显硬化，或局部瘢痕多，久治不愈，某些不负重也无重要功能的慢性骨髓炎患者。

8. 其他　应用显微外科技术治疗慢性化脓性骨髓炎的方法，目的是改善病灶局部的血液循环。

手术治疗难点及预后：①骨与软组织还不具备生理条件，死骨会继续在此基础上产生。②手术未能完全清除感染的骨小空腔，又没有修复的内环境，骨组织破坏会继续发展扩大。③因炎症的存在，会继续刺激骨组织出现生骨作用，使骨小梁密集增生再次形成硬化的骨组织。④骨缺损的存在，或因死骨被手术清除，或自行脱落的较大死骨形成了炎性空洞，可能会引起续脓作用，而继续损害骨与软组织。⑤软组织因炎症的刺激和手术的影响，形成的瘢痕组织过多，血运更差，抗感染能力下降。⑥因手术和疾病的变化，有些部位常缺乏皮肤和肌肉覆盖。开放的感染创面会造成细菌继续感染的机会与条件。

（五）康复治疗

疾病早期制动可能造成后期肌肉萎缩及关节僵硬，故固定期间应鼓励患者积极进行肌肉收缩及未固定关节的屈伸活动。固定去除后要进行被动和主动的功能锻炼，并可配合按摩推拿以舒展肌肉，防止萎缩，促进关节功能恢复。

六、预防与调护

化脓性感染时，要预防外伤感染，正确处理软组织损伤和开放性骨折，发现感染时要及时采取措施以防感染加重；预防疖、痈、上呼吸道感染等疾病发生。结核性感染时，要积极配合治疗原发结核病灶。保持身心健康，饮食有节，劳逸适度，加强体育锻炼，提高机体抗病能力，能够预防骨关节感染的发生。在病情活动期应绝对卧床休息，静止期适当下地活动。

项目二　化脓性骨髓炎

【学习目标】

掌握：急性化脓性骨髓炎、慢性化脓性骨髓炎的临床表现、诊断及治疗方法。

熟悉：急性化脓性骨髓炎、慢性化脓性骨髓炎的常见病因和发病机制。

了解：急性化脓性骨髓炎、慢性化脓性骨髓炎的预防措施和康复方法、特殊类型骨髓炎的病因病机、主要临床表现及治疗方法。

知识链接

骨骼的防御机制与化脓性骨髓炎

骨骼的防御机制主要包括皮肤屏障、免疫系统的识别和抵御，以及骨骼系统自身的支撑和保护功能。然而，当高感染力的细菌，如金黄色葡萄球菌等，通过血源性、外伤性或软组织感染扩散等途径侵入骨骼时，可能引发化脓性骨髓炎。这种炎症不仅破坏骨质，还可能形成死骨，严重影响骨骼健康。因此，了解骨骼的防御机制与化脓性骨髓炎的关系，对于保护骨骼健康至关重要。

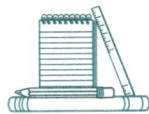

化脓性骨髓炎是由化脓性细菌引起骨膜、骨质与骨髓等组织的化脓性炎症，临床分为急性化脓性骨髓炎、慢性化脓性骨髓炎和特殊类型骨髓炎等。

一、急性化脓性骨髓炎

急性化脓性骨髓炎是骨组织受到化脓性细菌感染而引起的急性化脓性疾病。本病多见于3～15岁的儿童及青少年，男性多于女性，男女比例为（2～4）∶1，多发生于四肢长骨的干骺端，如胫骨近段、股骨远端、肱骨近段等。

（一）病因病机

1. 中医病因病机　中医学认为，正虚是本病的发病基础，热毒是致病因素，损伤是常见诱因。其主要病机为热毒注骨、伤骨染毒和正气虚弱。

（1）热毒注骨　余邪热毒循经脉流注入骨，致脉络阻塞，气血壅结，蕴而化热，化脓腐骨。

（2）伤骨染毒　开放性损伤，邪毒从创口侵入，深达入骨，附骨成痈。局部闭合性损伤，气血凝滞，壅塞经络，积瘀成痈，热毒流注筋骨而发病。

（3）正气虚弱　患者正气虚弱，外邪易侵，邪毒入里，流注筋骨，聚而发病。

2. 西医病因病理　急性化脓性骨髓炎遭受化脓性细菌感染，最常见致病菌是金黄色葡萄球菌，占80%以上，其次是溶血性链球菌和表皮葡萄球菌。早期以骨组织破坏、坏死为主，随后出现骨质增生，后期以增生为主。临床病理发展过程可分为以下四个主要阶段。

（1）脓肿形成　病变干骺端由于细菌感染发生急性化脓性炎症反应，致局部组织炎细胞浸润，渗出水肿，组织变性坏死，液化形成脓肿。

（2）形成包壳骨　骨膜下脓肿形成时，被剥离的骨膜产生一层反应性新生骨，新骨逐渐增厚，形成包壳，环绕在感染病变骨组织的周围。

（3）形成死骨　骨膜下脓肿形成后，由于骨膜被掀起，该处骨骼既失去来自骨膜的血液供应，同时骨骼本身的营养血管也因感染而栓塞，加上脓毒的侵蚀，终致大块骨坏死。坏死骨与周围正常骨未完全分离时，待炎症控制，侧支血循环建立，尚有再复活可能；如与周围骨完全分离，即为死骨。

（4）组织修复　由于游离死骨的作用，出现死腔，伤口长期不能愈合，成为慢性骨髓炎。反复的炎性水肿、渗出液的刺激，周围组织形成大量瘢痕，失去弹性，色素沉着，有癌变的可能。

（二）临床表现

1. 初期　起病急，开始时即有明显的全身中毒症状，初起有短暂的全身不适，烦躁不安，神疲倦怠，恶寒发热，继而寒战高热，汗出而热不退，纳差，尿赤，便秘等。随后病变部位剧痛并很快呈持续性疼痛，拒按，肿胀局限于骨端，局部皮温增高，局限性压痛，患肢因疼痛处于半屈曲位，周围肌肉痉挛，运动受限。

2. 成脓期　上述症状体征逐渐加重，全身虚弱，壮热不退，甚至烦躁不安，神昏谵妄等；局部红肿热痛加剧，呈胀痛或跳痛，环形漫肿，压痛显著。之后患肢肿胀加剧，可触及波动感，此时穿刺可抽出脓液。若骨膜下脓肿破溃进入软组织，则剧痛骤然减轻。

3. 溃后期　骨膜下脓肿破裂后，脓液蔓延，侵袭筋肉，或穿破皮肤而外溃，形成窦道。创口流脓，先黏稠，渐转稀薄。此时，身热和肢体疼痛均逐步缓解，但全身衰弱征象更加突出，神情疲惫，气少无力，形体消瘦，面色苍白，舌淡苔少，脉细数。

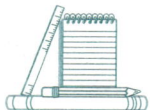

（三）诊断与鉴别诊断

1. 诊断

（1）病史　有其他部位化脓性感染或开放性骨折合并感染病史。

（2）症状体征　见临床表现。

（3）实验室检查　白细胞计数增高，有时可达 $30 \times 10^9/L$ 以上，血沉增快，血培养、局部穿刺物细菌培养常为阳性。骨质破坏明显、骨修复活跃期，碱性磷酸酶升高。

（4）X线检查　发病初期X线检查无明显异常，或仅可见软组织肿胀阴影。发病1~2周后，X线片可见骨膜反应，骨质局部呈虫蚀样或穿凿样破坏，广泛骨质疏松；发病3~4周或更长时间后，X线片可见浓白死骨及其周围空洞，被包壳骨环绕包围，状如柩。

（5）CT检查　对于判断软组织密度增高、髓腔密度增高、骨质破坏、骨质硬化、死骨或关节积液很有帮助。

（6）MRI检查　磁共振成像具有良好的组织对比度和多平面成像功能，对急性化脓性骨髓炎可获得早期诊断和准确的解剖学信息。

（7）病理学检查　早期局部穿刺，从肿痛明显处软组织开始逐步刺入骨髓腔，直至抽出脓液，穿刺液病理学检查镜下可见白细胞及炎性坏死组织，培养有化脓性细菌生长，对本病有确诊价值。

2. 鉴别诊断

（1）软组织感染　早期急性化脓性骨髓炎与早期蜂窝织炎、丹毒症状类似，不易鉴别。急性化脓性骨髓炎早期全身中毒症状严重，局部剧烈疼痛，红肿较轻，压痛部位深，常发生在干骺端。蜂窝织炎、丹毒症等软组织的急性感染，多系链球菌感染所致，全身中毒症状不显著，较早形成软组织脓肿，局部红肿，压痛局限于某个平面，病变多偏于肢体一侧，局部穿刺也可帮助鉴别。

（2）急性风湿热　急性风湿热和急性化脓性骨髓炎均可引起全身发热，局部肿胀疼痛等现象。X线片可见肢体软组织肿胀，但无骨质破坏，化验检查白细胞轻度升高，碱性磷酸酶正常。病情反复发作的患者大多伴有不同程度的心脏损害。

（3）化脓性关节炎　化脓性关节炎和骨髓炎两者全身症状相似。迅速出现的关节疼痛、肿胀积液是其特点。关节腔穿刺可抽出炎性混浊液或脓液，早期关节活动障碍明显，关节各方向活动均引起疼痛。

（4）尤因肉瘤　常发生于骨干，破坏范围广泛，全身症状不如急性骨髓炎强烈，但有夜间明显疼痛，皮肤静脉怒张。病理检查找到肿瘤细胞可以确诊。

（5）骨肉瘤　恶性骨肿瘤，也可以有肿瘤性发热，但起病不会急骤，部位以骨干居多数，早期不会妨碍邻近关节活动，表面有曲张的血管并可摸到肿块。骨肉瘤全身症状不重，疼痛开始为隐痛、阵痛，迅速转为持续性剧痛，尤以夜间为甚，肿胀迅速发展，且质地坚硬，压痛明显，浅表静脉怒张。部分病例与不典型的骨髓炎混淆不清，必要时需做活组织检查。

（6）骨关节结核　两者均为感染性疾病。化脓性感染发病较剧而迅速，全身及局部症状明显，细菌培养阳性。X线片表现早期骨破坏为主，中期为破坏与反应性骨增生修复并存，后期可见死骨及骨修复为主。骨关节结核发病较缓，可有肺结核病史，早期全身及局部症状均不明显，或伴有午后低热等结核特征性表现，血中白细胞计数不高，血沉增快，T-Spot.BT检测阳性。晚期患者全身呈慢性消耗性病容，溃后脓液清稀，且混有败絮样（干酪样）物质。结核脓液及脓肿常无明显发热，俗称"寒性脓肿"，但在合并混合感染时常出现明显发热，脓液常随肌肉间隙

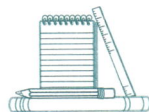

因重力蔓延，而被称为"流注"。X线片表现以明显骨质破坏为主，缺少骨修复表现。

（四）治疗

本病起病急，发展快，症状重，若失治误治，可危及生命。早期诊断、及时有效治疗是关键，在治疗中强调中西医结合，内外并治，可以取得较好的效果。

1. 中医药物治疗　本病的治疗应分期施治。

（1）初期　症见恶寒发热，肢痛不剧，脉浮数，苔薄白。病邪渐深后，症见高热寒战，脉滑数，舌质红，苔黄腻。邪热入血，可出现高热神昏，身出血点，烦躁不安等症。治则宜清热解毒、清营退热，可选用仙方活命饮加黄连解毒汤或五味消毒饮临证加减。外治法可用双柏散、黄金散等敷于患处。

（2）成脓期　症见高热，肢端剧烈疼痛，患肢红肿，舌红，苔黄，脉数。治则为清热解毒，托里透脓，方用透脓散加减；外治法可选用阳毒内消散或拔毒消疽散等。病程进展至溃后期，内治法治则为托里排脓，祛腐生新，方用托里消毒饮加减；外治法创口可用冰黄液冲洗，脓水将尽时可用生肌膏等促进生肌收口。

（3）溃脓期　脓肿溃破早期，邪毒仍盛，治则为托里排脓、祛腐生新，方用托里消毒饮加减。外治法创口可用冰黄液冲洗。溃破后期气血亏虚明显，兼以余毒未尽，治则是补益气血、扶正祛邪，常用托里消毒散、八珍汤、十全大补汤等加减。外治法可选用九一丹、八二丹、白降丹等治疗。脓水将尽时可用生肌膏等促进生肌收口，促创口早日愈合。

2. 西药治疗　抗生素应用是治疗急性化脓性骨髓炎的重要手段，应用原则为广谱、高效、联合、足量。临床主要依据血液或脓液细菌培养和药敏试验结果，选用和调整抗生素。一般要静脉使用4～8周的大剂量敏感抗生素治疗，抗生素应用要持续到症状消退后2～3周。

3. 局部制动　早期根据病变程度及部位分别采用石膏固定、牵引、支具等方法，将患肢置于功能位，并抬高患肢，使病变部位负重减轻，活动减少。这样既能减轻疼痛，又能防止病变扩散，有利于组织修复，缓解肌肉痉挛，防止畸形和病理性骨折的发生。

4. 手术治疗

（1）穿刺抽吸术　急性期应用抗生素或清热解毒中药效果不佳，局部红肿疼痛明显，X线片仅表现为骨膜阴影增宽或两侧不对称，CT及MRI检查发现脓肿形成者，可考虑穿刺抽吸术；病情危重，全身情况差，暂时不宜实施切开引流者，可先行穿刺抽吸术。

手术方法：在穿刺前，首先选定进针位置，一般在压痛和炎症表现最明显处，且无重要神经血管经过的部位穿刺，先以22～24号细针行局部浸润麻醉，再选较粗的针头，穿刺时根据解剖结构逐层深入并回抽至脓液被抽出，注意避免穿过关节滑膜囊。较深部位的脓肿或不规则骨的脓肿可于CT引导下进行穿刺。如果脓腔较大可反复注入生理盐水冲洗抽吸，尽可能将脓液抽吸干净，抽取液做细菌培养及药敏试验。

（2）切开引流术　经治疗炎症得到控制后，X线片、CT或MRI检查证实脓肿形成，可行切开引流术。

手术方法：在肿胀最明显的部位行与该肢体纵轴一致的切口，注意避免进入关节和骺板。先吸净软组织内脓液，然后切开骨膜，吸出骨膜下脓液，用骨钻在病变区连续钻孔，如流出脓液很少，则单纯行钻孔引流即可；如果自钻孔流出的脓液较多，则切除部分骨皮质"开窗"引流。经"开窗"处彻底刮除肉芽、脓肿壁硬化骨、髓腔脓液和坏死组织，反复冲洗使病灶腔内变为新鲜出血面，放置负压引流管充分引流。患肢石膏托保护。术中清理的病变组织和脓液做细菌培养及药敏试验。

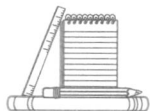

（3）闭合性持续冲洗吸引疗法　病灶范围广，脓液较多，脓液黏稠者，应在切开排脓后，采用闭合持续冲洗吸引，能持续稀释脓液和细菌，有利于脓液排出。

手术方法：手术清除脓肿后，以生理盐水冲洗创面，在病灶腔内放置两根引流管。一条作为进液管，即冲洗管，置于骨腔上口，连接盛有冲洗液的吊瓶；一条为吸引管，稍粗些，置于脓腔底部以利引流，连于负压吸引器上，切口一期缝合。冲洗液可加入庆大霉素或其他敏感抗生素。术后持续冲洗 1 ～ 2 周，每日冲洗量为 1500 ～ 3000mL，视冲洗效果拔管。拔管指征：患者全身中毒症状明显好转，体温正常，局部肿胀消退，疼痛减轻，伤口局部无明显炎症现象，流出的液体清晰透明。

5. 全身支持治疗　高热时降温，补液，补充热量。化脓性感染时往往会存在贫血，可根据情况给予输血，以增加患者的抵抗力。

（五）预防与调护

急性化脓性骨髓炎在早期即有中毒症状，如不及时治疗，严重者可危及生命，或转为慢性化脓性骨髓炎，遗留窦道，经久不愈。故应高度重视，争取早期治疗。治疗过程中还要注意保护患肢，预防病理性骨折、败血症等并发症。

二、慢性化脓性骨髓炎

（一）病因病机

慢性骨髓炎大部分是由急性骨髓炎迁延而成，一般认为急性骨髓炎 6 ～ 8 周后为慢性骨髓炎，少数患者一开始即为慢性病变。从急性骨髓炎到慢性骨髓炎是逐渐发展变化的，即由显著骨破坏为特征的急性期，逐渐演变为以修复增生为主的慢性病理过程。这体现着人体正气与邪毒的抗争，机体正气强盛，对疫毒的抑制和修复损害的能力提高，病情比较稳定不易复发；当正气衰弱时，残余邪毒就会复燃，正邪相搏，则出现病情反复，迁延难愈。

1. 窦道形成　在慢性化脓性骨髓炎的漫长过程中，窦道愈合和再破溃反复发生。脓液和死骨经由窦道排出，可有效减少骨破坏的发展并缓解全身症状。有时小的死骨从窦道排出后，加速了病变愈合进程。窦道的形成和排脓作用，是人体自我修复的机制之一。

2. 死骨形成　在骨髓炎的急性期，脓液侵入骨髓腔和哈氏管，炎性栓子栓塞了骨的滋养血管及其分支，另外脓液进入骨膜下使骨表面和骨膜分离，破坏了骨的血供，病变骨因缺血而成为死骨。死骨长期存在于病灶死腔中，成为慢性骨髓炎反复急性发作不易根治的重要原因。

3. 骨包壳和感染性死腔形成　骨膜反应是炎症早期的一种修复现象。在炎症的刺激下，骨膜通过成骨增厚形成新骨，包于骨干之外并和骨皮质融为一体，表现为骨皮质明显增厚和骨外形增粗。死骨形成后如未能排出，其周围有大量骨膜新生骨产生，包围于原骨干之外，将死骨、感染性肉芽组织及脓液包围其中，形成骨性死腔，是慢性化脓性骨髓炎的主要病理特征。骨包壳的某些部位，在炎症的侵蚀下形成窦道，并由此排出死腔内容物。临床将骨包壳形成是否充分、坚固，作为能否进行病灶清除、死骨摘除手术的依据之一（图 2-2-1）。

（二）临床表现

1. 炎症静止期　可完全没有症状，或仅有局部酸困不适，肢体局部常可见增粗、变形等畸形。触诊可感到骨增粗不规则，皮温正常。

2. 慢性炎症期　周围皮肤薄而易破，常有色素沉着而呈暗黑色，破后形成溃疡，愈合缓慢。皮下组织增厚发硬弹性差，附近关节可产生畸形。长期不愈或反复发作的窦道口常有肉芽组织增

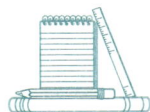

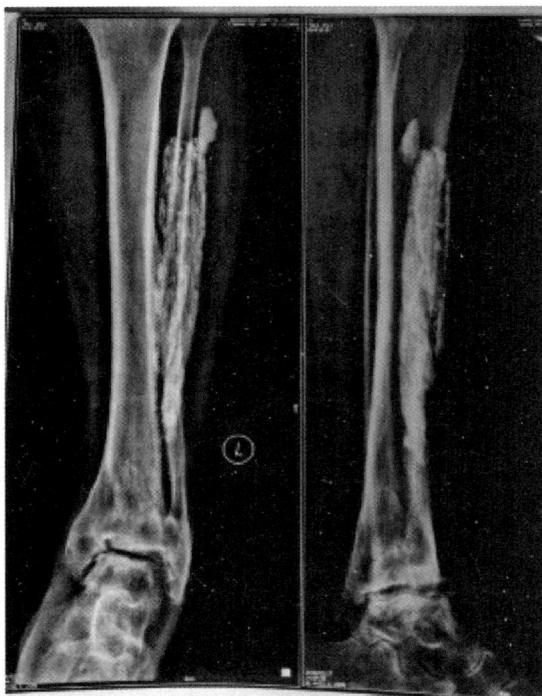

图 2-2-1　腓骨慢性骨髓炎包壳骨形成

生，高出于皮肤表面，表皮则向内长入窦道口。经窦道流出的脓液中，有时有小的死骨排出。

3. 急性发作期　全身可有发热畏寒，精神困顿，食欲不振等，局部出现红肿热痛，压痛明显。化验白细胞、中性粒细胞、C反应蛋白升高，血沉增快等。数日后，原来封闭的窦道瘢痕出现高出皮肤表面的混浊水泡，或在附近皮肤出现有波动的肿胀包块。皮肤破溃后，流出脓液，有时小死骨随之流出。随后全身症状减轻，局部红肿逐渐消退，流脓窦道可自行愈合，或长期不愈合，或在排出较大死骨后愈合。

慢性骨髓炎迁延不愈，反复发作，可导致许多局部及全身并发症及后遗症。局部并发症如病理性骨折、化脓性关节炎、关节强直或肢体短缩畸形及局部组织恶性变等，全身并发症包括贫血、低蛋白血症等慢性消耗性病损。严重后遗症包括关节强直或肢体短缩畸形等。

（三）诊断与鉴别诊断

1. 诊断

（1）病史　有急性化脓性骨髓炎或开放性骨折合并感染病史。

（2）症状体征　见临床表现。

（3）实验室检查　炎性静止期实验室检查可正常，急性发作期可有白细胞计数增高，血沉增快，局部脓液或血细菌培养可为阳性。

（4）X线检查　显示骨干不规则增粗、骨皮质增厚，密度增高，周围有新生的包壳。髓腔变窄或消失，同时有大小不等的死骨，死骨的密度较周围骨质密度高，有一个至多个破坏空洞透光区。骨质增生和骨质破坏并存，骨质增生大于骨质破坏范围。

（5）CT检查　能清楚地显示空洞、死骨、骨硬化、窦道的位置、范围及周围软组织的变化。

（6）窦道造影　应用含碘造影剂进行窦道造影，可了解窦道与骨腔及死骨的关系。

（7）病理学检查　慢性化脓性骨髓炎手术时应取组织进行病理学检查以明确诊断。当可疑恶变时，病理检查有很大价值，不典型病例的病理有助于鉴别诊断。

2. 鉴别诊断

（1）骨结核　骨干结核临床少见，常合并其他部位结核，形成窦道时，可有稀薄脓液或败絮状干酪物。骨松质结核可见骨组织坏死，以溶骨性骨破坏吸收为主，不易形成死骨，可形成局部脓肿。X线片最初显示骨小梁模糊不清、密度减低，逐渐呈骨的局限性骨破坏吸收，无骨膜反应及骨增生硬化。而慢性化脓性骨髓炎则以增生硬化为主，易形成死骨。

（2）成骨性骨肉瘤　成骨性骨肉瘤无感染病史，发展较快，疼痛较重，夜晚疼痛明显，碱性磷酸酶多高于正常。X线表现骨肉瘤的骨膜反应大多从层次清楚、均匀、光滑变为模糊，残缺不全或厚薄不均，不是趋向修复，而是继续破坏，显示肿瘤对骨膜新生骨的侵犯，同时骨肉瘤常有迅速增大的软组织包块，出现放射状骨针、Codman三角征，软组织块内可见到肿瘤骨。而

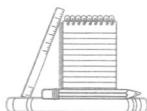

慢性化脓性骨髓炎的骨膜反应不明显，一般不出现软组织肿块，亦无瘤骨产生。临床和X线鉴别诊断困难的病例，进行病理学检查是至关重要的。

（3）骨样骨瘤 骨样骨瘤的病变较局限，有较广泛的骨皮质增厚。X线片见皮质光滑，一侧皮质增厚，髓腔不对称性变窄，骨增生区中心的瘤巢呈圆形或卵圆形透明区，通常在1cm以下，罕有超过2cm的，瘤巢中央可有小的硬化骨。水杨酸制剂对骨样骨瘤常有良好的止痛作用，对骨髓炎则无效。慢性骨髓炎，尤其是局限性慢性骨髓炎，以病灶中心密度稍低，其周围骨硬化为显著特点。

（四）治疗

根据病情所处的病理过程，有针对性地采取措施。

1. 中医药物内治

（1）急性发作期 治则：清热解毒，托里排脓。方药：透脓散合五味消毒饮或托里金银地丁散临证加减。

（2）慢性炎症期 治则：扶正祛邪，托毒生肌。方药：消炎解毒汤加减。

（3）炎症静止期 治则：补气养血，滋补肝肾。方药：十全大补汤、六味地黄丸加减。

2. 西药治疗

抗生素应用是治疗慢性化脓性骨髓炎急性发作的重要手段，应用原则为广谱、高效、联合、足量。临床主要依据血液或脓液细菌培养和药敏试验结果，选用和调整抗生素。

3. 中医药物外治

（1）急性发作期的局部处理 初起局部微红微肿，外敷金黄膏、玉露膏、拔毒消疽散。成脓后，即行切开排脓引流。已溃破或切开的疮口，用冰黄液或三黄液冲洗，黄连液纱条填入疮口内，外用玉露膏或生肌玉红膏敷盖。卧床休息，患肢制动固定。

（2）慢性炎症期的局部处理 局部皮肤无疮口或窦道，虽有骨坏死但无大块游离死骨者，外敷拔毒消疽散。皮肤窦道经久不愈者，用七三丹或八二丹药线插入疮口内，外贴生肌玉红膏。外有窦道内有死骨难出者，以腐蚀窦道使疮口扩大便于死骨和脓腐排出，宜用千金散或五五丹药线插入疮口。脓尽后改用生肌散。死骨、死腔、窦道并存，脓腐甚多时，可用中药制剂持续冲洗疮口，用冰黄液灌注引流。

4. 手术治疗

对经久不愈的病灶，宜施行病灶清除手术，目的是彻底清除死骨瘢痕肉芽组织，切除窦道，应用肌瓣、肌皮瓣填充死腔闭合创口，可以根据情况联合应用闭合冲洗吸引等。

（五）并发症与后遗症

1. 全身并发症

慢性化脓性骨髓炎病程迁延，长期反复发作，低热和窦道内脓性分泌物的排除，对全身产生慢性消耗性损害，贫血和低蛋白血症是其常见并发症。这些并发症的存在进一步降低了全身及局部的抗病能力，对慢性化脓性骨髓炎的治疗更增添了不利因素，从而形成恶性循环。

2. 局部并发症

（1）病理性骨折 骨破坏严重且广泛，而骨包壳尚未形成，或骨包壳不坚强时，骨的生物力学性能降低，在轻微外力作用下，即可导致病理性骨折。由于炎症侵蚀破坏，骨的生长修复能力很差，加之缺乏有效的骨折复位固定措施，病理性骨折的愈合极其困难。因此，预防病理性骨折的发生尤为重要。

（2）骨不连 如发生病理性骨折未及时有效治疗，可出现骨不连的情况。同时，在骨包壳尚未完全形成时手术摘出大块死骨也易导致骨缺损和骨不连。

（3）化脓性关节炎 干骺端化脓性骨髓炎，脓肿可通过两个途径进入关节腔合并化脓性关

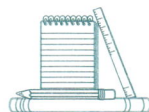

节炎：一是通过骺板血管交通支，脓肿穿破关节软骨直接进入关节，形成化脓性关节炎，这种情况多见于婴幼儿及成人化脓性骨髓炎；二是干骺端位于关节囊内时（如股骨颈位于髋关节囊内），脓肿可穿破干骺端骨皮质进入关节。

（4）脊髓或马尾神经受压 化脓性脊椎炎，脊柱骨质破坏塌陷、后凸成角，脓肿、坏死组织及新生的纤维肉芽组织可压迫脊髓或马尾神经，引起截瘫或神经根受压，常见颈段或胸段的脊柱感染。

（5）恶变 慢性化脓性骨髓炎发生恶性病变者多见于病程超长者。

3. 后遗症

（1）关节强直 当病变侵犯邻近关节软组织时可形成瘢痕或纤维组织粘连，致使关节挛缩畸形。感染侵犯关节合并化脓性关节炎时，可发生关节强直。

（2）肢体短缩畸形 发育期慢性化脓性骨髓炎，如病变侵犯骨骺及骺板可影响受累骨的正常发育，出现肢体短缩，或关节内外翻畸形。

（六）预防与调护

适当进行太极拳、八段锦等有氧体育锻炼，配合高营养饮食，提高机体正气，预防感冒，避免劳累，心理疏导，提高战胜疾病的信心，预防炎症复发或加重。

三、特殊类型骨髓炎

（一）局限性骨髓炎

局限性骨髓炎，也称 Brodie 骨脓肿，为慢性骨髓炎的一种，一般认为是由毒力较低的化脓性细菌感染引起，是一种易反复发作的疾患。本病常见于青少年与儿童，胫腓骨下端、股骨下端等干骺端是其好发部位，有时胫骨上端、桡骨远端等也有发生。

1. 西医病因病理 低毒力化脓性感染为致病主因。致病菌主要是金黄色葡萄球菌，其次为溶血性链球菌。临床上局限性骨髓炎以干骺端发病较为多见。因该处毛细血管丰富、血流缓慢，有利于细菌沉积或滞留。当机体抵抗力下降时，该处细菌大量繁殖生长，形成局限性感染病灶或脓肿。初期腔内充满化脓性渗出液，而其后为肉芽组织所代替，周围是由于慢性炎症刺激骨修复而形成的硬化区。

2. 临床表现 局限性骨髓炎的症状比较轻微，一般情况下，体温不高，没有明显的全身症状或仅有轻微的不适感，邻近关节活动不受限，局部可有阵发性疼痛，夜间加重。急性发作时，局部症状较明显，有红肿热痛，局部压痛。

3. 诊断

（1）发病特点 本病多见于青少年和儿童，长骨干及干骺端最常见。发病部位主要是胫骨近端和远端，其次是股骨、肱骨等。

（2）临床表现 除局部疼痛和稍肿发热外，一般全身症状不明显。

（3）实验室检查 血液检查白细胞及中性粒细胞正常或略有升高。

（4）穿刺 在压痛最明显处，用较粗的针头（内径 1～1.5mm）由皮肤向骨质穿刺，如有脓液可确诊。

（5）X 线检查 可见骨干的干骺端，有一外围硬化骨包绕的圆形骨质破坏透亮区，偶尔含有死骨或骨脱钙，破坏范围小，其中偶尔含有小颗粒状死骨。

4. 治疗 本病治疗以扶助人体正气，预防病情急性发作为主。

（1）中医药物治疗 ①慢性稳定期：此期没有明显全身症状，局部表现也很轻微，舌苔正

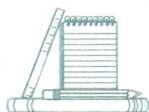

常，脉平和。治则：解毒散瘀，活血通络。方药：仙方活命饮加减，也可配服醒消丸或骨炎托毒丸。②急性发作期：此期全身症状较轻，局部疼痛明显，患处红肿发热，舌质红或淡红，苔白，脉沉滑。治则：清热托毒，活血通络。方药：五味消毒饮加减。病灶经久难愈者，配服透脓散或骨炎补髓丸。

（2）抗生素治疗　急性发作期给予足量有效的抗生素，抗生素应根据细菌培养及药敏试验结果选用。

（3）支持治疗　给予液体支持，配合高营养饮食。必要时输血，白蛋白，氨基酸和维生素等制剂。急性发作期给予患肢制动，有利于炎症消退。

（4）手术治疗　病灶清除术：适用于症状较重，局部呈持续疼痛，或反复发作，病灶内有死骨者。病变骨皮质开窗，彻底清除病灶内脓肿、炎性肉芽组织和死骨，适当清除病灶周围硬化骨质至有新鲜渗血，大量抗生素生理盐水冲洗，病灶内放置闭合性持续冲洗吸引，或植入抗生素珠链。

（二）硬化性骨髓炎

硬化性骨髓炎是骨组织的一种低毒性感染，特点是骨组织感染后有明显的成骨反应，骨干增生硬化，没有骨或骨髓化脓坏死，无死骨形成，属于非典型性骨髓炎的一种，临床上并不少见，多发生于管状骨骨干，如股骨、胫骨、腓骨、尺骨及跖骨等。

1. 病因病理　本病以机体免疫力低下，感染低毒性细菌所致。中医认为，本病以体虚受邪为主，或因外感风寒湿毒，或因病后余邪未清，邪毒与气血凝滞，搏结于骨，营卫不通，筋骨失养而致筋骨病变。因病邪毒性较低，一般不易腐骨化脓。本病的影像学特征为骨干皮质呈梭形增厚硬化，严重时髓腔几乎消失。

2. 临床表现　起病隐匿，病史较长，可反复发作，病程拖延数年或数十年。发作时有轻度畏寒、发热和全身不适等症状，病情静止时无明显全身症状。局部常表现为患处肿胀疼痛，时轻时重，夜间加剧，劳累或久站、行走后疼痛加重。局部漫肿坚硬、压痛，一般皮肤发红，但局部温度可略高。患肢逐渐发生局限性增粗。少数病例可因病变累及表皮而形成慢性溃疡或窦道形成，时流稀水，长期存在，反复发作。

3. 诊断

（1）病史　少数有开放性骨折合并感染病史。

（2）症状体征　见临床表现。

（3）实验室检查　白细胞计数正常，血沉稍增快。血液细菌培养一般均阴性。

（4）X线检查　可见长骨骨干皮质增厚硬化密度增高，无破坏或死骨。严重时髓腔狭窄，甚至消失，整个病骨密度增高，体积增大，骨干常呈梭形，边缘较光滑或略不规则，在骨质硬化区偶有小而不规则的骨质破坏，周围软组织无肿胀。

（5）病理学检查　局部穿刺活检为慢性炎症肉芽组织和增生硬化骨组织。

4. 治疗　本病治疗静止稳定期以扶助人体正气，预防病情复发为主。

（1）中医药物治疗　①急性发作期：此期全身症状较轻，局部疼痛明显，患处坚硬漫肿，舌质红或淡红，苔白，脉沉滑。治则：清热托毒，活血通络。方药：五味消毒饮加减。病灶经久难愈，皮肤破溃者，配服透脓散或骨炎补髓丸。②慢性稳定期：此期可没有任何自觉症状，局部表现也很轻微，舌苔正常，脉平和。治则：解毒散瘀，活血通络。方药：仙方活命饮加减。也可配服醒消丸或骨炎托毒丸。

（2）抗生素治疗　急性发作期应给予足量有效的抗生素，所应用的抗生素应根据细菌培养

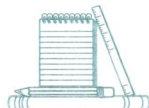

及药敏试验结果。

（3）支持治疗　给予液体支持，配合高蛋白高营养饮食。必要时输血、白蛋白、氨基酸和维生素等制剂。急性发作期给予患肢制动处理。

（4）手术治疗　参考局限性骨髓炎。

项目三　化脓性关节炎

掌握：化脓性关节炎的临床表现、临床诊断及治疗方法。

熟悉：化脓性关节炎的常见病因和发病机制。

了解：化脓性关节炎的预防措施和康复方法。

化脓性关节炎是由化脓性细菌引起的关节内感染、关节破坏及功能丧失的关节疾患。本病任何年龄均可发病，但好发于儿童、青少年、老年体弱及慢性关节疾患者，男性多于女性。本病最常受累的关节为膝关节、髋关节，其次为肘关节、肩关节和踝关节等，通常是单个关节受累，个别病例亦可几个关节同时受到侵犯。化脓性关节炎属中医学"关节流注"和"骨痈疽"范畴。根据病变关节不同，其命名各异，如发生于髋关节的为"环跳疽"，发生于肩关节的为"肩中疽"等。

一、病因病机

1. 中医病因病机　中医学认为，本病为患者正气不足，邪毒流注蕴滞关节发病。《黄帝内经》对本病有较详细描述，指出了本病的病因病机及症状。如《灵枢·痈疽》曰："热气淳盛，下陷肌肤，筋髓枯，内连五脏，血气竭，当其痈下，筋骨良肉皆无余，故命曰疽。"因其病变深沉，初起皮色不变，漫肿无头，损害以骨骼为主，古代文献称为"疽"或"骨痈"，有时痈疽并提，发生在关节又称为"关节流注"，其邪毒来源可概括为以下四个方面。

（1）暑湿邪毒　暑湿邪毒客于营卫之间，阻于经脉肌肉之内，与气血搏结，流注于关节。

（2）热毒余邪　因患疔、疮、疖、痈及切口感染等失治误治，或虽治而余毒未尽，或因挤压、碰撞，邪毒走散，流注关节。

（3）化热成毒　长期积劳、过累，肢体经络受损或跌仆闪挫，瘀血停滞，郁而化热成毒，恶血热毒凝于关节。

（4）邪毒直入　由于穿刺伤或开放性损伤，邪毒通过创口直接侵入关节。

2. 西医病因病理　西医学认为本病是遭受化脓性细菌感染所致。感染的途径常为致病菌从身体其他部位的化脓性病灶经血液循环至关节腔，即血源性播散，但亦有找不到原发病灶者；有时为关节附近的化脓性骨髓炎直接蔓延所致，这种情况多见于髋关节；由于穿刺或创伤感染，细菌也可由外伤伤口直接进入关节腔。最常见的致病菌为金黄色葡萄球菌，占85%以上，其次为链球菌、脑膜炎双球菌、大肠杆菌、肺炎双球菌等。主要病理变化可分为三个阶段。

（1）浆液性渗出期　感染后首先引起关节滑膜充血、水肿、白细胞浸润，关节腔内有浆液性渗出液，内有大量白细胞。渗出液多少取决于滑膜组织受损程度及反应能力。

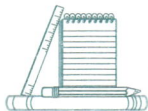

（2）浆液纤维蛋白性渗出期　关节滑膜炎症进一步加剧，渗出液较前增多。渗出液中的细胞成分增多，黏稠浑浊，含有大量中性粒细胞和脓细胞，细菌培养多为阳性。此期释放大量溶酶体类物质，破坏软骨基质中的蛋白多糖，使胶原纤维失去支持，在负重和活动时受压力和碾磨而断裂，关节软骨的破坏使关节面失去光滑，纤维蛋白形成关节内纤维粘连，关节功能难以完全恢复正常。

（3）脓性溢出期　病情进一步恶化，渗出液变为脓性，关节腔内黄色脓液增多。死亡的白细胞释放蛋白分解酶，溶解破坏关节软骨，炎症进一步侵犯关节软骨下骨质，关节囊和周围的软组织发生蜂窝织炎类改变，形成脓肿，穿破皮肤形成窦道溢出。一般青少年和成人多发生关节软骨破坏，形成骨性强直。儿童发生骨骺破坏吸收，引起肢体发育畸形、病理性关节脱位。

二、临床表现

（一）初期

急性发病，寒战高热，神疲倦怠，食欲不振，很快出现病变关节剧痛、压痛拒按，关节周围红肿，皮温增高，患病关节常处于屈曲位，活动明显受限。

（二）中期

上述症状进一步加重，全身呈中毒性反应，寒战高热，出汗口干，局部肿热，皮肤潮红，关节剧痛、胀痛或跳痛，拒按。因炎症刺激，肌肉痉挛，使病变关节处于畸形位置，不能活动。如病变在髋关节，则呈屈曲外旋位；病变在膝关节，则呈屈曲位。

（三）后期

脓肿穿破关节囊到软组织，因关节内张力减低，疼痛稍微减轻，但全身症状和局部红肿依然存在。后期，脓肿可突破皮肤而外溃，形成窦道经久不愈。此时，全身症状急剧减退，而虚弱体征突出，出现神情疲惫、面色无华、纳呆消瘦等。病情迁延日久，关节软骨和骨性结构破坏严重，关节周围筋肉挛缩，造成关节脱位或发育畸形，活动更加受限。

婴幼儿化脓性关节炎最常见的发病部位是髋关节，如患儿有高热、髋关节肿痛、活动受限等，即应考虑为本病。新生儿全身和局部症状不明显，如见躁动不安、无原因啼哭、一侧肢体不能活动，亦应高度怀疑本病。

三、诊断与鉴别诊断

（一）诊断

1. 病史　患者可有其他部位感染等病史。

2. 症状和体征　参见临床表现。

3. 影像学检查

（1）X 线检查　早期有关节囊和关节周围软组织肿胀，关节间隙增宽。关节内渗出液增多时，可出现关节半脱位，尤以婴幼儿的髋关节和肩关节最易发生。关节附近的骨质呈弥漫性疏松，关节软骨破坏后，早期可见关节间隙狭窄，继之出现关节虫蚀样骨质破坏，以承受重量部位的关节软骨破坏最为明显。在严重感染时，可出现广泛的干骺端化脓性骨髓炎，并有死骨形成。关节可有病理性脱位，在儿童可有骨骺分离。恢复期骨质破坏区边缘可显示不规则的骨硬化，关节周围骨质密度和骨小梁结构恢复正常。病变严重者，可形成纤维性强直或骨性强直（图 2-3-1）。如感染被及时控制，仅遗有关节间隙轻度变窄，但可成为继发骨性关节炎的病理基础。

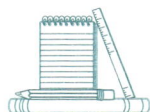

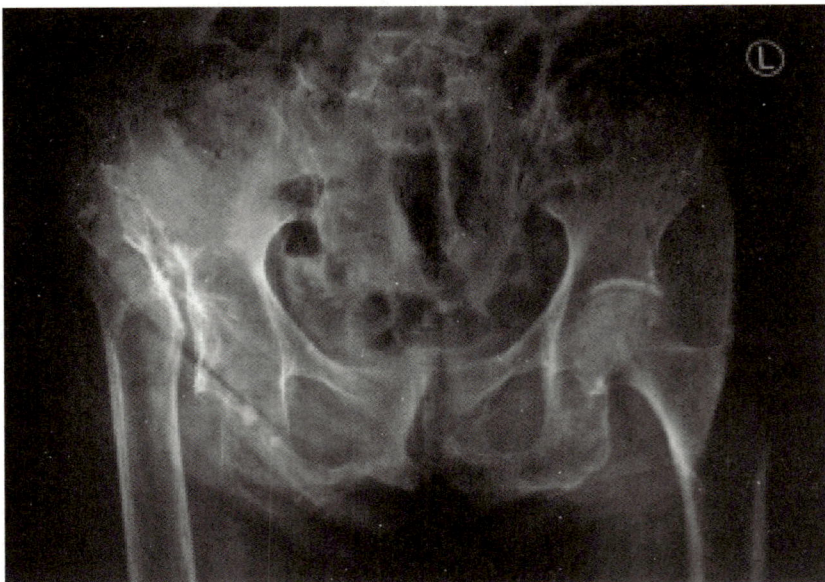

图 2-3-1   化脓性髋关节炎后遗症 X 线表现

（2）CT 及 MRI   能早期发现骨关节软骨面和关节间隙变化，及早发现关节腔渗液等异常变化，尤其是 MRI 检查更为敏感。

3. 实验室检查   白细胞计数增高，中性粒细胞增高，血沉增快。血培养为阳性。关节穿刺和关节液检查是明确诊断和选择治疗方法的重要依据。正常关节液无色透明，化脓性关节炎穿刺液早期呈浆液性，中期呈絮状，后期为脓液。关节液涂片检查发现大量白细胞、脓细胞和细菌，即可确诊。根据不同阶段，关节液可为浆液性、黏稠浑浊或脓性。

4. 病理学检查   关节滑膜、关节软骨及骨质有炎细胞浸润，组织充血水肿、坏死。

（二）鉴别诊断

1. 化脓性骨髓炎   病变部位也可见红肿热痛，但主要病变表现在肢体的干骺端、骨干周围的软组织。X 线片提示化脓性骨髓炎病变在干骺端及骨干部位。化脓性关节炎则位于关节处，早期即会出现关节积液，关节功能障碍明显。

2. 风湿性关节炎   风湿性关节炎典型表现为游走性的多关节炎，常呈对称性，关节局部可见红肿热痛，但不化脓。炎症消退，关节功能恢复，不遗留关节强直和畸形，皮肤可见环形红斑和皮下小结，抗链球菌溶血素 O 增高。化脓性关节炎发病急促，全身症状明显，高热，细菌培养阳性。X 线显示以骨破坏为主，中后期与骨增生并存。

3. 关节结核   早期全身症状不明显，发展隐匿，病程长，继而出现低热、盗汗、面颊潮红等全身结核中毒症状，关节肿胀疼痛，但红、热症状不明显，溃破后脓液清稀且夹有干酪样絮状物。X 线检查早期无明显改变，后期可见关节间隙变窄，并有骨质破坏。两者难以鉴别时，实验室 T-Spot 及关节液的检查有助于鉴别。

四、治疗

本病的治疗采取内外兼治、中西结合的方法。急性期多以全身用药、局部制动或切开引流等方法为主。后期遗留后遗症者，多采取畸形矫正或关节松解，尽量恢复关节功能。

（一）中医药物治疗

1. 初期   在此阶段关节软骨没有被破坏，如果得到恰当及时的治疗，渗出液可完全吸收，

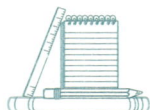

关节滑膜炎症消退，关节功能完全恢复，不遗留后遗症。本病初期应内外兼治。

（1）内治法 治宜清热解毒，利湿化瘀。方用仙方活命饮加减。伴高热寒战者，加用黄连解毒汤或五味消毒饮，以清营退热；高热神昏者，加用清热地黄汤或安宫牛黄丸以清热凉血、醒神开窍；因感暑湿邪毒发病者，加佩兰、薏苡仁、六一散等；因热毒余邪发病者，加生地黄、牡丹皮；因瘀血化热而形成者，加桃仁、红花、丹参、三七等；局部肿硬难消者，可加三棱、莪术、地龙；痛甚者，加乳香、没药、延胡索等。

（2）外治法 选用拔毒生肌散或玉露膏、金黄膏等外敷于局部，以解毒消肿；冰片散（冰片适量，也可酌情加大黄、芒硝等）等外敷，以清热凉血、消肿止痛。

2. 中期 此期如能积极治疗，炎症仍可控制，但可引起关节粘连，有一定的功能受限。治宜清热解毒，利湿消肿。五味消毒饮加减。外用冰片散加桃仁、红花等活血化瘀药配合治疗。

3. 后期 关节肿痛明显，脓肿已成，或脓肿溃破，脓液排而不畅。关节功能常遗留严重障碍，甚至完全丧失。

（1）内治法 治宜清热解毒，托里排脓。托里消毒饮加减。将溃未溃或初溃脓泄不畅时，加用透脓散增加托毒透脓作用；热毒重者，加薏苡仁、黄连、蒲公英、败酱草以清热解毒；溃后正虚，气血虚弱时，选用八珍汤或十全大补汤以补益气血；脾胃虚弱纳呆者，用四君子汤加陈皮、山楂、麦芽、鸡内金等；如正气虽虚，但热毒未尽，或初溃不久者，选用补益药不宜过温，以防助热为患。

（2）外治法 外敷拔毒消痈散，或外用五加皮、白芷、芒硝水煎湿敷。

（二）全身支持治疗

加强全身支持疗法，输血输液，纠正水和电解质代谢紊乱。对儿童和重症患者注意降温。要适当休息，多进食高营养食物，补充维生素，提高机体抵抗力。

（三）局部制动

采用牵引、石膏、支具等使患肢持续固定于功能位。局部制动有利于患肢休息，使病变部位负重减轻，活动减少，既能减轻疼痛又能防止病变扩散，有利于组织修复，缓解肌肉痉挛，防止畸形和病理性骨折。

（四）抗生素治疗

早期应选用足量、有效的广谱抗生素，并根据血液、关节液细菌培养和药物敏感实验结果选择抗生素。

（五）手术治疗

1. 活动期

（1）关节穿刺术 适宜膝和肘关节等位置较浅的早期患者。病变关节肿胀积液，有波动时，行关节腔穿刺，反复冲洗后注入抗生素，每日1次或隔日1次。

关节穿刺抽吸渗出液后，关节内张力得以降低，从而疼痛减轻；同时也可减少蛋白分解酶对关节软骨的破坏。从抽出液的浑浊程度可以判断关节炎症的程度。做涂片和细菌培养，可以判断致病菌的种类及对药物的敏感性（图2-3-2）。

（2）关节切开引流术 急性期脓性渗出明显时应及时切开排脓，彻底清除关节腔内的坏死组织、脓液、纤维组织粘连块，尤其是附着在关节软骨表面的纤维蛋白沉着物等。本疗法更适用于化脓性髋关节炎的治疗（图2-3-3、图2-3-4）。

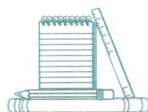

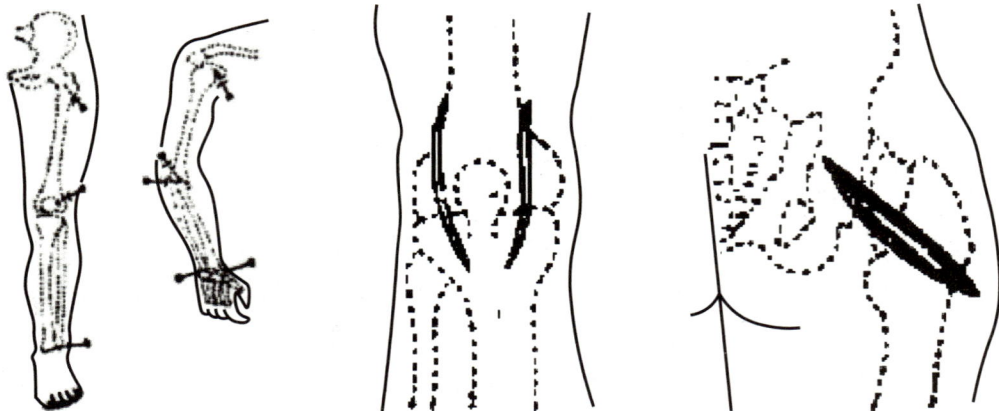

图 2-3-2　四肢关节穿刺抽液部位　图 2-3-3　膝关节引流切口　图 2-3-4　髋关节后侧引流切口

（3）切开引流闭合冲洗术　急性期病情严重，关节穿刺脓液黏稠者适用本法。切开关节腔，用大量生理盐水冲洗，去除脓液、纤维病理组织和坏死脱落组织，在关节腔内放置硅胶管闭合冲洗。一般需冲洗 1～2 周，当患者全身中毒症状明显好转，局部肿胀消退，疼痛减轻即可停止冲洗。拔管后引流口一般在 3～5 天闭合。

2. 后遗症的治疗　关节炎症得以控制后，关节存在畸形，可考虑手术矫形。

五、预防与调护

密切注意患病关节成脓情况，及时采取治疗措施。加强饮食营养调护，增强体质，促进病愈。对体温高的患者要采取物理降温。关节冲洗术者，要密切观察引流管通畅情况，避免堵塞。患肢注意制动。

项目四　创伤性骨关节感染

【学习目标】

掌握：创伤性骨关节感染的主要临床表现、诊断及治疗方法。

熟悉：创伤性骨关节感染的中医病因病机。

了解：创伤性骨关节感染的鉴别诊断及预防调护措施。

知识链接

骨关节结构与防御机制

骨关节由相邻的骨之间借结缔组织构成的关节囊相连。骨与骨间接连接称骨关节。骨关节相对的骨面之间有腔隙，腔内含有少量滑液。它的活动幅度较大。每个关节都有关节面、关节囊、关节腔，某些关节还有韧带、关节盘和半月板等辅助结构。骨骼的防御机制主要包括皮肤屏障、免疫系统的识别和抵御，以及骨骼系统自身的支撑和保护功能。然而，当外力致使皮肤屏障损害时，细菌经伤口侵入骨骼，可能会引发骨关节感染。感染不仅损伤软组织，还会导致软骨及骨质的破坏，严重影响骨关节健康。

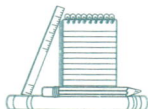

创伤性骨关节感染是因创伤或创伤治疗后引起的骨组织及关节腔微生物感染，并在创伤部位及周围增殖的严重并发症。本病多因交通事故、锐器伤、压砸伤、坠落伤、人畜咬伤、手术等原因导致，伴随肿胀、炎性疼痛、粘连等症状。本病多见于青壮年。

一、病因病机

本病属中医学"骨痈疽"范畴。或因伤口染毒，邪毒窜入筋骨致阻滞经络、气血瘀滞，瘀久化热而致热盛肉腐，附骨而成痈疽；或因跌仆所致筋骨内伤，气血瘀滞经络，久而化热成毒，热毒流注筋骨发病。

创伤性骨关节感染多由金黄色葡萄球菌或革兰氏阴性杆菌（如大肠杆菌）等感染引起，常继发于开放性骨折。高能量损伤所致的开放性骨折，常具有组织损伤重、伤口污染重的特点，污染严重的创面、一般创面处理不当或不及时，或创伤后局部血肿和组织液渗出，以及清创不彻底，坏死组织及异物存在为致病菌生长繁殖提供了良好的环境，可能会导致创伤性骨关节感染。其中，感染以金黄色葡萄球菌最常见，经过组织水肿、炎性渗出、白细胞浸润等一系列炎性反应很快形成感染病灶，感染持续则形成骨关节脓肿，继而出现关节周围软组织或骨组织的感染。

二、临床表现

患者有明确的外伤史，临床一般分为急性期和慢性期。

（一）急性期

一般在外伤后 3～5 天出现，大多数患者表现为急性感染症状，局部有红肿、发热、压痛等急性炎症表现，伤口可伴有脓性或血性分泌物。受伤部位疼痛明显加剧，有时出现跳痛。可伴有全身发热、寒战等全身中毒表现，持续时间约 1 周。通过对临床表现进行综合研判，可初步诊断该病。局部触诊检查可触及波动感。

（二）慢性期

急性期在外伤处骨关节形成的脓肿，由于压力不断增高致使脓肿破溃，或切开引流后全身和局部的急性炎症表现得以控制，但感染的微生物未能彻底清除，并形成窦道，病程进入慢性期。在数月、数年或更长的时间，炎症未能控制，窦道不愈合或炎症反复发作，长期有脓性分泌物从窦道排出，有的患者还可排出小块死骨。

三、诊断与鉴别诊断

（一）诊断

本病有明确的外伤史，根据病史、结合患者临床表现及辅助检查结果，可明确诊断。

1. 病史　患者有明确的创伤或手术史。

2. 症状和体征　参见临床表现。

3. 影像学检查

（1）X 线检查　急性感染早期进行 X 线检查可显示有严重骨折，骨折断端软组织损伤明显，部分患者可能会出现骨折端的骨质吸收，部分患者感染早期检查可能为阴性结果。2 周后骨破坏和吸收逐渐明显，同时可见轻微的骨膜反应。慢性期表现为骨破坏的同时增生硬化更为明显，断端密度增高，可见硬化的新生骨或骨包壳、骨髓腔封闭，出现骨膜成骨反应。部分可有大小

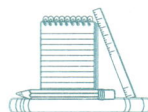

不等的死骨形成，伴有骨端硬化后形成的假关节或大块死骨摘除后造成骨缺损。

（2）CT检查   对骨缺损、死骨、骨硬化和骨愈合的显示较清晰。

（3）MRI检查   能早期发现骨关节感染、死骨形成，阳性率较高。

（4）超声检查   可发现位置较深的骨关节感染而形成的脓肿。

（5）其他检查   关节镜检查有助于观察滑膜、软骨、韧带等，可为诊断提供更直接的依据。

4. 实验室检查   急性期可有血液白细胞、中性粒细胞比例及绝对值增高，血沉加快，血清降钙素原升高。局部穿刺常可抽出脓液，进行细菌培养常有细菌生长。慢性期大多有贫血、低蛋白血症等营养不良表现。

5. 病理学检查   对感染灶局部切取的组织进行病理学检查，提示有急慢性炎症反应存在。

（二）鉴别诊断

本病常需与血源性骨与关节感染鉴别。创伤性骨关节感染有明确的外伤史，多为骨关节粉碎性骨折，骨缺损多，局部软组织损伤重，血运差，往往在清创坏死组织后留有软组织缺损，或后出现迟发性软组织坏死骨裸露。血源性骨关节感染无外伤史，无骨折，后期形成的坏死骨是由化脓感染和骨膜剥离缺血所致，周围形成的包壳骨将死骨包裹，此为"柩骨"。两者其他局部与全身的炎症反应表现类似。

四、治疗

骨关节创伤早期的处理非常重要，一定要彻底清除坏死组织，恰当修复损伤组织，使用合理、可靠的固定方式，妥善处理不能闭合的创面，充分引流。骨关节创伤早期是预防创伤性骨关节感染的关键。治疗创伤性骨关节感染需解决两个问题：一是治疗骨关节感染和治疗骨折不愈合或假关节形成，其中控制感染最为重要；二是治疗骨折不愈合和假关节的治疗，重在恢复功能，只有在感染得到有效控制的基础上才能完成。

（一）急性期治疗

1. 中医辨证论治   根据骨痈疽三期辨证，采取分期治疗：初期（酿脓期）以清热解毒、活血通络为主，方用仙方活命饮加减；中期（成脓期）以清热解毒、托里透脓为主，方用五味消毒饮合透脓散加减；后期（溃脓期）以扶正托毒、祛腐生新为主，方用托里消毒散加减，可根据情况适时使用八珍汤加减。

2. 抗生素治疗   确诊患者给予敏感抗生素治疗，积极控制全身症状，配合高蛋白、高营养饮食，发生休克者要先行抢救，必要时输血和白蛋白等。对开放性骨折，应考虑发生感染的可能，应尽早应用抗生素进行预防性治疗，根据常见致病菌选择广谱抗生素，尽早足量使用。

3. 局部制动   受伤后应立即进行有效的外固定，如石膏、支具固定、持续牵引等方式。如已行内固定术，应注意检查内固定物的有无松动等情况的发生。一般在骨关节感染发生后，内固定物应取出。

4. 手术治疗   开放性损伤出现的继发骨关节感染，应及时排出脓液并冲洗引流。如感染不能控制或病灶范围较广，应尽快开展清创术进一步清理坏死组织，术后用生理盐水反复冲洗脓腔，充分引流。

（二）慢性期治疗

1. 中医辨证论治   骨关节感染慢性期可用神功内托散加减控制感染蔓延，控制病情；也可

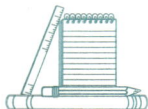

酌情使用十全大补汤、八珍汤、人参养荣汤等增强机体抗病能力，减少复发率。慢性期急性发作时可使用透脓散合五味消毒饮加减。

2. 全身支持疗法　高蛋白饮食，保证机体营养补充，必要时可输注白蛋白、氨基酸和维生素等。

3. 局部制动　给予石膏外固定、支具制动等处理，长期卧床可进行牵引制动。

4. 抗生素治疗　慢性期急性发作时可使用抗生素治疗，应根据渗出液细菌培养及药敏试验，在确定致病菌及对药物敏感情况后合理选择抗生素，避免出现细菌耐药性。

5. 手术治疗　后期常遗留骨折不愈合或因断端缺损形成的假关节，一般在感染炎症得到有效控制后才能手术治疗，在炎症控制不良的情况下进行手术失败的可能性极高。手术应对骨折断端进行彻底清理并行植骨，使用有效、可靠的固定方式，局部有贴骨瘢痕、软组织缺损或血运不良时，可结合显微外科技术行肌瓣、肌皮瓣移植。伴有大段坏死骨或骨缺损肢体短缩者，可行干骺端皮质骨截骨牵开延长（骨搬运）术。

五、预防与调护

1. 预防高处坠落、车祸等容易出现骨关节损伤的病因。

2. 局部严重外伤患者，要及时预防性使用抗生素，预防感染的发生。

3. 外伤患者应密切注意患肢感染成脓情况，及时采取治疗措施。

4. 加强饮食调护，行必要的功能锻炼，增强体质，促进病愈。

5. 患肢骨折应采取有效治疗措施，避免骨折不愈合的发生。

项目五　特殊部位感染

【学习目标】

　　掌握：手掌深部间隙感染、指骨骨髓炎、脊柱骨髓炎的主要临床表现及诊断要素。

　　熟悉：手掌深部间隙感染、指骨骨髓炎、脊柱骨髓炎的常见病因和治疗方法。

　　了解：手掌深部间隙感染、指骨骨髓炎、脊柱骨髓炎的鉴别诊断和预防调护措施。

知识链接

　　手掌深部间隙感染、指骨骨髓炎、脊柱骨髓炎相对于长骨骨干和关节的感染来说，发生位置较特殊，临床较为少见，称为骨关节特殊部位感染。其发病原因、诊断和治疗和常见骨关节感染有一定的差异性，所以单独将这一类疾病列出进行研究学习。

特殊部位感染是指除常见骨与关节感染外的特殊部位如掌间隙、脊柱等部位因化脓性细菌引起骨膜、骨质等组织的化脓性炎症。

一、手掌深部间隙感染

手掌深部间隙感染是指手掌深部因外伤、化脓性腱鞘炎或骨髓炎蔓延等原因引起的手掌

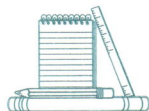

深部两个毗邻的间隙出现的急性感染性疾病。根据解剖特点及发病部位，手掌深部间隙感染可分为掌中间隙感染和鱼际间隙感染两类。掌中间隙感染多由中指及环指腱鞘感染后蔓延而引起，鱼际间隙感染多因食指腱鞘感染后蔓延而引起，致病菌以金黄色葡萄球菌居多。手部掌侧皮肤厚韧，皮下与深层组织有致密纤维结缔组织垂直相连，掌侧皮肤移动性小，连接掌侧皮肤与深层骨关节、腱鞘的纤维组织，一旦发生感染则会向纵深发展，容易造成手掌深部间隙感染。

（一）病因病机

手掌深部间隙感染可分为掌中间隙感染和鱼际间隙感染，前者中医学称为"托盘疔""手心毒""掌心毒"，后者中医学称为"虎口疔""合谷疽"，是一种较严重的急性掌部化脓性感染。其致病因素大致分为内因、外因两种，具体分为以下三种病因。

1. 余毒流注　疔疮疖肿、猩红热或其他感染性疾病因治疗失当，余毒未清，滞留体内，经久不解，或因素体虚弱，或有基础疾病、营养不良，正气亏损，导致正不胜邪，邪毒内聚流注筋骨、关节而发病。

2. 外感六淫　风、寒、暑、湿、燥、火诸邪客于肌肤腠理，或内注筋骨关节，致经络阻塞，气血凝滞，郁而化热，蕴热成毒致腐烂筋骨。

3. 外伤感染　外伤后清创不彻底，创口毒邪未去，邪毒窜入骨与关节，蕴热致间隙腐烂；或手术清创不彻底，或掌间隙组织瘀肿严重，邪毒乘虚内侵，邪瘀互结，蕴热化脓，甚者腐筋蚀骨。掌间隙是位于手掌指屈肌腱和滑囊深面的疏松组织间隙，被掌膜与第三掌骨相连的纤维间隔隔成尺侧和桡侧两个间隙。尺侧为掌中间隙，桡侧为鱼际间隙。

（1）掌中间隙感染　掌中间隙位于中指、环指、小指屈指深肌腱及蚓状肌的深层，第三、第四掌骨和骨间肌肌膜的深层，桡侧以掌中间筋膜隔与鱼际间隙相邻，尺侧达第五掌骨和小鱼际肌表面的筋膜隔，间隙的远端经第二、第三、第四蚓状肌管达第三、第四、第五掌指关节背侧，近端达腕横韧带远侧缘平面，可经腕管与前臂掌侧间隙相通。掌中间隙感染多因中指、环指、小指腱鞘炎蔓延所致，也可因尺侧滑囊炎，第三、第四、第五掌骨骨髓炎，鱼际间隙感染蔓延或直接刺伤引起。

（2）鱼际间隙感染　鱼际间隙位于拇长屈肌腱、食指指深屈肌腱及第一蚓状肌的深层，拇内收肌的浅层。尺侧以掌中间筋膜隔与掌中间隙相邻，桡侧至鱼际肌及第一掌骨表面的筋膜隔，远端经第一蚓状肌管达食指掌指关节背侧，近端达腕横韧带远侧缘平面。鱼际间隙感染可因局部刺伤、食指腱鞘炎、手掌桡侧外伤、桡侧滑囊炎、掌中间隙感染和第一、第二掌骨骨髓炎蔓延所致。

（二）临床表现

1. 掌中间隙感染　掌中间隙感染后手掌肿胀，掌心正常的凹陷消失，压痛明显。中指、环指、小指呈半屈曲状态，主动和被动活动均受限并可引起疼痛，手背常明显肿胀。患者多有不同程度的全身症状，如发热、头痛、乏力和血白细胞计数增高等。

2. 鱼际间隙感染　鱼际间隙感染后拇、食指间指蹼和鱼际部明显肿胀，压痛明显，掌心凹陷仍存在，拇指呈外展半屈曲位，食指亦呈半屈曲状态。拇、食指活动受限且主被动活动时均可引起疼痛。常伴有不同程度的全身症状。

（三）诊断与鉴别诊断

1. 诊断

（1）病史　患者可有手掌部外伤史或感染病史。

（2）症状和体征　根据感染部位不同有相应部位的肿胀疼痛，具体参见临床表现。

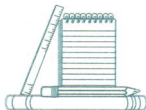

（3）影像学检查

1）X线检查　可见软组织肿胀影，少数可见骨质破坏等。

2）超声检测　超声检测多见低密度回声，可定位深度及标记范围，对疾病严重程度判断有帮助。

3）MRI检查　可早期发现感染病灶和脓肿。病灶内有钙化或坏死沉积者，可表现为不均匀信号。慢性脓肿周围常可见一圈低信号环，为慢性炎症刺激引起的组织纤维化。

（4）实验室检查　伴有发热等全身症状者，白细胞计数增高，血沉增快。手掌深部间隙切开引流或穿刺多呈脓性，脓液细菌培养多为金黄色葡萄球菌感染，细菌培养可明确感染细菌。

2. 鉴别诊断

（1）附骨疽　多发生在四肢长骨，掌腕部较为少见，压痛点多局限于干骺端，对关节活动影响较小，愈后大多不造成肢体残疾，发病2～3周后，X线片可有特征性改变，早期治疗不彻底，易变成慢性骨髓炎。

（2）急性风湿热　常见多个关节受累，肿胀、疼痛不在干骺端，呈游走性或双侧对称关节受累。全身症状较轻，不会化脓、破溃。关节穿刺抽出液体少而清，细菌培养常为阴性；炎症消退后，关节功能一般都能完全恢复。

（四）治疗

1. 中医辨证论治　根据疾病的演变，中医将本病予以消、托、补法进行治疗。

（1）消法　初期脓未成时，治以散邪为主，热毒者清热解毒，气滞血瘀者行气化瘀，湿阻者利湿。方用黄连解毒汤、仙方活命饮、五味消毒饮等加减。

（2）托法　中期脓成不溃，或脓出不畅，治以托毒外出为主。毒盛正不虚者，方用透脓散透托；正虚毒盛者，方用托里消毒饮加减。

（3）补法　后期正气不足，气血亏虚，以扶正为主，使体内气血充足，脾胃健运，正气恢复，促进疮口收敛。方用四君子汤、四物汤加减。

伤口局部可配合使用外治法：初期脓未成，予金黄膏等箍毒消肿；脓已成或已溃破，阳证予九一丹、八二丹，阴证予七三丹、五五丹，直接撒在疮面或用药线插入提脓祛腐；脓已清，疮未敛，可予生肌散收口。

2. 西药治疗　本病的致病菌多为金黄色葡萄球菌，渗出液细菌培养及药敏试验确定致病菌及敏感抗生素，足量、规律治疗能有效控制感染。

3. 手术治疗

（1）掌中间隙感染　切开引流方法：①于中、环指之间或环、小指之间的指蹼向近侧做纵行切口，近端不应超过掌横纹，用止血钳通过蚓状肌管伸到屈肌腱深处引流，向外不能超过第三掌骨，以免穿破掌中间筋膜隔，使感染蔓延到鱼际间隙。②与尺侧滑囊引流相同，在小鱼际部做弧形切口，再将屈肌腱向桡侧拉开，即达掌中间隙。术中注意勿损伤尺神经的分支。

（2）鱼际间隙感染　切开引流方法：①于手掌部鱼际旁做弧形切口，切开皮肤、皮下组织和掌腱膜，结扎掌浅弓，注意保护正中神经及其分支。向尺侧拉开屈肌腱即可达鱼际间隙。②沿第一背侧骨间肌桡侧缘做切口，用血管钳伸入屈肌腱与拇收肌间引流，向尺侧不超过第三掌骨，以免穿破掌中间筋膜隔，感染蔓延到掌间隙。

（五）预防与调护

注意手部卫生，避免外伤。如遇到开放性损伤，应彻底清创，根据情况注射破伤风疫苗、预防性应用抗生素及定期换药。如发现有感染，应及时采取治疗措施。

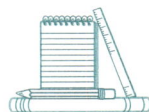

二、指骨骨髓炎

指骨骨髓炎是发生在指骨的感染和骨质破坏，大多由指骨开放性或闭合性骨折术后感染、邻近软组织感染、周围血管疾病、糖尿病或免疫缺陷等引起。血源性播散导致的指骨骨髓炎较为罕见。

（一）病因病机

中医学认为，本病多由于外伤感染或疔疮失治，邪毒内侵骨髓所致。热毒是本病的致病因素，正虚是本病的发病基础，损伤是本病的常见诱发原因。

1. 热毒注骨　多因局部感染，通常为指部疖、痈、疔毒或中耳炎、扁桃体炎等感染后，余毒未清，正气不足，余邪热毒循经脉流注入骨，以致络脉阻塞，气血壅结，蕴酿化热。热毒内盛，腐骨化脓，遂成本病。

2. 损伤感染　多因局部外伤，邪毒从疮口入侵，深达入骨，附骨成痈，或顿挫扭伤后，气血凝滞，壅塞经络，积瘀成痈，借伤成毒，热毒流注筋骨而发病。

西医学研究发现，指骨骨髓炎最常见的致病菌是金黄色葡萄球菌，其次是溶血性链球菌。因解剖结构的特殊性，末节指腹由皮肤到指骨的纤维隔分成许多小间隙，而末节指横纹处的横行纤维使末节指腹相对封闭。这些纤维隔的存在，使末节指骨骨髓炎一旦发生，炎症渗出及脓液在局部聚集无处扩散，张力迅速增高，症状快速加重。

（二）临床表现

急性指骨骨髓炎起病较急，指端红肿发热张力较高，跳痛难忍，可伴有寒战、高热等全身症状。局部成脓溃破后，死骨未能排尽，处理不彻底，久不收口转为慢性。静止期可无症状或有轻度肿胀不适，在劳累或身体抵抗力低下时，可出现急性炎症发作。本病也分为初期、中期和后期，一般情况下全身症状较轻。

（三）诊断与鉴别诊断

1. 诊断

（1）病史　患者可有局部外伤史或炎症史。

（2）症状和体征　根据感染部位不同有相应部位的肿胀疼痛，具体参见临床表现。

（3）影像学检查　影像学检查可准确反映骨破坏的过程和程度。但需注意的是，影像学检查通常要滞后于患者的临床症状，故早期不能单纯以影像学检查结果作为诊断依据，要根据临床特征进行综合判断。

1）X 线检查　表现为骨皮质变薄，骨质纹理不清，髓腔密度降低，可发现碎点状死骨，无骨膜反应。

2）CT 检查　能发现指骨微小破坏，可判断死骨大小形态及新骨形成等情况。

3）MRI 检查　急性期组织水肿明显，T_2 加权像呈高信号，慢性期呈混杂信号。较 X 线和 CT 相比，MRI 可早期发现指骨病灶。

（4）实验室检查　血白细胞计数明显增高，以中性粒细胞绝对值和比率升高为主。穿刺液细菌培养可发现致病菌，对治疗方案的制订有较高价值。

2. 鉴别诊断

（1）手指急性化脓性关节炎　本病少见，肿胀、压痛在关节间隙而不在骨端，关节活动度几乎完全消失，关节腔穿刺抽液检查可明确诊断。

（2）蛇头疔　是指发生于手指末端的软组织急性化脓性感染，局部疼痛剧烈，早期局部红

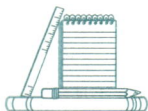

肿热痛。如处理不当会侵蚀指骨形成骨髓炎，因手指肿胀如蛇头而命名为"蛇头疔"。

（四）治疗

1. 中医辨证论治

（1）初期（酿脓期）　初起症见恶寒发热，苔薄白，脉浮数，指端疼痛。内治以清热解毒、通络祛瘀为主，方用仙方活命饮合黄连解毒汤加减。外治可选用金黄膏、玉露膏等局部外敷箍围消肿。

（2）中期（成脓期）　成脓治以清热解毒，和营托毒，方用托里消毒饮加减。外治应局部患肢制动，外敷拔毒消疽散，必要时可切开排脓。

（3）后期（溃脓期）　此期脓毒已溃，病属虚实夹杂，以虚为主，治宜扶正托毒、祛腐生新。初溃时脓多稠厚，略带腥臭，为气血充实，治宜托里排脓，托里消毒饮加减。溃后脓液清稀，量多质薄，为气血虚弱，治宜补益气血，八珍汤随症加减。外治可选用九一丹、八二丹、七三丹、五五丹等祛腐生新，坚持换药。如疮口腐肉不脱，可选用白降丹、红升丹。若疮口腐肉已脱，脓水将尽，选用八宝丹、生肌散（膏）生肌收口。

2. 西药治疗　急性期应尽早静脉给予足量广谱抗生素，并根据药敏试验进行调整。根据患者具体情况，给予全身支持及对症治疗。

3. 制动　用石膏、夹板、支具等限制患指活动。

4. 手术治疗　急性期脓肿已成，应早期切开引流，防止指骨坏死。如炎症得不到有效控制，骨质感染可导致慢性骨髓炎。在清创时需彻底清除病灶内脓液、肉芽组织和死骨，用生理盐水反复冲洗并引流。病灶清除术目前仍为慢性指骨骨髓炎最有效的治疗方法。摘除死骨后遗留的骨缺损及指功能不全，可在炎症控制 6～8 个月后行植骨或功能再造术。如手指感染严重，功能障碍明显无法修复，可考虑截指术。

（五）预防与调护

手部发生疖、疔、疮、痈，以及上呼吸道感染、糖尿病等，应行积极有效的治疗措施，防止指骨骨髓炎发生。在日常生活中，应注意积极预防指骨发生外伤感染，发生后应积极治疗。

三、脊柱骨髓炎

脊柱骨髓炎一般由血行传播引起，临床较少见，常见致病菌为金黄色葡萄球菌、溶血性链球菌、肺炎球菌、革兰氏阴性杆菌、大肠杆菌。其原发感染病灶可为疖肿、脓肿和泌尿生殖系统的感染，少数为外伤、腰椎手术或腰椎穿刺后感染所致，也可由脊椎附近的软组织感染如压疮、脓肿等蔓延而来。此类疾患年长者多见，男性多于女性，且多有糖尿病、激素等免疫抑制剂使用史，体质较弱。发病以腰椎居多，其次为胸椎、颈椎和骶椎。病变主要侵犯椎体，向椎间盘及上下椎体扩散，也有同时侵犯附件或单发于附件者。

（一）病因病机

1. 正气虚弱　正气虚弱，难以御邪，邪毒乘虚而入，不能外散而流于筋骨，是本病发生的内在因素。

2. 邪毒入侵　外邪客于经络，流注于脊柱，聚而成害，或损伤气血，瘀滞为患，是本病发生的外在因素，也是最常见的病机。

（二）临床表现

1. 临床症状　发病早期即会出现腰部疼痛，往往十分剧烈，活动时加剧，卧床后缓解，体位改变如翻身、起坐时疼痛加重，伴有发热，体温一般多在 38.5℃ 以上。严重时靠近、接触床

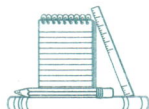

位等轻微动作都可以引起剧烈的抽搐疼痛。消炎镇痛类药物对缓解疼痛无效。

2.体征 腰部肌肉痉挛，多为强迫体位。腰部有明显压痛、叩击痛，常伴双骶后至大腿的疼痛，但无下肢放射痛。

部分原发性脊柱感染骨髓炎者发病较为隐匿，症状不明显，可有体重减轻、胸背部不适感、间断发热，以及不明确的胸部或腹部放射痛。

（三）诊断及鉴别诊断

1.诊断

（1）病史 患者可有外伤史或全身感染性疾病发生史。

（2）症状和体征 具体参见临床表现。

（3）影像学检查

1）X线检查 早期X线片多数无阳性表现。起病于椎体边缘者，早期椎体上下缘出现骨质密度减低区，渐发展为边界模糊的骨质破坏区，椎体同时受累，骨质硬化变白，常有明显骨桥形成，骨桥较宽而致密，呈拱形跨越两椎体，颇具特征。起病于椎体中央，未侵及椎间盘时，椎间隙不狭窄；有时椎体被压缩呈扁平或楔形；骨质逐渐变白，可见椎体关节缘有骨刺形成。单发于椎弓及其附件者少见，早期X线片表现为椎弓附件骨质疏松和破坏，晚期表现为骨质增生。脊椎化脓性骨髓炎形成脓肿后，脓肿穿破骨膜，通过韧带间隙进入邻近软组织，形成椎旁软组织脓肿。在颈椎可见咽后壁软组织向前呈弧形突出；在腰椎表现为一侧或两侧腰大肌阴影模糊或膨隆。

2）CT检查 主要表现为椎体及终板不规则骨质破坏和增生改变。急性发作期病灶边缘出现由炎性硬化反应所致的"晕征"，吸收缓解期则"晕征"逐渐消失，逐渐形成较薄的硬化带。

3）MRI检查 T_1加权像可见病变椎间隙及相邻的上下椎体广泛均匀低信号，呈弥漫性、溶骨性改变，硬膜囊的信号减低。T_2加权像可见病变椎间隙及相邻椎体常呈高信号，椎间盘组织变性破裂、变小或消失；有的可见到片状或不规则的脓液形成的长T_2信号。部分可出现腰大肌肿胀，两侧不对称，有时可形成腰肌脓肿。

（4）实验室检查 血白细胞计数明显升高。C反应蛋白在炎症早期即可明显升高，对本病诊断的特异性优于血沉，且更能准确反映疗效。血培养25%～59%呈阳性，在发热高峰时进行血培养阳性率更高。

2.鉴别诊断

（1）脊柱结核 多见于儿童和中青年，起病隐匿缓慢，早期局部有轻微钝痛，劳动、咳嗽或持重物时加重，随病情变化出现低热、盗汗、疲乏、消瘦等全身表现，可破坏椎体，脊柱畸形，易形成椎旁脓肿和流注脓肿。X线片表现为溶骨性破坏，死骨、空洞形成，周围骨质疏松；椎间隙变窄。

（2）布鲁氏菌病 又称布氏杆菌病，是由布鲁氏菌引起的人畜共患性全身传染病。其临床特点为长期发热、多汗、关节痛及肝脾肿大等。骨骼中以脊柱受累最为常见。此病多发生于农牧区有病畜接触者，或与含菌标本接触的实验室工作人员、餐饮从业者，以及饮用未经消毒灭菌的乳品或食用未熟的牛肉、羊肉的人群，发热以弛张热为主，穿刺可见粉红色、洗肉水样脓液。实验室检查中的病原体分离、虎红平板凝集试验、补体结合试验、抗人球蛋白试验阳性，可以帮助确诊及鉴别诊断。

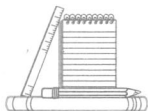

（四）治疗

1. 中医辨证论治

（1）内治法 正虚邪盛者，邪毒易乘虚而入，不能外散而流于筋骨，治宜补虚祛邪，方用四君子汤、四物汤合五味消毒饮加减。邪毒留滞于经络者，损伤气血，瘀滞为患，治宜活血祛瘀，方用血府逐瘀汤加减。

（2）外治法 对于伤口成脓或溃破，可结合外治法。脓未成或溃破，可予金黄膏、冲和膏等消肿；脓已成或溃破，可予九一丹、八二丹、七三丹、五五丹，提脓祛腐；脓已祛，疮未敛，可予生肌散生肌收口。

2. 手术治疗

（1）手术治疗原则 彻底清除感染组织，确保脊柱的稳定性。如椎旁穿刺有脓液，应及时切开引流。如脊髓受压，应紧急施行椎板减压术及引流。

（2）窦道的处理 全身情况及局部炎症好转后，窦道可能自行愈合。如长期不愈，可做窦道切除及病灶清除术。

3. 其他治疗 绝对卧床休息和对症处理。应用抗生素，必要时行感染灶穿刺细菌培养和血培养，并进行药敏试验，选择敏感抗生素。

（五）预防和调护

加强对原发感染病灶如疖肿、脓肿和泌尿生殖系统的感染控制，及腰椎手术或腰椎穿刺手术后感染的预防。扶正祛邪，合理调配使用中药。注意避风寒、畅情志、调饮食营养，增强体质，避免长期卧床，促进病愈。

项目六 骨关节结核

【学习目标】

掌握：骨关节结核的主要临床表现和诊断。

熟悉：骨关节结核的常见病因和发病机制。

了解：骨关节结核的预防和治疗方法。

知识链接

肺结核，中医称为"肺痨"，是感染结核分枝杆菌而出现的传染性呼吸系统病症。肺结核是全球十大死亡原因之一，患者死亡率高。世界卫生组织报告17亿人为结核分枝杆菌潜伏感染者。肺结核患者主要集中在30个负担较重的国家，占全世界的87%。此病易感人群为免疫力较低者。

骨关节结核是结核分枝杆菌由原发病灶进入血液循环侵入骨关节引起的慢性感染性疾病。中医学认为，该病发于骨或关节，病后缠绵难愈，耗伤气血精液，致形体消瘦，体衰虚弱，故称为"骨痨"；又因其成脓后，可流窜于病变附近或较远的空隙处形成脓肿，破溃后脓液稀薄如痰，故又名"流痰"。本病以青少年及10岁以下儿童多见。发病部位多为活动度大、负重多、

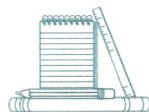

易损伤部位，以脊柱最多见，其次为膝关节、髋关节、肘关节，长管状骨及脊柱附件少见。

一、脊柱结核

脊柱结核因结核分枝杆菌感染引起椎体病变所致。受累的脊柱表现为骨质破坏及坏死，有干酪样改变和脓肿形成。在全身骨关节结核中，脊柱结核发病率最高，以腰椎结核最多见，其次是胸椎，颈椎及骶尾段较少见。

（一）病因病机

1. 中医病因病机　正气亏虚是本病发病的内因，感受外邪是外因，而筋骨劳损为常见诱因。其主要病机：①正气亏虚，外邪痨虫。②筋骨劳损，外邪侵袭。

2. 西医病因病理

（1）机体免疫力下降　脊柱本身承重大，活动多且易劳损，当身体的免疫力降低时，如营养不良、慢性疾病、使用免疫抑制剂等，容易发生结核菌感染和发病。

（2）结核菌感染　主要由肺结核通过血液传播或直接蔓延至脊柱引起。结核菌可以通过肺静脉进入体循环，播散到脊柱的椎体导致感染。

（3）分型　脊柱结核原发病灶可分为三型，即中心型、边缘型和骨膜下型。

（4）寒性脓肿　其表现为在椎体骨膜下蔓延，形成广泛的椎旁脓肿；沿筋膜间隙蔓延，形成流注脓肿。寒性脓肿流注部位包括以下几种情况：颈椎结核可有咽喉壁脓肿，可流注到锁骨上窝；脊椎颈胸段结核，脓肿多沿颈长肌流注于上纵隔两侧；胸椎结核，多为椎旁脓肿；腰椎结核，形成腰大肌脓肿，腹股沟部、小转子、腘窝部脓肿；腰骶段脊椎结核，可出现腰大肌脓肿和骶前脓肿，脓肿破溃可形成窦道，并发混合性感染。

（二）临床表现

1. 全身症状　低热、盗汗、乏力、消瘦、食欲减退等结核中毒症状。

2. 局部症状　病变部位疼痛，初起为酸痛、钝痛，随着病情进展逐渐加重，当在咳嗽或持重物等刺激患处时加剧，休息后可缓解。脊柱活动受限，腰椎结核患者不能弯腰，拾物试验阳性。因病变部位不同可出现斜颈、头与身体后仰、双手扶腰的异常姿态；可出现后凸畸形（驼背）。也可见椎旁脓肿和流注脓肿。脓肿破溃后经久不愈，可形成窦道，继发混合感染。当结核病灶压迫脊髓或神经根时，可出现下肢麻木、无力、二便障碍，甚至截瘫。

（三）诊断与鉴别

1. 诊断

（1）X 线检查　脊柱畸形，脊柱生理弧度改变，常见的有脊柱后凸畸形，严重时可形成角状后凸。骨质破坏，椎体边缘不齐，常始于椎体的前缘、上缘或下缘，表现为局部的骨质密度减低，有椎体压缩改变，可有死骨出现。椎体中心骨松质可有磨砂玻璃样改变或空洞形成。椎间隙变窄或消失，是脊柱结核的一个较为特征性的表现，是由结核菌侵犯椎间盘所致。颈椎可见椎前软组织阴影增大，气管被推向前方或偏于一侧。胸椎可见球形、烟筒形或梭形的椎旁脓肿阴影。腰大肌脓肿可见腰大肌影隆起。

（2）CT 检查　可早期发现细微的骨质破坏、死骨及骨质硬化情况，椎体内早期病灶或脓肿，周围软组织情况，进而可以了解到椎管是否狭窄，显示椎间盘和椎体附件的受累情况及其程度。

（3）MRI 检查　可在脊柱结核早期炎性浸润阶段显示出异常信号，可早期做出诊断。对截瘫患者脊髓受压情况和寒性脓肿显示清晰。

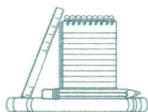

（4）实验室检验　①血常规：血红蛋白正常或细胞正常性轻度贫血，白细胞计数正常或轻度增高，混合感染时白细胞计数明显增高。病变活动期血沉明显增快，是该病是否处于活动期的重要指标，但检查非特异性，其他炎症也可引起血沉升高。②结核菌素试验（PPD）：该实验对 5 岁以下儿童早期诊断有帮助。结核菌素试验由阴性转阳性者，说明最近感染了结核菌。结核菌素试验不能作为单纯诊断结核指标。③结核感染 T 细胞检测（T-Spot）：对结核分枝杆菌特异性，阳性提示存在结核感染。若判断活动性结核病，需要参考临床症状和其他检查。本检测在鉴别活动性结核和潜伏性结核感染、预测结核发病风险方面具有一定意义。④ Xpert MTB/RIF 技术：该技术是集痰标本处理、DNA 提取、核酸扩增、结核分枝杆菌特异核酸检测、利福平耐药基因 $rpoB$ 突变检测于一体的结核病和利福平耐药结核病快速诊断方法。检测可以同时检测结核分枝杆菌复合群和利福平耐药情况，是快速而灵敏的诊断结核病工具。

（5）细菌学检查　抽取局部脓液或关节液涂片寻找抗酸杆菌或结核菌培养，对于明确诊断及鉴别诊断具有重要价值。

（6）滑膜活检　可通过关节镜下滑膜活检辅助诊断。脊柱结核由于位置较深，周围毗邻重要脏器，早期可借助 CT 定位下穿刺活检。

2. 鉴别诊断

（1）脊柱肿瘤　多为转移性肿瘤，多见于老年人，疼痛逐渐加重，夜间痛明显。X 线片表现为骨质破坏，椎间隙多保持完整。

（2）强直性脊柱炎　多见于青年男性，主要累及骶髂关节和脊柱，表现为脊柱强直、活动受限。X 线片可见脊柱呈"竹节样"改变，无骨质破坏和椎旁脓肿。

（3）退行性脊椎骨关节病　多见于中老年人，一般多个椎间隙狭窄，无骨质破坏和椎旁脓肿，常有骨赘形成。

（四）治疗

要做到整体局部并重，祛邪扶正兼顾，内治外治结合，保护关节功能，防止畸形产生。

1. 中医药物治疗　中医学认为，本病的治疗应分期施治。

（1）阳虚痰凝　患处隐隐作痛，不红不肿，继而关节不利，动则痛甚，兼有神疲乏力，纳呆，畏寒肢冷，舌淡红，苔薄白，脉沉细无力。治宜益肾温经，散寒化痰。阳和汤加减。

（2）阴虚内热　患处肿胀皮肤发红，脓肿形成，按之应指，伴有潮热朝轻暮重，舌暗红，苔薄黄，脉弦细数。治宜养阴清热，托毒透脓。托里消毒散加减。

（3）阴虚火旺　脓肿破溃后流脓稀薄，夹有干酪败絮样物，或有死骨，局部窦道，伴午后潮热，颧红盗汗，口干咽燥，心悸失眠，舌红少苔，脉细数。治宜养阴清热。清骨散加减。

2. 西药治疗　抗结核药治疗应该遵循早期、联合、适量、规律、全程抗结核药物的治疗原则。常用的一线抗结核药物有异烟肼、利福平、吡嗪酰胺、链霉素、乙胺丁醇、氨硫脲，其中异烟肼与利福平为首选药物。二线抗结核药物有卡那霉素、丁胺卡那霉素、卷曲霉素、对氨基水杨酸、乙硫异烟胺、丙硫异烟胺、环丝氨酸，以及抗结核新药，如利奈唑胺、氯法齐明、贝达喹啉、德拉马尼等。在用药时注意抗结核药的毒副作用。

3. 手术治疗　在结核症状趋于稳定，基本情况满足手术条件，当出现手术绝对指征，如骨质破坏影响脊柱稳定性、神经压迫进行性加重，甚至截瘫，进行性加重的脊柱后凸畸形时，进行病灶清除、植骨融合、内固定术。

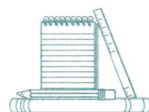

（五）预防与调护

合理饮食，加强营养摄入，提高免疫能力。调畅情志，适当锻炼，增强体魄，注意情志调养，保持心情的平和，增强抗病信心，并积极配合治疗原发结核病灶。在病情活动期应绝对卧床休息，静止期适当下地活动。脊柱不稳定者，据病情采取制动措施。患者术后积极抗结核治疗，并进行功能锻炼康复。

二、关节结核

关节结核是指发生在四肢关节的结核，以髋、膝关节结核多见。髋关节结核发病率仅次于脊柱结核，又称"环跳痰"。膝关节多为滑膜结核，特点是关节肿胀明显，膝关节周围肌肉萎缩，如"鹤膝"，故又称"鹤膝风"。踝关节结核发病率最低，中医学称为"穿拐痰"。

（一）病因病机

关节结核的真正原因尚不明确，大多认为因机体免疫力低下，结核菌进入血液循环侵袭关节所致。中医学认为，本病以正虚受邪为主，筋骨损伤，邪毒与气血凝滞，搏结于骨，营卫不通，筋骨失养而致筋骨病变。

（二）临床表现

1.单纯骨结核　早期关节疼痛不明显，可有压痛，功能受限不明显；中期形成脓肿还可能触及波动感。

2.滑膜结核　早期可出现关节轻微肿胀，关节功能受限和疼痛较明显；中期疼痛持续加剧，半屈曲位，关节活动受限，肢体肌肉萎缩，关节呈梭形肿胀，或出现寒性脓肿。

3.全关节结核　出现在后期，常合并感染形成窦道，经久不愈或致病理性脱位。病灶愈合时，关节逐渐发生纤维强直，晚期可致骨性强直。少年儿童患者可致关节发育障碍，甚至畸形。

（三）诊断与鉴别诊断

1.诊断

（1）实验室检查　参见脊柱结核。

（2）影像检查　单纯骨结核病变主要位于干骺端。早期表现为关节累及骨而见骨质疏松，进一步发展为穿过骺板的圆形、类圆形骨质破坏区。MRI显示广泛骨髓水肿，中晚期表现为关节间隙狭窄，关节面非持重部位骨质破坏。关节腔内积脓，周围软组织肿胀。滑膜结核早期X线及CT无明显特异征象，只表现为关节囊肿胀，关节积液，关节间隙增宽。中晚期，关节面骨质破坏导致关节间隙狭窄，骨质破坏区见点、片状高密度的死骨，并伴有周围软组织脓肿形成，内部可见钙化，严重者合并关节半脱位。MRI表现关节骨面大片状骨髓水肿，关节腔见大量积液、积脓，关节周围软组织广泛水肿，合并脓肿形成，脓肿增强呈环形明显强化。

2.鉴别诊断

（1）儿童股骨头骨骺骨软骨病（Perthes病）　本病全身症状不明显，关节功能受限较轻，血沉正常。X线片早期可见关节间隙增宽，继而骨骺碎裂，股骨头囊样、扁平状改变。

（2）儿童髋关节一过性（无菌性）滑膜炎　多与病毒感染、过度活动有关，X线片表现无异常，卧床休息后症状2周内缓解，无后遗症。

（3）滑膜肉瘤　以局部肿胀疼痛为主，后期疼痛剧烈。X线片表现为软组织肿块影，肿块阴影内可有散在、不规则的钙化斑点。骨的改变主要为松质骨内不规则的囊状破坏区。病理检查可明确诊断。

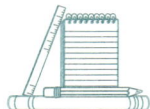

（四）治疗

本病首先是以系统规范的抗结核药物全身治疗为主，再中医辨证，中药内服和外用。单纯滑膜结核早期可以关节腔内抽吸脓液并注射抗结核药物；中期可行关节镜下滑膜切除术；后期全关节结核，行病灶清除术，关节毁损严重并有畸形者，同时行关节融合术，也可行人工关节置换术，以恢复关节功能。

（五）预防与调护

本病活动期关节应严格制动，病情控制后指导患者早期进行关节功能锻炼，以防关节功能障碍。

三、骨干结核

四肢骨干结核在临床中比较少见，尺骨、桡骨、肱骨、股骨、胫骨均可受累，但腓骨极少受累，常见于儿童和青少年。

（一）病因病机

单纯骨结核根据病灶部位不同，分为松质骨结核、皮质骨结核、干骺端结核。

1. 松质骨结核　分为中心型和边缘型。中心型松质骨结核的病灶位于松质骨中心部。中心型病变以骨坏死和浸润为主，可出现炎症浸润、肉芽组织、干酪样物、脓液和小块死骨。死骨吸收后可能形成空洞，其周围可见骨质硬化。若死骨较大且不被吸收，则可能形成脓肿，导致病灶反复发作。边缘型松质骨结核以局限性骨缺损为主，可表现为松质骨边缘部形成骨质缺损和脓肿，脓肿穿破后可进入关节内或空腔脏器中。

2. 皮质骨结核　病变多从髓腔开始，呈局限性溶骨破坏，并可能伴有骨膜内层受刺激后形成的新骨。老年患者由于以溶骨性破坏为主，皮质骨结核更易导致病理性骨折。结核分枝杆菌侵入皮质骨后，会导致局部骨质破坏，进而形成脓肿和新生骨。

3. 干骺端结核　骺端位于骨骺与骨干之间，具有松质骨和皮质骨的双重特性，因此其病变也同时具有两者的特点。干骺端结核可能表现出松质骨结核的溶骨性破坏特征，也可能伴有皮质骨结核的骨膜增生特征；局部既可能有死骨形成，又有骨膜新骨增生。这种复杂的病理变化使得干骺端结核的诊断和治疗更具挑战性。

（二）临床表现及诊断

1. 症状与体征　疼痛是骨干结核最常见的首发症状。骨干结核的病灶部位常有明显的压痛感，即当患者用手指轻压或叩击患处时，会感到明显的疼痛。骨干结核会影响骨骼的承重和运动功能，导致患肢活动范围受限或完全丧失。

2. 实验室检查　参见脊柱结核。

3. X 线检查　X 线检查是诊断骨干结核的重要手段之一。早期 X 线片表现可能不明显，但随着病情进展，可出现骨质破坏、骨质疏松、骨膜反应和死骨形成等典型征象。

4. 鉴别诊断

（1）内生软骨瘤　内生软骨瘤一般无明显症状，多在体检或外伤后骨折时发现；骨干结核则有低热、盗汗等全身症状及局部疼痛、肿胀等表现。内生软骨瘤在 X 线片上表现为干骺端圆形或椭圆形透亮区，边界清楚，周围有一薄层硬化带；骨干结核则表现为骨质破坏，周围骨质硬化及骨膜反应等。

（2）骨样骨瘤　是以局部持续性疼痛为主的良性骨肿瘤，夜间痛甚，口服水杨酸类及非甾

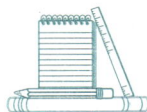

体抗炎药物可缓解疼痛，X线表现在骨增生区中1cm左右透亮瘤巢存在。

（3）骨嗜伊红细胞肉芽肿　无全身结核毒症状，病理检查镜下大量嗜酸性粒细胞，X线表现主要为边界清楚的局限溶骨性破坏。

（4）单发性浆细胞瘤　为起源于骨髓浆细胞的恶性肿瘤，以中老年男性好发，多发生于脊柱、肋骨和骨盆，四肢长骨以股骨、肱骨、锁骨为主，以局限性骨质溶骨性破坏为特征，亦可有硬化型，边界清楚，骨膜反应少见。骨髓穿刺检查有助于明确诊断，X线片表现为肿瘤主要侵犯髓腔。

（三）治疗

全身治疗和局部治疗相结合，系统使用抗结核药物。病灶局限且与周围界限清楚，有明显死骨，不能吸收者，可行手术病灶清除。

（四）预防与调护

早期配合制动休息，防止发生病理性骨折。

项目七　布鲁氏菌病

【学习目标】

　　掌握：布鲁氏菌病的主要临床表现、诊断。

　　熟悉：布鲁氏菌病的病因和发病机制。

　　了解：布鲁氏菌病的治疗方法、预防。

布鲁氏菌病，简称布病，是由布鲁氏菌感染引起的一种人畜共患全身传染性疾病。该病广泛分布于世界各地，尤其在牧区发病率较高，以春夏季为多发季节。布鲁氏菌病的主要传染源是患病的羊、牛和猪，其致病力以羊型最强，次为猪型，牛型最弱，是《中华人民共和国传染病防治法》规定报告的乙类传染病。在清代吴鞠通《温病条辨》中有类似本病的记述："头痛恶寒，身重疼痛，舌白不渴，脉弦细而濡，面色淡黄，胸闷不饥，午后身热，状若阴虚，病难速已，名曰湿温。"本病属于中医湿热痹证，因其具有传染性，故可纳入"湿热疫病"范畴。

（一）病因病机

1. 中医病机　中医学认为，感受湿热疫毒之邪，邪气侵袭人体，阻遏经络气血，导致气血运行不畅而患病。病邪久留，损伤正气，出现正气亏虚。湿热之邪侵袭，易困阻脾胃，导致脾胃运化失常，湿浊内生。湿性重着黏滞，热邪易伤津耗气，使得病情缠绵难愈。病久则耗伤气血阴阳，出现气血不足、肝肾亏虚等虚证表现。总之，布病的中医病机较为复杂，常表现为邪实正虚，虚实夹杂。

2. 西医病因病理　布鲁氏菌病是由布鲁氏菌引起的。布鲁氏菌主要存在于感染动物的生殖器官、内脏和乳汁中，可通过破损的皮肤黏膜、消化道、呼吸道等途径传播给人。布鲁氏菌侵入人体后，可在单核吞噬细胞系统内繁殖，并释放内毒素及菌体成分，引起一系列病理变化。急性期以细胞渗出和组织细胞的增生为主要病理变化，可累及多个器官，如肝、脾、淋巴结等，表现为充血、水肿、细胞浸润等。慢性期主要为肉芽肿形成和纤维组织增生，在肝、脾、骨髓、淋巴结等处形成肉芽肿，部分可发生纤维化。

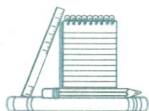

（二）临床表现

1. 发热　　发热是布病最常见的首发症状，常表现为波状热，常伴有寒战、头痛等症状，见于各期患者。部分病例可表现为低热和不规则热型，且多发生在午后或夜间。

2. 多汗　　急性期出汗较多，可湿透衣裤被褥。

3. 肌肉和关节疼痛　　为全身肌肉和多发性、游走性大关节疼痛。部分慢性期病例还可有脊柱（腰椎为主）受累，表现为腰背痛、畸形和功能障碍等。这种疼痛常随发热而出现，热退后疼痛可减轻或消失，但易反复发作。

4. 乏力　　全身无力，感觉疲劳，不能从事正常的体力劳动。

5. 肝、脾及淋巴结肿大　　患者会出现肝脾肿大的体征，多见于急性期病例。

6. 神经系统症状　　布病累及神经系统时，可出现多种神经系统症状，如头痛、神经痛、脑膜刺激征等。神经系统受累往往提示病情严重，预后较差。

7. 其他　　男性患者可出现睾丸炎、附睾炎等生殖系统症状；女性患者则可能出现卵巢炎、输卵管炎等，导致月经不调、不孕症等后果，以及食欲不振、体重下降、皮疹等全身症状。部分患者还可能伴有淋巴结肿大、心脏受累（如心包炎）等表现。这些症状的出现进一步丰富了布病的临床表现谱，也增加了诊断和治疗的复杂性。

（三）诊断与鉴别诊断

1. 诊断

（1）实验室检查

1）一般实验室检查　　常规检查是布病常规检查项目之一，可发现患者白细胞计数多正常或稍偏低，淋巴细胞相对或绝对增多，有时可出现异常淋巴细胞（如单核细胞）增多。这些变化虽非特异性，但有助于提示机体存在感染。少数病例红细胞、血小板减少。血沉急性期可加快，慢性期多正常。

2）实验室确诊　　①血清学检查：a. 虎红平板凝集试验：操作简便，常用于初筛。b. 管凝集试验：如果滴度达到 1 ∶ 100 及以上，或病程 1 年以上滴度 1 ∶ 50 及以上，结合临床表现可确诊。c. 补体结合试验：滴度 1 ∶ 10 及以上为阳性。d. 抗 – 人免疫球蛋白试验：有助于慢性布病的诊断。②细菌学检查：可取血液进行培养，阳性结果对诊断有确诊意义，但阳性率不高。③骨髓培养：培养阳性率高于血培养。

（2）X 线检查　　在布病累及骨关节时，X 线片早期可能无明显异常。随着病情进展，可能会显示骨质疏松、骨质破坏、关节间隙狭窄、关节面不规则、骨赘形成等。脊柱受累时，可能出现椎体破坏、椎间隙变窄等。

（3）CT 检查　　能更清晰地显示骨与关节的细微结构变化，如小的骨质破坏灶、脓肿形成等。脊柱椎体边缘骨赘，可呈"鸟喙状"，椎旁和前纵韧带钙化；严重时可出现骨桥，椎间隙变窄。

（4）MRI 检查　　对于早期的骨髓炎、滑膜炎、腱鞘炎，以及椎旁脓肿等显示更为敏感，能够更早地发现病变，对评估软组织受累情况具有重要价值。

（5）超声检查　　有助于发现肝脾肿大、肝内胆管扩张、胆囊炎、睾丸炎、附睾炎、精索静脉曲张、关节腔积液等。

2. 鉴别诊断

（1）伤寒、副伤寒　　以持续高热、表情淡漠、相对脉缓、皮肤玫瑰疹、肝脾肿大为主要表现，而无肌肉、关节疼痛、多汗等布病表现。实验室检查血清肥达反应阳性，伤寒杆菌培养阳

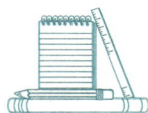

性，布病特异性检查阴性。

（2）风湿热　布病与风湿热均可出现发热及游走性关节痛，但风湿热可见风湿性结节及红斑，多合并心脏损害，而肝脾肿大、睾丸炎及神经系统损害非常少见。实验室检查抗链球菌溶血素 O 升高，布病特异性检查阴性。

（3）其他　布病急性期还应与结核病、败血症、脊柱炎、脑膜炎、睾丸炎等鉴别，慢性期还应与其他关节损害疾病等鉴别。

（四）治疗

布鲁氏菌病治疗需综合考虑多种方法，以实现最佳的治疗效果。治疗以中西医结合为策略，主要包括西药抗生素、中医分型论治、免疫调节、对症治疗、营养支持、辅助治疗、手术干预及联合治疗等方面。

1. 西药抗生素　西药抗生素是布病治疗的基础，能够有效杀灭或抑制布鲁氏菌的生长。常用抗生素包括利福平、多西环素、链霉素等，通常需联合用药以增强疗效并减少耐药性的产生。治疗方案应根据患者病情、病原体种类及药敏试验结果制订，确保足量、足疗程使用。

2. 中医分型论治

（1）中药内服　①湿热侵袭发热：午后热甚，恶寒，大汗出而热不退，烦渴，或伴胸脘痞闷、头身关节肿痛、睾丸肿痛，舌红，苔黄或黄腻，脉滑数。治宜清热透邪，利湿通络。药用生石膏、知母、苍术、厚朴、生薏苡仁、青蒿、黄芩、忍冬藤、汉防己、杏仁、广地龙、六一散等。恶寒身痛重者加藿香、佩兰；睾丸肿痛者加川楝子、延胡索。②湿浊痹阻发热：汗出，午后热甚，身重肢困，肌肉关节疼痛，肝脾肿大，睾丸肿痛，舌苔白腻或黄腻，脉弦滑或濡。治宜湿化浊，宣络通痹。药用独活、桑寄生、生薏苡仁、汉防己、秦艽、桑枝、苍术、广地龙、赤芍、丹参、黄芩、生甘草。热甚者加栀子、知母；关节痛甚者加刺五加、木瓜。③气虚络阻：病情迁延，面色无华，气短懒言，汗出，肌肉关节困胀，舌质淡，苔白，脉沉细无力。治宜益气化湿，养血通络。药用生黄芪、党参、苍术、茯苓、山药、当归、白芍、威灵仙、鸡血藤、生薏苡仁、白术、甘草。腰痛重者加杜仲、川续断、骨碎补；肢体关节肿痛者加用乌梢蛇、松节、泽泻；盗汗、五心烦热者加生地黄；畏寒重者加巴戟天。

（2）外治法　在局部疼痛部位，可进行针灸、熏蒸、热罨包及溻渍等方法治疗。

3. 免疫调节　免疫调节疗法旨在增强患者的免疫功能，帮助机体更好地抵抗布鲁氏菌的侵袭，可应用免疫增强剂如胸腺肽、干扰素等，或通过中医药调理来提升正气，达到"正气存内，邪不可干"的效果。此外，保持良好的生活习惯，如充足睡眠、适量运动等，也有助于提高机体免疫力。

4. 对症治疗　针对布病引起的发热、关节疼痛、睾丸炎等症状，需采取对症治疗措施以缓解症状，提高患者生活质量。如使用解热镇痛药控制发热，应用非甾体抗炎药缓解关节疼痛，对睾丸炎等局部感染进行局部治疗等。

5. 营养支持　营养支持是布病治疗不可或缺的一部分。患者应保证摄入足够的热量、蛋白质和维生素，以维持机体正常的生理功能，促进病情恢复。对于食欲不佳或消化吸收能力减弱的患者，可通过静脉途径给予营养支持。

6. 辅助治疗　辅助治疗包括物理疗法、心理干预等，旨在提高患者的整体健康状况和治疗效果。物理疗法如针灸、推拿等可缓解关节疼痛和肌肉僵硬；心理干预则有助于缓解患者的焦虑、抑郁情绪，提高治疗依从性。

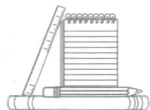

7. 手术干预 在某些情况下，如布病引起的局部脓肿、严重的关节损害或心内膜炎等，可能需要进行手术干预。手术旨在清除病灶、修复受损组织或改善器官功能，为药物治疗创造有利条件。

8. 联合治疗 鉴于布病的复杂性和多样性，联合治疗是提高治疗效果的重要手段。联合治疗包括抗生素的联合应用、中西医结合治疗、药物与物理疗法的联合应用等。通过综合运用多种治疗方法，可以发挥各自的优势，弥补单一疗法的不足，实现更好的治疗效果。

（五）预防与调护

注意个人卫生，勤洗手，保持居住环境清洁卫生，减少与家畜的密切接触。避免食用未煮熟的肉类和奶制品，特别是不明来源的畜产品。加强高危职业防护、疫区管理和家畜检疫，控制和消灭传染源。一旦出现症状应及时就诊，定期进行健康检查。

项目八　骨关节梅毒

【学习目标】

掌握：骨关节梅毒的常见病因和发病机制、临床表现、诊断。

熟悉：骨关节梅毒的预防。

了解：骨关节梅毒的治疗方法。

梅毒是由梅毒螺旋体侵袭人体而引起的一种全身性、慢性、传染性疾病，约在16世纪初始由国外传入。我国第一部论述梅毒的专著，是明代陈司成所著的《霉疮秘录》。该书较为全面地论述了梅毒的病因、病机、症状及治疗，提出用丹砂、雄黄等砷汞治疗本病，是世界上最早使用砷剂治疗梅毒的记载。

骨关节梅毒是梅毒螺旋体侵犯骨骼系统，导致骨骼、关节及其附属组织发生病变的一种疾病。骨与关节梅毒好发部位依次为胫骨、尺骨、桡骨、腓骨、股骨、肱骨等，短骨及扁骨亦可发生。

（一）病因病机

1. 中医病因病机 中医将梅毒的病因称为"霉疮毒气"或"淫毒"。这种毒气主要通过以下几种途径侵入人体。

（1）直接染毒 即中医学所称的"精化染毒"，主要通过不洁性交，阴器直接感受霉疮毒气。肝经绕阴器，肾开窍于二阴，因此肝肾二经受毒，毒气由精道透命门，伤及任脉、督脉及冲脉。

（2）间接染毒 中医学称为"气化染毒"，由于接触霉疮患者，或同厕、同寝、共食等感染霉疮毒气。毒从外入，内犯肺、脾二经而发病。这种方式感染的患者一般病情较轻，毒气很少入骨髓、空窍和内脏。

（3）胎中染毒 父母患有霉疮，遗毒于胎儿所致。这包括禀受、染受两种情况。禀受者由父母先患本病而后结胎；染受者乃先结胎元，父母后患本病，毒气传入胎中，毒血侵犯胎儿骨节。

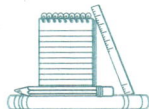

2. 西医病因病理

（1）先天性骨梅毒　先天性骨梅毒主要由胎儿在母体内感染梅毒螺旋体所致。病理表现为干骺端炎、骨膜炎及骨髓炎，其中以干骺端炎为主。干骺端炎好发于长骨，是长骨干骺端的软骨和骨组织发生炎症，影响骨骼生长，导致骨骼畸形。骨膜炎症反应也影响小儿骨骼正常发育。

（2）后天性骨梅毒　梅毒螺旋体经皮肤或黏膜进入人体，初疮发生后 7～8 周，即转入二期梅毒。二期梅毒可累及骨膜、骨皮质、松质骨和滑膜。梅毒侵入骨膜发生炎症，可导致骨膜增厚、水肿和反应性新生骨。这种病理变化发生在胫骨，则形成所谓的"马刀胫"。二期梅毒骨炎和骨髓炎较少见，即使发生也多与骨外膜炎合并存在。晚期（第三期）梅毒，通常在发病后 4～5 年发生，主要表现为骨膜炎、骨炎及骨髓炎。其中骨炎及骨髓炎较二期明显，可分为局限性及广泛性两种。局限性好发于颅骨，受累的颅骨可发生多处不规则破坏、吸收和增生；广泛性好发于长骨，以胫骨受累最多。梅毒性肉芽肿，晚期可穿破皮肤形成溃疡。

（二）临床表现

1. 先天性梅毒

（1）先天性早期梅毒　①全身症状：患儿出生时常有体重偏低、贫血、肝脾肿大等表现，常伴有营养不良。②皮肤黏膜损害：约半数患儿会出现皮肤黏膜损害，如梅毒性天疱疮、斑丘疹等。③骨关节损害：骨关节损害相对少见，但仍有出现骨软骨炎、骨髓炎等病变，表现为肢体疼痛、肿胀和活动受限。

（2）先天性晚期梅毒　①骨骼病变：晚期先天性梅毒以骨骼病变最为突出，可见骨膜炎、骨炎、骨髓炎及关节畸形等。这些病变严重影响患儿的生长发育和肢体功能。②眼损害：如间质性角膜炎、脉络膜炎等，可导致视力下降，甚至失明。③神经系统损害：脑膜炎、脑膜血管炎等神经梅毒症状也可在晚期出现，表现为头痛、呕吐、惊厥等症状。

2. 后天性骨梅毒

（1）骨骼损害　主要为骨膜炎、骨炎和骨髓炎，常见于长骨，如股骨、胫骨等。树胶肿可导致骨质破坏、死骨形成和病理性骨折。

（2）关节损害　侵犯关节时，可引起关节肿胀、疼痛和功能受限。关节强直和畸形也可见于晚期梅毒患者。

（3）神经系统损害　晚期神经梅毒表现为无症状性神经梅毒、脑膜梅毒、血管梅毒等，可出现精神异常、癫痫发作、偏瘫等严重症状。

（三）诊断与鉴别诊断

1. 实验室检查　梅毒螺旋体停动试验、梅毒螺旋体检查、梅毒血清试验等有诊断价值，血白细胞计数多数不增高。

2. X 线检查　在先天性早期梅毒中，骨关节病变相对较少见，其中出现最早的 X 线表现是骨软骨炎，骨膜炎是最常见的征象，可见有不同程度的骨膜增生，部分增厚的骨膜与骨干融合使骨干增粗。晚期先天性梅毒的骨关节病变更为显著，X 线表现多样，骨骼畸形，骨膜增厚与钙化，导致骨骼形态异常。骨骺破坏 X 线片上可见骨骺线模糊或消失。后天性晚期梅毒骨关节病变较为常见且严重，X 线表现明显，主要包括：骨髓炎病变在 X 线片上表现为骨质破坏、死骨形成和病理性骨折；当关节受累时，X 线片可见关节肿胀、关节间隙狭窄或消失、关节面破坏，以及关节脱位等。

3. 鉴别诊断

（1）骨膜炎　与梅毒性骨膜炎相鉴别时，需详细询问病史，了解有无外伤史、感染史及不

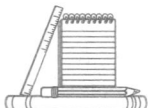

洁性接触史。梅毒性骨膜炎常伴有全身症状，如发热、乏力、皮疹等梅毒相关表现。非梅毒性骨膜炎则多局限于局部症状，如疼痛、肿胀等。梅毒性骨膜炎在 X 线片上可表现为骨膜增厚、钙化及骨膜下新骨形成，需与其他原因的骨膜炎相鉴别。

（2）化脓性关节炎　起病急，多有高热、寒战等全身症状，关节局部红肿热痛明显，关节液中可找到化脓性致病菌。

（3）结核性关节炎　常有低热、盗汗、乏力等结核中毒症状，多侵犯单个大关节，影像学可见骨质破坏和冷脓肿形成，结核菌培养或病理检查有助于诊断。

（四）治疗

1. 中医辨证论治　治疗原则主要是清热利湿、解毒，以中药内服为主。骨梅毒初起局部肿胀疼痛。治宜解毒止痛，方选搜风解毒汤。第二、第三期梅毒体虚，治宜补虚托毒，方选归灵内托散。各期梅毒可用仙方活命饮加土茯苓、升丹合剂，清血搜毒丸和三仙丹、轻粉合剂等。

2. 西医治疗　青霉素是骨梅毒的首选治疗药物，通过抑制细菌细胞壁合成来杀死梅毒螺旋体，适用于早期、晚期梅毒及神经梅毒。使用时需监测肝肾功能，防止过敏反应发生。若患者对青霉素过敏，可考虑使用其他抗生素，如多西环素、普鲁卡因青霉素、苄星青霉素、头孢曲松钠等。除此之外，应重视局部的对症治疗，如受累的患肢应制动，用石膏托或外固定支具保护患肢于功能位；对溃疡创面应及时清洁换药或病灶清除；对具有剧烈疼痛的长管骨骨膜炎的患者，可行开窗减压术，以明显减轻疼痛。

（五）预防与调护

梅毒主要是以性传播为主要途径的传染病，是可以预防与避免的。应大力开展梅毒对人体危害的宣传；提高人们的卫生知识水平、道德理念及加强法制监督是至关重要的；同时建立性病防治网，使梅毒患者在早期得到明确诊断及正确的对症治疗。

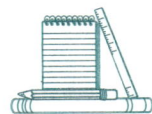

模块三　骨关节非感染性炎症

项目一　概述

> 【学习目标】
>
> 掌握：骨关节痹证的主要临床表现、诊断及治疗方法。
>
> 熟悉：骨关节痹证的常见病因和发病机制。
>
> 了解：骨关节痹证的预防措施和康复方法。

　　骨关节痹证主要是指运动系统非感染性炎症性疾病，属于风湿病范畴，也称痹证、痹病，是人体正气不足或脏腑功能失调，风寒湿热燥等邪为患，痰浊瘀血留滞，引起经脉气血不通不荣，出现以肢体关节疼痛、重着、麻木、肿胀、屈伸不利等，甚则关节变形、肢体痿废或累及脏腑为特征的一类疾病的总称。病变部位多在筋骨关节，临床多有慢性、反复发作性、渐进性特点，属于疑难病证。风湿病也称风湿性疾病（rheumatic diseases），是具有运动系统慢性疼痛表现的一大类疾病，各种关节炎是其中的主要内容。本模块主要论述类风湿关节炎、强直性脊柱炎、银屑病关节炎、色素沉着绒毛结节性滑膜炎、创伤性关节炎、神经性关节炎、痛风性关节炎、致密性骨炎等。

一、病因病机

　　骨关节痹证的发生，是由于正气不足、卫外不固等内在因素，复感风、寒、湿、热之邪所致。邪气乘虚侵袭人体骨节，引起气血运行不畅，阻滞于肌肉、骨节、经络，发为本病。

　　1. 正气不足　患者禀赋不足，或年老肝肾亏虚，病后、产后气血亏虚，劳逸过度，精气耗伤，筋骨失养，腠理空虚，外邪易于入侵；感邪后又因营卫气血不足，无力祛邪外出，邪困肌肉、关节、经脉，而发本病。因此，正虚是本病发生的内在因素。骨关节痹证，多以肾虚为主。

　　2. 外邪侵袭　四时气候反常或居处环境不佳，起居调摄失宜，风寒湿热邪侵袭机体，注入经络，留于关节，使气血痹阻而为痹证。由于感邪偏胜不同，临床表现各有不同。风性善行而数变，故痹痛游走不定而成行痹；寒气凝涩，使气血凝滞不通，故疼痛剧烈而成痛痹；湿性黏滞重着，致使肌肤关节麻木、重着、痛有定处而成着痹；感受热邪或郁久化热，以致出现关节红肿疼痛、发热等症，而成热痹。

　　3. 痰浊瘀血　跌仆闪挫，肢节受损，瘀血蓄积；或饮食不节，损伤脾胃，湿困聚痰；或情志不遂，气机郁滞，损伤肝脾，内生瘀血痰浊；或久病体虚少动，气血周流不畅，运行、生化无力而致血瘀痰凝。痰瘀属人体内生病理产物，可以互结为患，也可与外界风寒湿邪相结合，

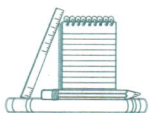

痹阻骨节、筋脉而发病。

正气不足、外邪侵袭、痰浊瘀血三者关系密切，相互影响，互为因果，不能孤立看待。临证时，关键是要抓住主要病因病机，方能有效指导治疗及预防调护。

二、临床表现

1. 疼痛　疼痛为骨关节痹证最常见的表现。"不通则痛"，主要由外邪或瘀痰凝结，阻滞经络，气血不得行散所致。风邪窜痛，寒邪冷痛，湿邪重着酸痛，暑热燥邪热痛，痰浊阻塞沉重疼痛，瘀血阻滞刺痛，此多属实证，痛必拒按，以胀痛、掣痛、刺痛为主。其中因外邪者，多见于痹病初期；因瘀血痰浊者，多见于病之中后期。"不荣则痛"，脏腑功能低下，气血亏损，机体组织失于濡养，属于虚证，总以隐痛、酸痛、痛处喜按为主，多见于痹病的中后期。

2. 重着　指患者自觉肢体沉重、酸困不适，为痹病临床常见症状，多因于湿胜、肾虚两者。《张氏医通》曰："身重多属于湿。"《素问·痹论》曰："痹在于骨则重。"肾精亏虚，骨失髓养，支撑无力，则肢体沉重，以腰膝重困为主。

3. 麻木　麻木在痹病中较多表现，但常兼有疼痛。"麻"是指自觉肌肉之内如虫乱行，按之不止；"木"是指皮肤不知痒痛，按之不知，掐之不觉，故统称"麻木"。麻木多缘于气血亏虚，筋脉肌肉失养；风寒湿痹阻，寒凝阳气，经脉、肌肉失荣；痰瘀阻遏气血不通而成。

4. 屈伸不利　是指肢体关节屈伸不灵活，活动受限，多为正气不足，外邪侵及筋脉。

5. 关节肿胀、变形　关节肿胀、变形也为骨关节痹病的常见表现。外邪侵袭关节，阻滞经脉气血，生理之液壅聚而变为痰瘀；或脾虚生湿生痰，痰瘀下注关节，使之关节肿胀；或红肿热痛，或漫肿肤色不变。若痰浊瘀血久积不去，则出现关节僵直变形。恶血不去，新血不生，肌肉失养，久之肌肉萎缩，形成"鹤膝"。

三、诊断

1. 风寒湿痹

（1）行痹　肢体关节、肌肉疼痛，游走不定，关节屈伸不利，偶见恶风发热，苔薄白，脉浮紧。

（2）痛痹　骨节疼痛较剧，痛有定处，遇寒痛剧，得热痛减，局部皮色不红，触之不热，苔薄白，脉弦紧。

（3）着痹　肢体关节、肌肉，酸楚、重着、疼痛，或有肿胀，肌肤麻木不仁，苔白腻，脉濡缓。

2. 风湿热痹　关节或肌肉局部红肿、疼痛、重着，触之灼热或有热感，兼有发热恶风、口渴烦闷、躁动不安等全身症状，舌质红，苔黄腻，脉濡数或滑数。

3. 痰瘀痹阻　痹病日久，肌肉关节刺痛、肿胀，麻木、重着，或关节僵硬变形、屈伸不利，有硬结、瘀斑，面色黧黑，舌质紫暗或有瘀斑，苔白腻，脉弦涩。

四、鉴别诊断

1. 骨痿　骨痿与骨关节痹证的病变部位均以骨骼为主。骨关节痹证以关节疼痛、肿胀、强直、畸形为主。骨痿主要表现为腰膝酸痛无力，下肢痿软，行走困难，肌肉松弛、萎缩为主。但两者可相兼为病，如骨痹日久可致骨痿，骨痿遇损伤或外邪，可成骨痹。

2. 退行性骨关节炎　退行性骨关节炎，属于中医学"骨痹"范畴。两者都有关节疼痛，甚

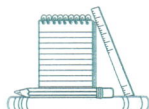

则肿胀变形。但骨关节炎多因外伤、劳损引起,肿胀多不明显,后期可有关节变形,且多以中老年人为主。骨关节痹证多与先天禀赋、自身免疫有关,发病无年龄限制,且多以肿胀、疼痛为先发,实验室检查多有炎性标志物。

3. 骨关节感染性炎症　骨关节痹证起病相对较缓慢,疼痛、肿胀发展迟缓;骨关节感染性炎症发病相对急骤,疼痛肿胀发展迅速。可通过关节液性状、实验室检查、影像学检查加以鉴别。

五、治疗

1. 辨证论治

(1)风寒湿痹　①行痹:治宜祛风通络,散寒除湿,防风汤为主。病变以上肢为主者,选加羌活、桂枝、白芷、威灵仙、姜黄、川芎等;病变以下肢为主者,选加独活、杜仲、续断、牛膝、萆薢等;以腰背关节为主者,选加杜仲、桑寄生、秦艽、淫羊藿、巴戟天、续断等;若见关节肿大,苔薄黄,是邪有化热之象,宜寒热并用,投以桂枝芍药知母汤加减。②痛痹:治宜温经散寒,祛风除湿,乌头汤为主,可结合麻桂温经汤加减。③着痹:治宜除湿通络,祛风散寒,薏苡仁汤加减。关节肿痛明显者,可加萆薢、木通、姜黄利水通络;见肌肤麻木不仁,可酌加海桐皮、豨莶草、臭梧桐祛风通络。

(2)风湿热痹　治宜清热通络,祛风除湿,白虎加桂枝汤或宣痹汤为主。皮肤有红斑者,可酌加牡丹皮、生地黄、地肤子、赤芍等活血散风之品;热痹日久,化火伤津,见关节红肿,疼痛剧烈,夜甚,兼壮热烦渴,舌红少津,脉弦数者,宜清热解毒、凉血止痛,可选用犀角散加生地黄、玄参、麦冬等滋阴凉血。

(3)痰瘀痹阻　治宜活血化瘀,祛痰通络,用桃仁饮加地龙、土鳖虫养血活血,化痰通络;可加白芥子、胆南星、全蝎、乌梢蛇祛痰散结,搜风通络。

痹证日久,迁延不愈,正虚邪恋,还常出现气血不足及肝肾亏虚症状。此时,应扶正祛邪,攻补兼施,可加入补益气血、滋养肝肾之品,选用独活寄生汤加减、黄芪桂枝五物汤加减等。

2. 中成药

中成药有尪痹片、益肾蠲痹丸、昆仙胶囊、仙灵骨葆胶囊、四妙丸、雷公藤多苷、新癀片、正清风痛宁等。

3. 西药治疗

骨关节痹证,在西医学中多包含了非感染性关节炎这一类疾病。该类疾病大多数病因病机尚未完全清楚,药物治疗作为基本治疗手段,也尚处于经验阶段,也未达到理想的程度,用药目前主要分为以下几类。

(1)非甾体抗炎药(NSAIDs)　该类药物主要通过抑制环氧化酶(COX)活性,减少前列腺素合成,而具有抗炎、止痛、退热及减轻关节肿胀的作用,是临床常用的抗风湿药物。

(2)缓解病变的抗风湿药(DMARDs)　分为传统合成DMARDs和生物DMARDs。传统合成DMARDs较NSAIDs发挥作用慢,又称慢作用抗风湿药,包括甲氨蝶呤、来氟米特、柳氮磺胺吡啶和羟氯喹等;生物DMARDs包括抗TNF-a制剂和非TNF类的生物DMARDs,前者主要包括依那西普、英夫利昔单抗和阿达木单抗,后者包括托珠单抗、阿巴西普和利妥昔单抗等。

(3)糖皮质激素类药物　如泼尼松、甲泼尼龙,能迅速减轻关节疼痛、肿胀及全身症状,但长期应用会引起明显的不良反应。

4. 手术治疗

本病后期及严重阶段,骨关节发生变形,出现严重功能障碍,往往需要手术治疗。

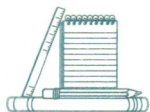

5. 其他治疗

（1）针灸　针灸以局部取穴为主。下颌关节取下关、合谷、风池；脊柱关节取相应夹脊、委中、大椎；肩关节取肩髃、肩髎、合谷；肘关节取阳池、中泉、大陵、八邪；膝关节取阳陵泉、梁丘、鹤顶；踝关节取解溪、丘墟、太溪；趾骨间关节取八风。此外，还可用皮肤针轻叩、拔罐、艾灸等方法治疗。

（2）推拿按摩　伴有明显关节障碍者，可在躯干、上下肢关节行屈伸、旋转、搓滚及捋顺等手法。

六、预防与调护

对于本病，要注意防寒、防潮、保暖，注意生活起居调摄。急性期注意休息，缓解期加强功能锻炼。功能障碍者，应做好康复锻炼，鼓励患者树立战胜疾病的信心，以提高生活质量。

项目二　类风湿关节炎

【学习目标】

掌握：类风湿关节炎的主要临床表现、诊断及治疗方法。

熟悉：类风湿关节炎的常见病因和发病机制。

了解：类风湿关节炎的预防措施和康复方法。

案例导入

王某，女，40岁，患者4年前无明显诱因出现全身多关节肿痛，包括双足趾、双腕及双手多关节，伴晨僵，持续时间＞1小时，活动后好转。2年余前，患者多关节肿痛加重。体格检查：双踝及双腕关节肿胀、压痛，伴屈曲受限，左手PIP2-3、右手PIP2-3肿胀、压痛。

问题：本病的诊断及诊断依据是什么？后期如何制订科学化的治疗方案，尽可能减少未来可能出现的并发症？

类风湿关节炎（rheumatoidarthritis，RA）是一种以对称性多关节炎为主要临床表现的自身免疫性疾病，以关节滑膜慢性炎症、关节的进行性破坏为特征。目前发病原因不明，可能与遗传、免疫、感染、环境等因素有关。

本病属于中医学"风湿病"（痹证、痹病）范畴，历代医家所提的"骨痹""历节风""痹"等亦与之相符。本病病程长久，顽固难愈，病邪多深入骨骱，疼痛剧烈，缠绵日久，以致关节畸形、失用，故应与一般的痹证相区别，中医诊断为"尪痹"。

一、病因病机

1. 中医病因病机

中医学认为，本病以本虚标实为主要病机，多与素体虚弱、风寒湿热外袭、痰瘀互结等因

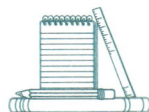

素有关。

（1）素体虚弱   人体气血亏虚，腠理疏松，或肝肾不足，筋骨失养，致使风寒湿邪乘虚侵袭，阻塞经络，凝而为痹。

（2）风寒湿热侵袭   若久居湿地，感受风寒湿邪或素体阳虚，风寒湿邪入侵，发为风寒湿痹；若素体阴血不足，内有郁热或风寒湿邪郁久化热，发为风湿热痹。

（3）痰瘀互结   痹久则血停而为瘀，湿聚为痰，痰瘀互结，深入筋骨，形成瘀血痹。

2. 西医病因病理   西医学认为本病真正的发病原因不明确，可能与过敏、感染、免疫因素、内分泌失调或家族遗传有关。本病主要先侵犯关节滑膜；继而引起的软骨、关节囊、肌腱和韧带等组织病变，是类风湿肉芽组织在关节周围蔓延腐蚀的结果；最后可导致关节脱位和畸形；在关节外主要为皮下结节、血管炎及眼、心、肺等病变。

二、临床表现

类风湿关节炎的关节病变可不同程度地累及全身的滑膜关节。关节受累常从四肢远端的小关节开始，起初常仅 1 ～ 2 个关节受累，以后逐渐发展为对称性多关节炎。

1. 关节表现

（1）晨僵   晨僵是本病的重要诊断依据之一，即患者晨起后或经过一段时间停止活动后，受累关节出现僵硬，活动受限。晨僵不是本病特有的症状，可见于其他关节病，但本病的晨僵持续时间长，且经常发生。晨僵首先发生于手部关节，僵硬不适，不能握拳，其后随病情进展，可出现全身关节的僵硬感。晨僵的时间与病变程度相平行。

（2）疼痛   本病最突出的症状是疼痛，其程度与病变轻重和个体耐受性有关，常因天气变化、寒冷刺激、情绪波动而加重。疼痛的发生是由于滑膜炎症引起关节腔内压增高和炎性代谢产物堆积，产生对游离神经末梢过度的伤害性刺激所致。

（3）肿胀   关节周围均匀性肿大，少数发红。本病的肿胀在四肢小关节显而易见，手指近端指骨关节梭形肿胀是本病的特征性改变，多发生在中指；其次肿胀多发生在掌指关节和腕关节。

（4）活动障碍   活动障碍是本病常见的体征。早期由于炎性渗出、疼痛、肿胀而出现活动受限，肿胀消失后活动功能恢复正常。中、晚期患者可影响或丧失劳动能力，甚至生活不能自理。

（5）关节畸形   本病的晚期表现为关节畸形。由于关节周围肌肉、韧带等破坏，使关节产生某种特殊的畸形和运动异常。手部的畸形最富有特征。近端指间关节过伸使远端指间关节屈曲呈"天鹅颈"畸形，近端指间屈曲远端指间关节过伸形成"纽扣花"畸形（图 3-2-1）。

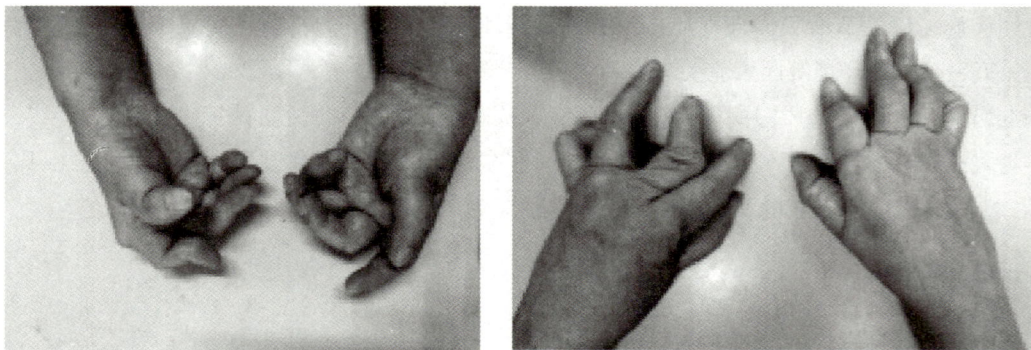

图 3-2-1   类风湿关节炎手部畸形

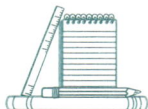

2. 关节外表现

（1）皮下结节　20%的患者出现皮下结节，多出现于关节隆突部位，如肘关节鹰嘴处，腕及指部伸侧，也可见于滑膜囊和腱鞘部位。呈圆形或卵圆形，直径2～3mm。质地坚硬，无触痛，在皮下可自由移动，也可与深层组织黏附。

（2）类风湿血管炎　主要为血管的炎性改变，管腔狭窄，血栓形成，血管闭塞，表现为指趾坏疽、甲床瘀斑和内脏损害等。

（3）其他并发症　肺损害表现为肺间质纤维化、类风湿性胸膜炎、类风湿尘肺等。心脏损害多表现为心包炎，心内膜炎和心肌炎罕见。眼损害表现为虹膜炎、角膜结膜炎、穿孔性虹膜软化。本病还可发生神经系统、血液系统、消化系统等多脏器损害。

三、诊断与鉴别诊断

1. 诊断

（1）病史　多见于中年女性，男女比例为1∶3，发病年龄高峰在35～45岁，其临床病程不一。约70%的患者隐匿起病，初有倦怠、乏力，数周或数月后出现关节炎症状。10%～20%的患者急性发病，迅速出现多关节的红肿热痛和功能障碍，全身症状较重。15%～20%的患者发病缓急及发作程度介于上述两者之间，全身症状较隐匿型明显。

（2）症状和体征　早期可有低热，常见的局部症状是关节疼痛、肿胀、功能受限，还有明显的晨僵。常见体征有受累关节的红、肿、热、痛等炎症表现；局部压痛及活动痛；受累关节常呈对称性、多发性；典型畸形表现为腕关节尺偏畸形、手指的鹅颈畸形，握力减弱；足部常呈外翻畸形、行走速度减慢等。

（3）实验室检查

1）血沉（ESR）　红细胞沉降率是类风湿关节炎中最常用来监测炎症或病情活动的指标。活动期多增快，病情缓解则下降。

2）C反应蛋白（CRP）　C反应蛋白是评价类风湿关节炎活动性最有效的实验室指标之一，在炎症早期浓度增高，活动期阳性率可达70%～80%。C反应蛋白作为反映炎症水平的急性期蛋白，连续监测的结果较某一次测量的结果对临床更有意义。

3）细胞因子　在类风湿关节炎患者的血清、滑膜和滑液中存在着一些细胞因子，大多由巨噬细胞和成纤维细胞合成。TNF-α和IL-6参与急性反应蛋白的产生，同时可以损伤关节软骨。

4）自身抗体　①类风湿因子（RF）：RF是抗人或动物IgGFc片段上抗原决定簇的特异性抗体，阳性率高达80%。RFFIX（滴定度计数）常以1∶80以上有意义，对判断本病价值更高。滴度越高，患者出现关节外病变和重症的可能性越大。②抗角蛋白抗体（AKA）：AKA是类风湿关节炎最特异的标记物，但敏感性较差。36%～59%的类风湿关节炎患者本抗体为阳性。③抗核周因子抗体（APF）：是一种抗人类颊黏膜细胞核周因子的抗体。它的特异性不及AKA，但相应的敏感性较好，49%～91%的类风湿关节炎患者本抗体为阳性。④抗RA-33抗体：在RA各项早期诊断指标中，抗RA-33特异性高，阳性率为35.8%。⑤抗Sa抗体：抗Sa抗体在类风湿关节炎中的阳性率为30%～40%，特异性在90%以上。抗Sa抗体阳性者病程发展较阴性者快，且炎症较重。⑥抗环瓜氨酸肽抗体（抗CCP抗体）：在类风湿关节炎中抗CCP抗体的特异性达到96%～98%，同时60%～70%的类风湿关节炎患者存在该抗体。抗CCP抗体阳性的患者其放射学破坏的程度较抗体阴性者严重。因此，抗CCP抗体不但对怀疑早期RA的诊断有帮助，而且，对判断疾病的严重程度也有一定作用。

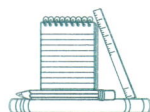

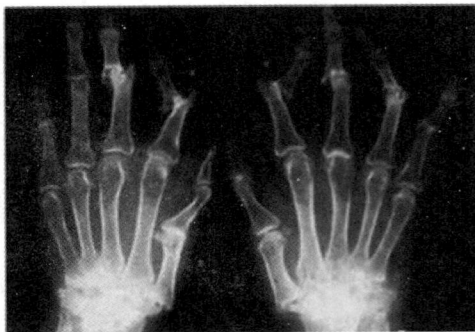

图 3-2-2　类风湿关节炎 X 线片表现

5）血红蛋白　活动期可有轻度或中度贫血。血清铁、铁结合力可正常或偏低。

（4）影像学检查

1）X 线检查　X 线检查早期可见关节周围软组织肿胀，骨质疏松，骨皮质密度减低，正常骨小梁排列消失，严重者呈灰画样，关节间隙因积液而增宽。中期关节软骨面边缘骨质腐蚀，关节软骨下有囊腔形成，关节间隙因软骨面破坏而变狭窄。晚期，关节软骨面完全破坏消失后，关节即纤维性或骨性强直于畸形位置（图 3-2-2）。

2）CT 检查　关节间隙变窄，骨性关节面边缘出现锯齿样骨质侵蚀，表现为局限性低密度骨质破坏区，可以较大，边缘不清楚。邻近软组织明显肿胀，增强扫描可见滑膜增厚、强化。晚期可出现关节畸形、纤维性强直（图 3-2-3）。

3）MRI 检查　MRI 可清晰显示病变关节滑膜增厚、软骨破坏、骨髓水肿、关节积液和骨侵蚀。滑膜增厚是类风湿关节炎最早的病理改变。手、腕部的早期软骨破坏不易分辨，在较大的关节如膝关节 MRI 可以显示软骨的破坏。骨髓水肿是类风湿关节炎早期比较敏感的征象，也是进展期类风湿关节炎病变的表现，斑片状 T_2WI 呈高信号，T_1WI 呈低信号（图 3-2-4）。

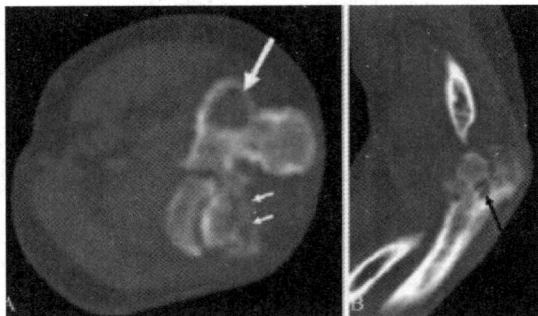

图 3-2-3　类风湿关节炎 CT 表现图

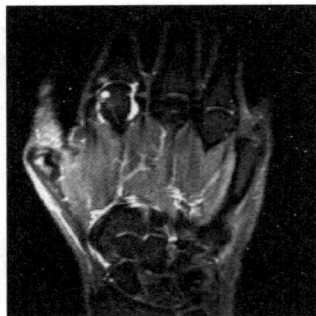

图 3-2-4　类风湿关节炎 MRI 表现

附：

（1）美国风湿病学会（ACR）1987 年修订的分类标准　该分类标准也是目前我国广泛应用的类风湿关节炎分类标准，其内容包括 7 条。

1）晨僵　关节内或关节周围晨僵，每日持续至少 1 小时，持续至少 6 周。

2）3 个或 3 个以上关节炎　14 个关节区中至少有 3 个关节同时出现肿胀或积液（不是单纯的骨质增生）持续至少 6 周。这 14 个关节区是双侧近端指间关节、掌指关节、腕、肘、膝、踝和跖趾关节。

3）手部关节炎　腕、掌指关节和近端指间关节至少一处肿胀，持续至少 6 周。

4）对称性关节炎　身体双侧相同关节区同时受累（近端指间关节、掌指关节、跖趾关节区受累时可不是完全对称）。

5）类风湿结节　关节伸侧、关节周围或骨突出部位的皮下结节。

6）类风湿因子（RF）　阳性。

7）影像学改变　手及腕部前后位摄片有骨质侵蚀或骨质疏松。

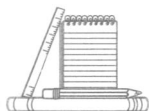

符合以上 7 项中的 4 项者，即可诊断为类风湿关节炎。

（2）美国风湿病学会（ACR）和欧洲抗风湿联盟（EULAR）2010 年的分类标准　新标准去除了影像学改变和类风湿结节的内容，而是专注于关节的受累、血清学检测及症状的持续时间，标准如下。

有至少 1 个关节具有明确的临床滑膜炎（肿胀），用其他疾病不能得到很好解释的，可应用下列评分系统，评分在 6 分或以上者，可以分类为类风湿关节炎。

1）受累关节　查体时发现的任何肿胀或触痛的关节，可通过滑膜炎的影像学证据证实。①1 个大关节（0 分）：大关节指肩关节、肘关节、髋关节、膝关节和踝关节。②2 ～ 10 个大关节（1 分）。③1 ～ 3 个小关节（有或没有大关节）（2 分）：小关节指掌指关节、近端指间关节、2 ～ 5 跖趾关节、拇指指间关节和腕关节。④4 ～ 10 小关节（有或没有大关节）（3 分）。⑤超过 10 个关节（至少 1 个小关节）（5 分）：在这一条中，至少一个受累关节必须是小关节；其他关节可以包括任何大的或额外的小关节组合，如其他部位未特别列出的关节（颞颌关节、肩锁关节、胸锁关节）。

2）血清学（至少需要一项结果）　①RF 和抗 CCP 抗体均阴性（0 分）。②RF 和抗 CC 抗体，至少有一项是低滴度阳性（2 分）。③RF 和抗 CCP 抗体，至少有一项高滴度阳性（3 分）。

3）急性期反应物（至少需要 1 项结果）　①CRP 和 ESR 均正常（0 分）。②CRP 或 ESR 异常（1 分）。

4）症状持续时间　①＜ 6 周（0 分）。②≥ 6 周（1 分）。

2. 鉴别诊断

（1）骨关节炎　本病多见于中老年人，起病缓慢；膝、髋、肘及脊柱关节易受累，而掌指、腕及其他关节较少受累；病情通常随活动而加重，晨僵时间多小于半小时；类风湿因子多为阴性，少数老年患者可有低滴度阳性。

（2）银屑病关节炎　本病的多关节炎型和类风湿关节炎较相似。但银屑病关节炎患者有特征性皮疹或指甲病变，或有银屑病家族史；常累及远端指间关节，早期多为非对称性分布；血清类风湿因子等抗体为阴性。

（3）强直性脊柱炎　本病以青年男性多发，以中轴关节如骶髂及脊柱关节受累为主，虽可有外周关节病变，但多表现为下肢大关节，多为非对称性的关节肿胀和疼痛，并常伴有棘突、大转子、跟腱、脊肋关节等肌腱和韧带附着点疼痛。X 线片可见骶髂关节侵袭、破坏或融合。患者类风湿因子阴性，HLA-B27 抗原阳性。

（4）系统性红斑狼疮　本病患者在病程早期可出现双手或腕关节的关节炎表现，但患者常伴有发热、疲乏、口腔溃疡、特征性皮疹、蛋白尿或抗核抗体阳性等狼疮特异性、多系统表现，而关节炎症状较类风湿关节炎患者程度轻，不出现关节畸形。实验室检查可发现多种特殊自身抗体。

（5）反应性关节炎　本病起病急，发病前常有肠道或泌尿系统感染病史；以大关节（尤其是下肢关节）非对称性受累为主，一般无对称性手指近端指间关节、腕关节等小关节受累；可伴有眼炎、尿道炎、龟头炎及发热等。HLA-B27 可呈阳性，而类风湿因子阴性。患者可出现非对称性骶髂关节炎的 X 线改变。

四、治疗

1. 辨证论治

（1）风湿痹阻证　关节疼痛、肿胀，游走不定，时发时止，恶风，或汗出，头痛，肢体沉

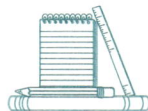

重，舌质淡红，苔薄白，脉滑或浮。

治法：祛风除湿，通络止痛。

方剂：羌活胜湿汤、蠲痹汤或大秦艽汤加减。

（2）寒湿痹阻证　关节冷痛，触之不温，皮色不红，疼痛遇寒加重，得热痛减，关节拘急，屈伸不利，肢冷，或畏寒喜暖，口淡不渴，舌体胖大，舌质淡，苔白或腻，脉弦或紧。

治法：温经散寒，祛湿通络。

方剂：乌头汤、桂枝芍药知母汤或麻黄附子细辛汤加减。

（3）湿热痹阻证　关节肿热疼痛，关节触之热感或自觉热感，关节局部皮色发红，发热，心烦，口渴或渴不欲饮，小便黄，舌质红，苔黄腻或黄厚，脉弦滑或滑数。

治法：清热除湿，活血通络。

方剂：宣痹汤、当归拈痛汤或二妙散加减。

（4）痰瘀痹阻证　关节肿痛日久不消，关节局部肤色晦暗，或有皮下结节，关节肌肉刺痛，关节僵硬变形，面色暗黧，唇暗，舌质紫暗或有瘀斑，苔腻，脉沉细涩或沉滑。

治法：化痰通络，活血行瘀。

方剂：双合汤加减。

（5）瘀血阻络证　关节刺痛，疼痛部位固定不移，疼痛夜甚，肢体麻木，关节局部色暗，肌肤甲错或干燥无泽，舌质紫暗，有瘀斑或瘀点，苔薄白，脉沉细涩。

治法：活血化瘀，通络止痛。

方剂：身痛逐瘀汤或桃红饮加减。

（6）气血两虚证　关节酸痛或隐痛，伴倦怠乏力，面色不华，心悸气短，头晕，爪甲色淡，食少纳差，舌质淡，苔薄，脉细弱或沉细无力。

治法：益气养血，通经活络。

方剂：黄芪桂枝五物汤、十全大补汤或归脾汤加减。

（7）肝肾不足证　关节疼痛，肿大或僵硬变形，腰膝酸软或腰背酸痛，足跟痛，头晕耳鸣，潮热盗汗，尿频，夜尿多，舌质红，苔白或少苔，脉细数。

治法：补益肝肾，蠲痹通络。

方剂：独活寄生汤、三痹汤或虎潜丸加减。

2. 中成药　雷公藤多苷、昆仙胶囊、益肾蠲痹丸、尪痹片、寒湿痹片、瘀血痹胶囊（片）、四妙丸、新癀片、祖师麻膏药。

3. 西药治疗

（1）非甾体抗炎药　发挥作用快，但须与改善病情抗风湿药同服。常用药物有塞来昔布、美洛昔康、双氯芬酸、吲哚美辛、萘普生、布洛芬等。上述药物使用时注意剂量应个体化，避免胃肠道不良反应的发生。

（2）改善病情抗风湿药　起效较慢，一般认为类风湿关节炎诊断明确者，都应使用改善病情抗风湿药，如甲氨蝶呤、柳氮磺吡啶、来氟米特、氯喹和羟氯喹；生物制剂和免疫性治疗，生物制剂如肿瘤坏死因子（TNF-α）拮抗剂、白细胞介素-1（IL-1）拮抗剂等；其他改善病情抗风湿药，如金制剂、青霉胺、硫唑嘌呤、环孢素等。

（3）糖皮质激素　有较强的抗炎作用，起效快，易复发，不宜长期应用。在关节炎急性发作时可予短效激素，剂量依病情严重程度而调整。泼尼松一般应不超过每日10mg。有系统症状，如伴有心、肺、眼等器官和神经系统受累的重症患者，可予泼尼松每日30～40mg，症状

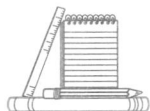

控制后递减，以每日 10mg 或低于 10mg 维持。关节腔注射激素有利于减轻关节炎症状，改善关节功能，但 1 年内不得超过 3 次。

4. 外治法

（1）中药外用　可采用麝香壮骨膏、伤湿止痛膏、通络止痛膏等外用敷贴，或狗皮膏等烊化后温贴。此外，可应用骨科通洗药、中药洗剂等熏洗，祛风活络油等外擦。

（2）针灸　一般采用皮肤针刺。按病取经，经穴相配，循经弹刺，远近结合，每日 1 次，15 次为 1 个疗程。

（3）推拿按摩　局部肿痛者可选用点穴镇痛及舒筋手法；关节活动不利、功能障碍者，可选用展筋手法。

（4）物理疗法　理疗可增加局部血液循环，起到消肿镇痛的效果。但急性期间物理治疗（特别是热疗）会使症状加重，须先用药物解除急性炎症后再进行。理疗可在患处用 1% 雷公藤液或 2% 乌头液直流电离子导入，另外还有中、短波电疗，超声波直接移动法或水下辐射法，放射线及同位素疗法、激光疗法、热水浴、泥疗法及石蜡疗法等。

5. 手术治疗

类风湿关节炎的四肢关节病变，应用上述综合治疗 18 个月以上，关节肿痛仍无明显改进者，可考虑行关节滑膜切除术。术中应尽可能多地切除肿胀肥厚的滑膜，同时尽可能少地破坏关节的稳定性，以便术后早期开始功能锻炼。病变已静止，关节尚有一定活动度但明显畸形者，可行截骨矫形术。对少数破坏严重的负重关节，如膝、踝、髋关节等，可行关节融合术。多数关节强直或破坏，功能甚差但肌力尚可者，可行关节成形术或人工关节置换术。

五、预防与调护

1. 患者教育　树立信心和耐心，能够与医生配合治疗。让患者明白每个人的治疗方案应个体化制订，药物治疗之外，理疗、外用药等辅助治疗可快速缓解关节症状。

2. 功能锻炼　功能锻炼是类风湿关节炎患者关节功能得以恢复及维持的重要方法。缓解期可随意活动，配合按摩、练功、体操，适当疗养，以不感到疲劳为度。加强功能锻炼，防止肌肉萎缩和关节挛缩。急性期应适当休息。疼痛明显者，可以制动。

3. 注意保暖　本病的发作与寒冷有一定的关系，故应注意季节、气温的变化，随时增减衣物，保温及避免接触冷水。改善潮湿、阴冷的工作环境。

4. 支持疗法　包括富含蛋白质及维生素的饮食，针对贫血及骨质疏松可补充铁剂、维生素 D 和钙剂等。鼓励患者多晒太阳，适当增服健骨药物。

项目三　强直性脊柱炎

【学习目标】

掌握：强直性脊柱炎的主要临床表现、诊断及治疗方法。

熟悉：强直性脊柱炎的常见病因和发病机制。

了解：强直性脊柱炎的预防措施和康复方法。

强直性脊柱炎（ankylosing spondylitis，AS）是一种以侵犯骶髂关节、中轴脊柱关节、外周

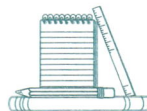

大关节、肌腱末端等为主要病变特点的慢性炎症性疾病。

《黄帝内经》中提出了"骨痹""大偻"的病名，后世医家相继提出了"肾痹""腰痹""竹节风""龟背风"的病名，对其病机的认识也逐渐趋于统一，目前常将"大偻"作为其统一规范的中医病名。

一、病因病机

1. 中医病因病机　本病可起于先天禀赋不足或后天调摄失调，或病后失于调养，遂致肾督阳气不足，复因风寒湿三邪深侵肾督，内外合邪，深入骨骱、腰脊，病久肝肾精血亏虚，至虚之处易留邪为患，渐致痰浊瘀血胶结痹阻督脉而成。

（1）先天不足　先天禀赋不足，阴阳失调，肾气亏虚，外邪乘虚而入。或兼房事不节，致真阴亏虚；或病久阴血暗耗，阴损及阳，时有外感风寒、湿热诸邪，肝肾受累，筋骨失荣。

（2）肾督亏虚　肾主骨生髓，肾气不足，寒湿内盛，兼寒湿之邪乘虚内侵，内外合邪，使气血运行不畅，不通则痛。肾虚寒湿深侵，阳气不充，督脉失养，脊骨受损而致本病。

（3）感受外邪　风寒、湿热诸邪由腠理而入，经腧不利，营卫失和，气血阻滞经络，经脉痹阻，不通则为病。或因风寒湿邪（尤其寒湿偏重者）深侵肾督，脊背腰胯之阳失于布化，阴失营荣，加之寒凝脉涩，必致筋脉挛急，可生大偻之疾；或因久居湿热之域及素嗜辛辣伤脾蕴湿，化热胶结，伤及筋骨而僵屈、强直不遂；损筋则"软短""弛长"而不用，损肉则肉消倦怠，形体尫羸，亦生大偻之疾；暑湿、热毒更易直中肌肤，伤及筋骨，导致骨节变形、废用而发为大偻。

（4）瘀血阻络　痹病日久，反复发作，迁延难愈，必入血入络，形成瘀血，使病情加重，又可累及全身多个脏腑。故血瘀证伴随于强直性脊柱炎的各期、各型。

2. 西医病因病理　本病目前发病原因尚未完全清楚，可能在遗传基础上，受感染、损伤等因素，导致免疫异常而发病。

二、临床表现

1. 关节及周围组织表现

（1）下腰背痛　本病的初发部位在腰部者占35%～57%，隐袭起病的慢性下腰痛是最具特征的早期症状。这种疼痛开始为难于定位的深部臀区疼痛，呈单侧或间歇性发作，而后逐渐发展为持续性、双侧受累，且伴有下腰部僵硬感和疼痛。疼痛多发生于夜间、晨起或久坐起立后。

（2）外周关节　24%～75%的强直性脊柱炎患者在病程中出现外周关节的受累。23%～43%的患者以外周关节为首发部位。受累的外周关节以肩关节、髋关节、膝关节、踝关节居多。外周关节炎以非对称性分布、少数关节和单个关节及下肢大关节受累居多为特征。

（3）脊柱受累　约90%的强直性脊柱炎患者最先表现为骶髂关节炎，以后逐渐上行发展至腰、胸和颈椎，出现相应部位疼痛、活动受限或脊柱畸形。

（4）肌腱端炎症　由肌腱附着点炎症造成的关节或关节附近骨压痛是强直性脊柱炎的早期特点。常发生肌腱端炎的部位有胸肋关节、脊柱棘突、肩胛、髂骨翼、股骨大转子、坐骨结节、胫骨粗隆或足跟。

2. 关节外表现

（1）全身症状　发热可见于强直性脊柱炎早期或疾病活动期，多表现为不规则低热，体温

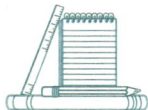

为 37 ～ 38℃。部分患者可出现慢性单纯性贫血。

（2）眼部炎症　为强直性脊柱炎常见的关节外表现，主要表现为急性前色素膜炎或虹膜睫状体炎，尤其在 HLA-B27 阳性患者中更为多见。症状通常呈急性的单侧发作，表现为眼部疼痛、畏光、流泪，角膜充血，虹膜水肿等。

（3）心血管受累　受累特点是侵犯主动脉和主动脉瓣，引起上行性主动脉炎、主动脉瓣关闭不全等。累及心脏传导系统，可引起房室传导阻滞。

（4）肺部受累　强直性脊柱炎的肺部受累较少出现，患病 15 ～ 20 年后的疾病晚期可出现缓慢进展的肺上叶囊性纤维化。部分则由于胸廓活动度变小，会导致肺功能的一系列改变。

（5）神经系统受累　强直性脊柱炎出现神经系统病变多由于脊柱骨折、脊椎不稳定、受压或炎症所致。骨折常发生在颈椎，如引起四肢瘫痪则病死率很高，是最严重的并发症。强直性脊柱炎患者由于颈椎的不稳定性，可出现寰枢关节半脱位和枢椎向上半脱位。后纵韧带骨化、椎间盘损害、椎管狭窄是引起神经系统并发症的原因。

（6）肾脏受累　强直性脊柱炎可并发 IgA 肾病和淀粉样变性。

三、诊断与鉴别诊断

1. 诊断

（1）病史　强直性脊柱炎起病缓慢，初起见阵发性的下腰、臀、髋部疼痛及活动不便（腰僵），以后随着病情的进展，疼痛和腰僵均变为持续性，往往在发病数年之后，疼痛和脊柱活动受限才逐渐扩展到胸椎及颈椎。少数女性患者从颈椎部位开始发病，呈下行性发展。

（2）症状和体征

1）初发症状　为阵发性的腰骶、臀、髋部疼痛及活动不便（腰僵），随着病变的进展，疼痛和腰僵均变为持续性，疼痛的性质亦变为深部钝痛、刺痛。

2）脊柱和胸廓活动度　疾病早期体征可能很轻微，但是常易在过伸、过度侧弯或旋转时发现腰椎有某种程度的活动受限，包括指地距、枕墙距、Schober 试验、胸廓活动度。

3）肌腱附着点炎　直接按压坐骨结节、股骨大转子、脊柱棘突、胸肋关节、髂嵴、胫骨结节、跟腱、耻骨联合可出现压痛，在跟腱可有局部的触痛。

4）骶髂关节炎　直接按压有炎症的骶髂关节会引起疼痛，Gaenslen 试验、"4"字试验也会引起骶髂关节的疼痛。

（3）实验室检查

1）HLA-B27　80% ～ 90% 的强直性脊柱炎患者呈阳性。HLA-B27 检测对类风湿关节炎的诊断有帮助，但不能作为诊断和排除诊断的筛查。

2）血沉（ESR）　75% 的强直性脊柱炎患者血沉增高，其与病情的活动度有一定的相关性。如拟行手术治疗，血沉若能降至正常或接近正常，能增加手术的安全性。

3）C 反应蛋白（CRP）　75% 的强直性脊柱炎患者可见 C 反应蛋白升高。C 反应蛋白的高低与病情活动也有一定的相关性。

（4）影像学检查

1）X 线检查

① 骶髂关节改变：是诊断强直性脊柱炎的主要依据之一。本病早期最特征性的变化是在骶髂关节，一般可有三期改变：早期关节边缘模糊，并稍致密，关节间隙加宽；中期关节间隙狭窄，关节边缘骨质腐蚀与致密增生交错，呈锯齿状，髂骨侧致密带增宽；晚期关节间

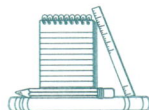

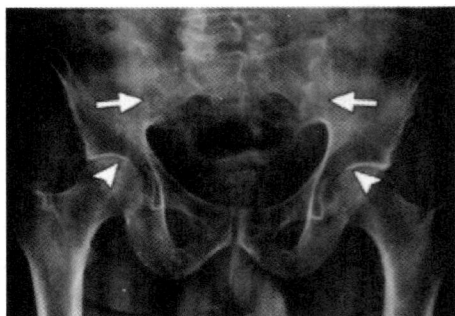

图 3-3-1 强直性脊柱炎 X 线片表现

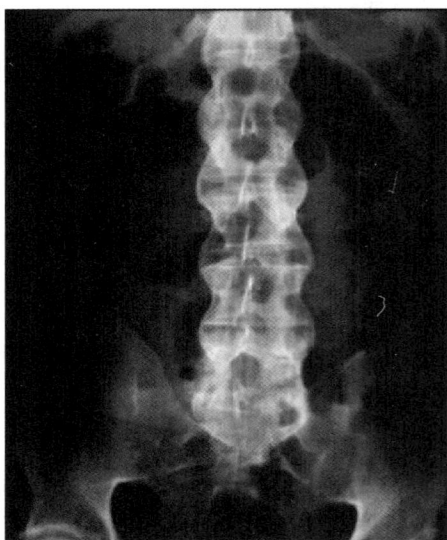

图 3-3-2 强直性脊柱炎 X 线片表现

隙消失，致密带消失，有骨小梁通过，呈骨性融合（图 3-3-1）。

骶髂关节炎 X 线影像按纽约诊断标准分为 5 级：0 级为正常骶髂关节；Ⅰ级为可疑骶髂关节炎；Ⅱ级骶髂关节边缘模糊，略有硬化和微小侵蚀病变，关节腔轻度变窄；Ⅲ级骶髂关节两侧硬化，关节边缘模糊不清，有侵蚀病变伴关节腔消失；Ⅳ级关节完全融合成强直伴残存的硬化。

② 脊柱改变：病变发展至中晚期其脊柱的 X 线片可见：韧带骨赘（椎间盘纤维环骨化）的形成，甚至呈竹节状脊柱融合。方椎畸形，普遍骨质疏松。关节突关节的腐蚀、狭窄、骨性强直。椎旁韧带骨化，以黄韧带、棘间韧带和椎间纤维环的骨化最常见。脊柱畸形，包括腰椎及颈椎前凸消失或后凸；胸椎生理后凸加大，驼背畸形多发生在胸腰段及上胸段。椎间盘、椎弓和椎体的疲劳骨折及寰枢椎半脱位（图 3-3-2）。

③ 髋关节改变：早期可见骨质疏松；中期可见关节间隙狭窄、关节面腐蚀破坏、髋臼外上缘韧带骨赘明显增生、髋臼内陷及骨盆变形；晚期可见关节间隙消失，骨小梁通过，骨性强直于各种畸形位。

④ 肌腱附着点的改变：多为双侧性，早期骨质浸润致密及表皮腐蚀，晚期可见韧带骨赘形成，骨质疏松，边缘不整。

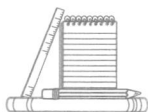

2）CT 检查　主要用于骶髂关节的早期改变，能更清晰地显示关节面的侵蚀破坏灶（图 3-3-3）。

3）MRI 检查　易显示骶髂关节的早期炎性改变，主要表现为关节面下的小斑片状 T_1WI 低信号、T_2WI 高信号、STIR 呈高信号的骨髓腔水肿影（图 3-3-4）。

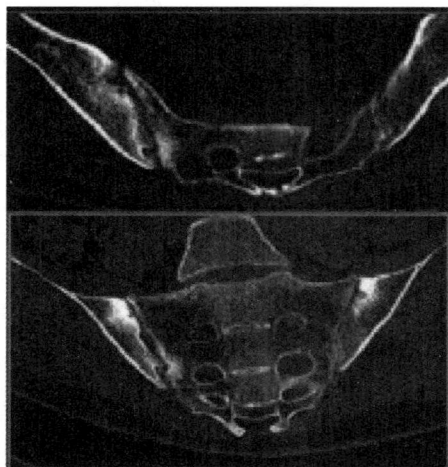

图 3-3-3 强直性脊柱炎 CT 表现

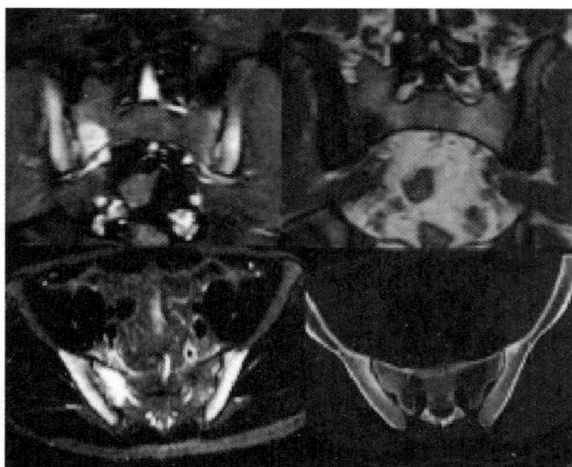

图 3-3-4 强直性脊柱炎 MRI 表现

附：

1984 年修订的强直性脊柱炎纽约分类标准

（1）诊断

1）临床标准：①下腰痛至少 3 个月，疼痛随活动改善，休息不减轻。②腰椎在前后和侧屈方向活动受限。③胸廓扩展范围小于同年龄和性别的正常人。

2）放射学标准：X 线检查双侧骶髂关节炎Ⅱ～Ⅳ级，或单侧骶髂关节炎Ⅲ～Ⅳ级。

（2）分级

1）肯定强直性脊柱炎：符合放射学标准和 1 项以上临床标准。

2）可能强直性脊柱炎：①符合 3 项临床标准。②符合放射学标准而不具备任何临床标准（应除外其他原因所导致的骶髂关节炎）。

2. 鉴别诊断

（1）骶髂关节的其他炎症　主要有骶髂关节结核、骶髂关节化脓性关节炎、致密性髂骨炎。

（2）脊柱的其他炎症　如脊柱结核、脊柱化脓性骨髓炎、布氏杆菌性脊柱炎、伤寒性脊柱炎等。

（3）脊柱其他疾病　如椎间盘突出症、椎间盘退变、青年性驼背、脊柱退行性关节炎等。

（4）弥漫性特发性骨肥厚综合征　该病 X 线片可见韧带钙化，常累及颈椎和低位胸椎，而骶髂关节和脊椎关节突关节无侵蚀，晨起僵硬感不加重，血沉正常及 HLA-B27 阴性。

（5）类风湿关节炎　见相关章节内容。

四、治疗

1. 辨证论治

（1）肾虚督寒证　腰、臀、胯疼痛，僵硬不舒，牵及膝腿痛或酸软无力，畏寒喜暖，得热则舒，俯仰受限，活动不利，甚则腰脊僵直或后凸畸形，或兼男子阴囊寒冷，女子白带寒滑，舌苔薄白或白厚，脉多沉弦或沉细弦。

治法：补肾祛寒，散风除湿。

方药：青娥丸合右归丸加减，或强督祛寒汤加减。

（2）寒湿痹阻证　腰骶疼痛、脊背疼痛，腰脊活动受限，晨僵遇寒加重，遇热减轻，四肢冷痛，肢体困重，舌淡，苔白腻，脉弦紧或滑。

治法：散寒除湿，温经通络。

方药：乌头汤或蠲痹汤加减。

（3）湿热痹阻证　腰背、腰骶酸痛，骶、髋重滞，脊柱僵硬、强直、畸形，或伴膝、踝红肿疼痛，反复发作，心烦躁热，小便赤黄，舌红，苔黄腻，脉弦滑或濡数。

治法：清热燥湿，通络止痛。

方药：四妙丸合宣痹汤加减。

（4）痰瘀痹阻证　腰背、腰骶疼痛剧烈，腰骶僵硬，夜间加重，常髋关节活动受限，舌暗或有瘀斑，苔白厚，脉弦涩或滑。

治法：活血行瘀，化痰通络。

方药：身痛逐瘀汤合二陈汤加减。

（5）脾肾阳虚证　骨节酸痛、畸形，肢冷便溏，关节屈伸不利，或僵硬，昼轻夜重，腰膝酸软，下肢无力，腹胀纳呆，面色㿠白，舌淡胖嫩，苔白滑，脉沉弦无力。

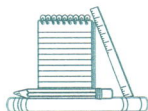

治法：温补脾肾，壮骨通络。

方药：附子独活汤加减。

（6）肝肾不足证 腰、骶、颈背或髋、膝酸痛、僵硬，关节变形，行走不利，四肢痿软无力，双目干涩，心烦失眠，头晕耳鸣，盗汗遗精，舌红，苔少或薄黄，脉弦细数。

治法：滋补肝肾，通络止痛。

方药：独活寄生汤加减。

2. 中成药治疗 益肾蠲痹丸、痹片、金乌骨通胶囊、四妙丸、昆仙胶囊、雷公藤多苷、六味地黄丸、知柏地黄丸。

3. 西药治疗

（1）非甾体抗炎药 为强直性脊柱炎的首选治疗药物，可迅速改善患者腰背部疼痛和晨僵，减轻关节肿胀和疼痛，扩大活动范围。常用药物有双氯芬酸钠、萘丁美酮、美洛昔康、洛索洛芬钠、塞来昔布等。若一种非甾体抗炎药连用 2 周，症状无明显缓解，可换用另一种，不可联用两种非甾体抗炎药。

（2）柳氮磺吡啶 为慢作用抗风湿药物，可改善强直性脊柱炎的关节疼痛、肿胀和发僵，并可降低血清 IgA 水平及其他实验室活动性指标，特别适用于改善强直性脊柱炎患者的外周关节炎。开始每次 0.25g，每日 3 次，逐渐至每次 1.0g，每日 2 ～ 3 次，适用于早期、轻型患者。用药期间注意检查血常规、肝肾功能。

（3）甲氨蝶呤 为慢作用抗风湿药物，口服或静脉注射，每次 7.5 ～ 20mg，每周 1 次。不良反应有胃肠道反应、口腔炎、骨髓抑制等。隔日使用 1 ～ 2 片（每片 5mg）的叶酸片可减少其不良反应，不降低药效。

（4）生物制剂 肿瘤坏死因子 α（TNF-α）拮抗剂，包括依西普、英夫利西单抗和阿达木单苏。严格掌握适应证和禁忌证，用药期间要定期复查血、尿常规和肝肾功能等。

（5）糖皮质激素 一般不主张全身应用激素治疗强直性脊柱炎。非甾体抗炎药治疗无效，伴急性虹膜炎、严重外周关节炎患者，可局部或关节内注射激素。对难治性虹膜炎可能需要全身用激素。

（6）其他药物 还可选用来氟米特、沙利度胺等药物。

4. 外治法 中药溻渍、中药膏药、督灸、推拿、针灸、超短波、磁疗、中频等，均对缓解关节及软组织疼痛有益；局部药物注射治疗，可缓解疼痛、僵硬等症状，可选择使用。后期间断使用支具对预防和矫正畸形有一定意义。

5. 手术治疗 在保守治疗无效或病程较长，晚期出现脊柱、关节严重畸形者，可根据病情选择关节松解术、关节融合术、关节成形术及人工关节置换术。对严重驼背畸形而影响平视者，可再行脊柱截骨矫形术。

五、预防与调护

1. 缓解期患者可正常活动，以不感到疲倦为宜，应避免强力负重，使病变加重；急性期应注意休息，避免过于劳累，疼痛明显者应制动休息。进行深呼吸运动，给予肢体和脊柱运动适量运动，如经常做颈椎操、腰椎操、蹬车运动。

2. 注意姿势，尤其在睡眠时应仰卧位保持背部平直，避免垫枕头、睡软床。

3. 预防外伤，因椎骨或周围软组织损伤后病情会加重，应注意意外伤害的发生，尤其中后期应预防颈椎损伤。

4. 畅情志、避风寒。医护人员应给予正确的健康教育，鼓励患者对抗疾病的信心，同时注

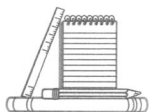

意保暖防寒，尤其在春秋季节，寒热交加，更应防范疾病的发生。

5. 饮食调节。日常饮食注意均衡，多摄入富含钙、维生素及蛋白质食物，减少胃肠道及泌尿系统感染，以免诱发脊柱炎症。另外，不抽烟，以免造成肺部伤害。

6. 注意其他家族成员有无强直性脊柱炎的症状，如下背酸痛、晨间僵硬等，若有，应尽早就医。

项目四　痛风性关节炎

【学习目标】
　　掌握：痛风性关节炎的主要临床表现、诊断和治疗方法。
　　熟悉：痛风性关节炎的病因病机、流行病学和分类。
　　了解：痛风性关节炎的预防调护和研究进展。

知识链接

　　患者口服别嘌呤醇常导致痛风发作的原因如下：别嘌呤醇主要是抑制尿酸生成，具有降尿酸的作用，尤其是在口服别嘌呤醇的前 3 个月，血尿酸突然下降，关节里面尿酸结晶就会溶解，这种融晶的表面就会凹凸不平，活动时摩擦刺激滑膜，诱发疼痛，也称为尿酸二次转移。为了避免服用别嘌呤醇导致痛风频繁发作的情况出现，往往同时服用小剂量的秋水仙碱联合别嘌呤醇，可以在最大程度上避免痛风发作。

　　问题：诊断是什么疾病？治疗和预防措施有哪些？如何减少未来可能出现的并发症？

　　痛风是由于嘌呤代谢紊乱致使尿酸盐沉积在关节囊、滑囊、软骨、骨质、肾脏、皮下及其他组织而引起病损及炎症反应的一种疾病。临床表现为关节的急慢性炎症、痛风石、泌尿系结石及痛风性肾病。多数患者的痛风性关节炎（gout arthritis，GA）表现为发作与缓解交替，急性期具有骤然发作和剧烈疼痛的特征。本病好发于跖趾关节、踝关节等处，以中老年男性多见。

　　痛风性关节炎归属于中医学"痹证""痛风"范畴。"痛风"之名最早见于梁代陶弘景的《名医别录》："百节痛风无久新者。"《丹溪心法·痛风》描述痛风的症状为"四肢百节走痛是也"，还指出"他方谓之白虎历节风证"。其后的许多医家大都沿袭"痛风"而设专论，如清代林珮琴《类证治裁》、吴崑《医方考》都将痛风与痹证分而论之，丰富和发展了痛风的论治内容。

一、病因病机

1. 中医病因病机

（1）湿热蕴结　饮食不节，过食肥甘、厚腻之品，酿生湿热，湿热内蕴，气血凝滞，痹阻不通而发病。

（2）痰浊瘀血　素体不足，脾运不健以致运化失调，酿湿成痰，痰浊阻滞经脉，血气瘀滞，痰瘀互结为患，痹阻不通而发病。

（3）寒湿浊毒　久病不愈，正气亏虚，阳气不足，卫外不固，风寒湿邪乘虚侵入人体经脉，留着于肢体、筋骨、关节之间，痹阻不通而发病。

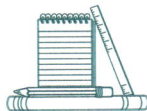

（4）肝肾阴虚　肝主筋主藏血，肾主骨主藏精，素体肝肾阴虚，或久病伤及肝肾，筋骨失养，而致本病。

痛风性关节炎是尿酸钠微晶体沉淀于关节的滑膜、软骨、骨质及关节的周围软组织引起的非特异性炎症反应。

2. 西医病因病理

（1）结晶沉淀　血液或滑囊液中，尿酸盐浓度达到饱和状态，即出现结晶沉淀，故大多数患者的急性痛风性关节炎发作，与高尿酸血症程度呈正相关。尿酸钠沉淀于关节软骨和骨质内，逐渐增多，突破关节面，刺激滑膜，即发生炎症。经过治疗或休息后，炎症消退，但间歇一段时间后又复发。

（2）炎症反应　痛风时滑膜组织和关节软骨释放的尿酸钠晶体被关节液的白细胞吞噬，白细胞又被破坏释放出蛋白酶和炎性因子进入滑液。酶和炎性因子使关节中的白细胞增多，于是有更多的吞噬了尿酸钠结晶的白细胞相继破裂释放酶和炎性成分，形成恶性循环，进一步导致急性滑膜炎和关节软骨破坏，骨质缺损，关节边缘增生，周围组织纤维化，使关节功能明显受限。

二、临床表现

1. 高尿酸血症　此期无症状，仅有血尿酸增高，可历时数月至数年。应及早关注无症状高尿酸血症人群，早期给予恰当的预防，去除诱因，控制或延缓疾病发展。

2. 急性痛风性关节炎　痛风性关节炎急性发作的特点是突然发病，有时甚至呈爆发性，多在夜间或清晨发生，突然出现关节剧烈疼痛，呈刀割样、撕裂样或咬噬样，夜间痛尤为明显，24～48 小时达到高峰，受累关节及其周围软组织明显红肿、发热、压痛及活动受限，局部接触被单等物时疼痛加重。发病以第一跖趾关节最多，其次为踝、膝、手、腕、肘等关节。部分患者发作前可出现全身无力、发热、头痛、关节局部刺痛等先兆，通常持续数天，或 2 周内自行缓解。

3. 慢性痛风性关节炎　随着急性发作次数的增多和病程的进展，尿酸盐在关节内外和其他组织中的沉积不断增多，受累关节逐渐增多，关节炎症也逐渐演变为慢性。受累关节呈非对称性不规则肿胀，进行性僵硬，以致关节广泛破坏并有较大皮下结节形成，终致病变关节畸形而丧失活动功能。由急性发病转变为慢性关节炎形成，平均时间为 10 年。也有少数病例没有急性发作，呈潜行慢性病变。至晚期，部分患者可有肾脏损害的表现。

4. 痛风结节　痛风结节又称痛风石，是尿酸盐沉积于组织所致。由于尿酸盐不易透过血脑屏障，故除中枢神经系统外，几乎在所有组织中均可形成痛风石，但以关节软骨及关节周围组织多见。体表痛风石的好发部位是外耳，其次为尺骨鹰嘴、膝关节囊和肌腱，少数见于手指、手掌，足、眼睑、鼻软骨，角膜或巩膜。痛风结节的特点：①突出皮肤表面呈淡黄色或白色圆形或椭圆形结节。②数目 1～10 个不等。③小者如米粒，大者如鸡蛋。④质地坚硬或柔软。⑤随体积增大，表皮变薄或损伤而破溃，可流出白色尿酸盐结晶。

三、诊断与鉴别诊断

1. 诊断

（1）病史　患者可有家族史，急性发病前有进食含较高嘌呤食物或劳累、饮酒等情况。

（2）症状和体征　典型的痛风性关节炎急性发作的特点是起病急骤，多在夜间发生，关节红肿、发热、压痛及活动受限。随着急性发作次数的增多和病程的进展，受累关节逐渐增多，关节炎症也逐渐演变为慢性，最终病变关节畸形而丧失功能。部分患者可见痛风石。

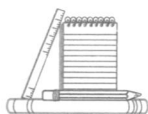

（3）影像学检查

1）X线检查　痛风性关节炎患者多在发病数年或数次发作后才出现骨关节病变，早期急性发作时仅表现为受累关节周围软组织肿胀。反复发作时，软组织内出现不规则团块状致密影的痛风结节，可出现钙化影。病程较长者，在关节边缘可见偏心性半圆形骨质破坏，随着病情进展逐渐向中心扩展，形成穿凿样缺损，是慢性痛风性关节炎较为特征性的改变之一。第一跖趾关节是好发部位，骨质缺损常见于第一跖骨头的远端内侧或背侧，常合并邻近软组织的肿胀、踇趾外翻畸形，第一跖骨头增大（图3-4-1）。

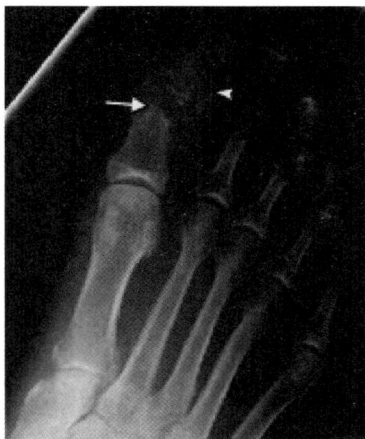

2）CT检查　CT检测滑膜炎、腱鞘炎和骨炎的能力较差，因此对急性痛风的诊断几乎没有作用，但对慢性痛风的特征性骨破坏及痛风石有相当高的敏感性，并可测量痛风石的大小（图3-4-2）。

图3-4-1　痛风性关节炎X线片表现

3）MRI检查　MRI对于滑膜、软骨、软组织和骨是一种很好的成像方法，因为它具有良好的对比度和分辨率，可以很好地显示炎性关节病的一般特征，如滑膜增生、关节腔积液、骨侵蚀和骨髓水肿，但是缺乏特异性。MRI在诊断痛风患者骨破坏方面比X线片和超声更敏感。在有痛风发作史的关节中，X线片可表现正常，而在MRI上超过一半的关节有骨侵蚀，且MRI能够检测痛风石及测量痛风石的体积（图3-4-3）。

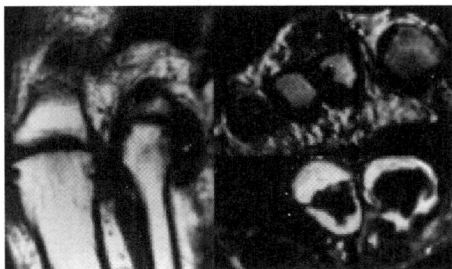

图3-4-2　痛风性关节炎CT表现

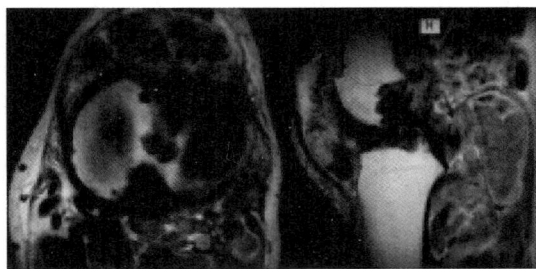

图3-4-3　痛风性关节炎MRI表现

（4）实验室检查

1）血尿酸测定　急性痛风性关节炎发作期绝大多数患者血尿酸含量升高。男性＞420μmol/L（7mg/dL），女性＞360μmol/L（6mg/dL），具有诊断价值。

2）血常规和血沉检查　急性发作期，外周白细胞计数升高，为（10～20）×10⁹/L，中性粒细胞相应升高；血沉增快，但通常＜60mm/h。

3）关节腔穿刺检查　肿胀关节腔内可有积液，抽取关节液检查，具有非常重要的诊断意义。95%以上的急性痛风性关节炎滑液中可发现尿酸盐结晶，即使在缓解期，很多关节都能够找到尿酸盐结晶。

4）活检穿刺　吸取痛风石及其内容物，查到特异性尿酸盐的阳性率极高。

附：

（1）美国风湿病协会1977年制订的急性痛风性关节炎分类标准

1）尿酸盐结晶滑费液中查见特异性尿酸盐结晶。

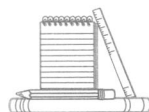

2）痛风石经化学方法或偏振光显微下检查证实含有尿酸盐结晶。

3）具备下列临床、实验室和 X 线征象，12 项中有 6 项相符者：① 1 次以上的急性关节炎发作。②炎症表现在 1 天内达到高峰。③单关节炎发作。④患病关节皮肤呈暗红色。⑤第一跖趾关节疼痛或肿胀。⑥单侧发作累及第一跖趾关节。⑦单侧发作累及跗骨关节。⑧有可疑的痛风石。⑨高尿酸血症。⑩ X 线片显示关节非对称性肿胀。⑪X 线片示骨皮质下囊肿不伴骨质侵蚀。⑫ 关节炎症发作期间关节液微生物培养阴性。

具备以上 3 项中的任何一项者，可做出痛风性关节炎诊断。

（2）1985 年 Holmes 标准

1）滑液中的白细胞有吞噬尿酸盐结晶的现象。

2）关节腔积液穿刺或结节活检有尿酸盐结晶。

3）有反复发作的急性单关节炎和无症状间歇期，高尿酸血症和对秋水仙碱有特效者。

具备以上任何一条者可确诊。

2. 鉴别诊断

（1）急性痛风性关节炎发作时，需要与以下疾病相鉴别

1）急性风湿性关节炎　本病有 A 组溶血性链球菌感染，发病前常有咽炎、扁桃体炎等病史，多见于青少年，典型表现为游走性、对称性多关节炎，常侵犯膝、肩、肘、踝等关节，常伴有心肌炎、环形红斑和皮下结节等表现，实验室检查抗溶血性链球菌抗体升高，血尿酸值正常。

2）化脓性关节炎　主要金黄色葡萄球菌感染所致，多见于小儿和青少年，可发现原发感染或化脓病灶，多发于髋、膝等负重大关节，多呈急性关节疼痛、肿胀、活动受限，并伴有高热、寒战等症状。关节穿刺液为脓性，可培养出金黄色葡萄球菌，滑液中无尿酸盐结晶，抗痛风药物治疗无效。

3）假性痛风　由焦磷酸钙沉积于关节软骨引起，多见于老年人，有膝、肩、髋等大关节急性炎症发作，常伴有关节软骨钙化，X 线片见关节间隙变窄和软骨钙化灶呈密点状或线状，无骨质破坏改变。滑囊液中含焦磷酸钙或磷灰石结晶，血尿酸正常，秋水仙碱治疗无效。

（2）慢性痛风性关节炎发作时，应与以下疾病相鉴别

1）类风湿关节炎　类风湿关节炎是以累及周围关节为主的系统性自身免疫疾病，发病以30 ～ 50 岁为多，女性患者多见。痛风是尿酸盐晶体沉积引发急性炎症和慢性损伤的代谢性风湿病，多见于中年以上男性，女性极少发生。类风湿关节炎活动期多疼痛、肿胀、活动受限，指、趾小关节常呈对称肿胀。约 20% 的病例在关节附近有皮下结节，易与不典型痛风相混淆。实验室检查类风湿因子阳性，病情进展期血沉、C 反应蛋白均升高，关节液无尿酸盐结晶。X 线检查也有相应变化，但骨皮质缺损性改变较少见。

2）银屑病关节炎　多见于男性，常非对称性侵犯远端指趾关节，且 1/5 的患者血清尿酸增高，需与痛风相鉴别。此病发生于银屑病史数年之后，手、足远侧或近侧指（趾）间关节及跖趾关节多见。早期有关节肿胀，皮肤发亮，类似痛风，发作时可出现关节的游走性疼痛，功能障碍加重，并可与皮肤病变的恶化程度同步，实验室检查无特异性，X 线检查可见严重的关节破坏、关节间隙增宽。晚期受累关节出现畸形。

四、治疗

1. 辨证论治

（1）湿热蕴结证　关节红肿疼痛，拒按，局部灼热，得凉痛减，伴发热口渴，心烦不安，

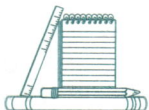

尿黄，舌红，苔黄腻，脉滑数。

治法：清热除湿，祛风通络。

方药：四妙丸或宣痹汤加减。

（2）痰浊阻滞证　关节肿胀，甚则关节周围漫肿，局部酸麻疼痛，伴有目眩，面浮足肿，胸脘痞满，舌胖质紫暗，苔白腻，脉缓或弦滑。

治法：化痰散结，祛湿通络。

方药：上中下通用痛风方或薏苡仁汤加减。

（3）瘀血阻络证　关节红肿刺痛，肤色紫暗，局部肿胀变形，屈伸不利，周围或有硬结，肌肤甲错，舌紫暗或有瘀斑，苔薄黄，脉细涩或沉弦。

治法：活血化瘀，通络除痹。

方药：桃红饮合二陈汤或化瘀通痹汤加减。

（4）寒湿浊毒证　肢体关节疼痛，屈伸不利，冬、春阴雨天气尤易发作，局部皮色不红，触之不热，遇寒痛增，得热痛减，舌质淡，苔白，脉弦紧或濡缓。

治法：祛寒散邪，除湿通痹。

方药：独活寄生汤加减。

（5）肝肾阴虚证　病久屡发，日久不愈，肌肤麻木不仁，屈伸不利，昼轻夜甚，或有关节变形，腰膝酸软，头晕耳鸣，颧红口干，舌质红，少苔，脉弦细或细数。

治法：补益肝肾，通络止痛。

方药：独活寄生汤合二陈汤加减。

2. 西药治疗

（1）急性痛风性关节炎

1）非甾体抗炎药（NSAIDs）　有效缓解急性痛风症状的一线用药，常用药物有吲哚美辛、美洛昔康、双氯芬酸、依托考昔等。

2）秋水仙碱　控制急性发作的传统药物。

3）糖皮质激素　对急性痛风有显著的疗效，常用于不能耐受非甾体抗炎药、秋水仙碱或肾功能不全患者。

（2）慢性痛风性关节炎　对慢性期和痛风发作间期，尤其是有痛风石、泌尿系结石、痛风性肾病其中任何一项者，宜采用降尿酸治疗。降低尿酸水平的药物有两类。①促进尿酸排泄的药物：丙磺舒、苯溴马隆。②抑制尿酸生成的药物：别嘌醇、非布司他。

3. 外治法

（1）中药外用　可采用中药外洗、外敷、外搽等治疗，药物以活血、清热、祛风湿、通经络为主，如金黄膏外敷、双柏散外敷等。

（2）针灸治疗　可采用毫针、火针、温针灸、三棱针等，在痛风周围取穴及循经取穴治疗，如选取阿是穴、三阴交、梁丘、阴陵泉、太溪、足三里、合谷、曲池等。

（3）理筋手法　选用点穴、舒筋等手法。如有关节功能障碍者，运用屈伸法治疗。

4. 手术治疗　对于痛风石巨大，影响关节功能，有穿破皮肤危险或压迫邻近组织，妨碍关节功能活动时，应考虑手术切除。对穿破皮肤并已形成窦道者，应考虑手术刮除痛风石。对于关节面严重破坏的关节，可行关节融合术或人工关节置换术。

五、预防与调护

1. 低嘌呤饮食　高嘌呤饮食常可使血尿酸暂时增加，诱发关节炎急性发作，故应少食高嘌

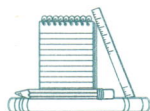

吟食物，如动物肝脏、肾、骨髓、大肠等内脏，以及菠菜、芹菜等蔬菜，虾、蟹、牡蛎、墨鱼等水产品；多食碱性食物，如油菜、白菜与瓜类，可促进尿中尿酸溶解，增加尿酸排出量。

2. 忌酒多饮水　乙醇可在体内产生乳酸，减少尿酸的排泄，而啤酒含有大量的嘌呤，应忌酒，多饮水，多喝碱性饮料，以促进尿酸转化。

3. 控制体重　痛风性关节炎且较肥胖者，应控制饮食，减轻体重。

4. 避免疲劳　患者应避免过分紧张、寒冷、外伤等诱发因素。发作期间，应卧床休息，可适当固定患病关节。有痛风家族史者，男性应定期检查血尿酸，必要时给予预防性治疗。

项目五　银屑病关节炎

【学习目标】

掌握：银屑病关节炎的主要临床表现、诊断和治疗方法。

熟悉：银屑病关节炎的病因病机、流行病学和分类。

了解：银屑病关节炎的预防调护和治疗进展。

银屑病关节炎（psoriatic arthritis，PsA）指与银屑病相关的骨关节慢性炎症性疾病，是一种炎性、自身免疫性关节病，有反复发作银屑病病史并导致关节和周围组织炎症。患者可有骶髂关节炎和（或）脊柱关节炎，病程迁延反复，晚期可出现关节强直，致残疾。本病见于20%～30%的银屑病患者，15%的病例关节炎可发生在银屑病之前。

中医学文献中并无银屑病关节炎相应的描述，但其关节炎临床表现与痹病中的尪痹、历节病、骨痹和肾痹较为相似，其皮肤损害则相当于"牛皮癣""蛇虱""疕风"等病种。

一、病因病机

1. 中医病因病机　本病多由机体阴阳失调，复感外邪所致。

（1）肝气郁结　情志不遂，肝气郁结，郁怒伤肝，郁久化火，火热伤阴，阴虚血燥，既不能充润肌表，又不能通利关节筋骨，引发本病。

（2）风寒湿邪侵袭　素体阳虚，卫气不固，腠理空疏，风寒湿三气相合，与气血相搏而致气血瘀滞，闭阻经脉关节，而发痹证。寒为阴邪，其性凝滞，脉络瘀阻，表皮失荣，发为牛皮癣。

（3）风湿热邪留滞　素体阳胜，内有蕴热，复感风湿热邪，内外合邪，滞留于肢体筋脉、关节、肌肉，经脉闭阻，导致气血瘀滞而发为热痹。

（4）瘀血阻滞　因饮食不节，嗜食肥甘厚味，日久酿生湿热，热壅成瘀；或病久肝肾亏虚，气血耗伤，而致气血运行受阻，以致经脉闭阻而发为本病。

综上所述，本病的病机特点可概括为虚实夹杂。早期、中期以实证为主，后期则肝肾气血亏虚，久病入络成瘀。

2. 西医病因病理　病因至今不明了，可能是由于皮肤病变产生的毒素引发关节炎。病理改变为一种慢性炎症，有水肿、小圆细胞浸润和纤维变性。

二、临床表现

本病多隐匿发病，约1/3的患者急性发作，起病前常无诱因。关节炎往往发生于银屑病数年之后，约 75% 的患者皮疹出现在关节炎之前，同时出现者约 10%，在关节炎后出现皮疹的患者约 15%。

1. 关节表现　有的患者先波及指（趾）甲，然后再波及关节。以手、足远端或近侧指（趾）间关节及跖趾关节多见，最早关节肿胀，皮肤发亮，常反复发作，发作时可出现关节游走性疼痛，活动受限，并可与皮肤病变的恶化程度同步。反复发作后，病变偶可累及膝关节、踝关节、髋关节、骶髂关节及脊柱等部位。银屑病患者同时合并有类风湿因子阴性的关节炎疾病，以银屑病与关节炎并见为主要症状。目前临床已明确的关节炎类型有 5 种。

（1）非对称性骨关节炎型　此型最常见，约占 70%，以手、足远侧或近侧指（趾）骨间关节及跖趾关节多见，膝关节、踝关节、腕关节、髋关节亦可受累，分布不对称，因伴发滑膜炎和腱鞘炎，受损指（趾）可呈现典型的腊肠指（趾），常伴有指（趾）甲病变。

（2）远侧指（趾）间关节型　占 5% ～ 10%，为典型的银屑病关节炎，几乎总是伴发银屑病指甲病变。

（3）残毁性关节炎型　占 5%，是银屑病关节炎的严重类型，多发于 20 ～ 30 岁，女性多见。受累指掌、跖骨关节可发展到严重的骨溶解，指节为望远镜式的套叠状，病变关节可发生强直、畸形。常伴有发热、体重下降和严重而广泛的皮肤病变，经常伴发骶髂关节炎。

（4）对称性多关节炎型　占 15%，主要累及手、足小关节，亦可累及腕关节、膝关节、踝关节、肘关节等，多呈对称性分布，需与类风湿关节炎相鉴别。

（5）脊柱受累型　骶髂关节受累见于 20% ～ 40% 的银屑病关节炎患者，以韧带骨赘为表现的脊柱炎见于高达 40% 的银屑病关节炎。韧带骨赘可发生在无骶髂关节炎患者，并可累及脊柱的任何部分，通常不发生在边缘，而是在椎体的前面和侧面。

2. 皮肤表现　银屑病关节炎主要有多年银屑病反复发作病史，可与其他关节炎相区别。银屑病皮肤损害好发于头皮及四肢伸侧，尤其肘、膝部位。部分皮损在隐藏部位，如头发、会阴、臀、脐等，表现为丘疹或斑块，圆形或不规则形，上覆银白色鳞屑，刮除鳞屑后为发亮的薄膜，除去薄膜可见点状出血（Auspitz 征）。该特征对银屑病具有诊断意义。35% 的患者关节炎的严重程度与患者皮肤病变的严重程度存在相关性。

3. 指（趾）甲病变　约 80% 的银屑病关节炎患者有指（趾）甲病变，而无关节炎的患者指（趾）甲病变仅有 20%。最常见的指（趾）甲病变是顶针样凹陷，其他表现有指（趾）甲脱离、甲下角化过度、增厚、横嵴及变色。

4. 其他表现　本病可有足跟痛，以及眼部病变如结膜炎、葡萄膜炎、虹膜炎等。

三、诊断与鉴别诊断

1. 诊断

（1）病史　好发于 35 ～ 40 岁，关节炎临床表现发生于银屑病病史数年之后，可先出现指（趾）甲部位病变，然后波及其他关节。

（2）症状和体征　银屑病关节炎病初关节肿胀，反复发作，可与皮肤病变的加重程度同步。多次发作后病变波及腕关节，能引起腕关节的尺倾畸形，最后累及膝、髋、脊柱等关节。

（3）实验室检查　无特异性，病情活动时血沉加快，C 反应蛋白升高，IgA、IgE 增高，补体水平增高等。可有轻度贫血，重症患者可有高尿酸血症。类风湿因子多为阴性，5% ～ 16% 患者出现低滴度的类风湿因子；约半数患者 HLA-B27 阳性，且与骶髂关节和脊柱受累显著相关。

（4）X 线检查　早期 X 线表现为关节周围软组织肿胀，指（趾）间关节缘溃损及骨干的骨质增生。后期破坏延伸至远侧指（趾）骨基底关节面，形成杯状切迹；而近侧指（趾）骨端破

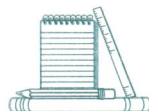

坏，则形成铅笔头样的锥状尖端。此外，指骨末端也有虫噬样改变（图3-5-1）。晚期受累关节变形，可见脱位或半脱位（图3-5-2）。

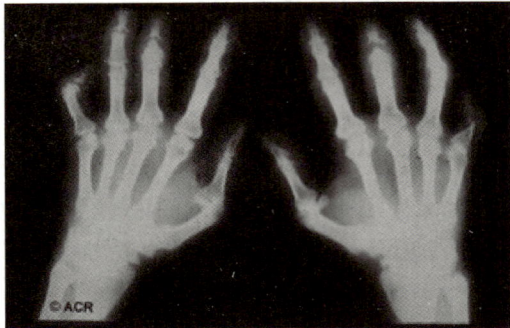

图 3-5-1　指骨银屑病关节炎表现

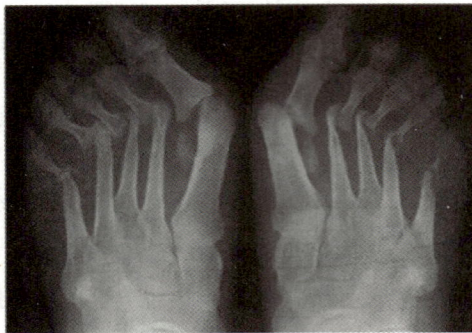

图 3-5-2　趾骨银屑病关节炎表现

2. 鉴别诊断　本病主要和类风湿关节炎进行鉴别，详见相关章节内容。

四、治疗

1. 辨证论治

（1）风寒阻络证　多见于儿童或初发病例。关节疼痛游走不定，遇风冷加重，得热则舒，皮损色淡，多呈点滴状，表面鳞屑少，舌质淡，苔白或白腻，脉沉缓。

治法：祛风散寒，活血通络。

方药：黄芪桂枝五物汤合身痛逐瘀汤加减。

（2）血热风燥证　常有低热，关节红肿热痛，疼痛较为固定，遇冷则舒，遇热则剧。皮损遍及躯干四肢，剥脱性皮损，搔之则出现露滴现象，皮色鲜红，口渴、小便色黄、便秘，舌质红，苔黄厚腻，脉滑。

治法：散风清热，凉血润燥。

方药：消风散合解毒养阴汤加减。

（3）湿热蕴结证　低热，关节红肿，灼热疼痛，下肢浮肿或有关节积液，皮损多发于掌跖及关节屈侧和皮肤皱褶处，皮损发红，表皮湿烂或起脓疱，神疲乏力，纳呆，舌质暗红，苔黄腻，脉滑数。

治法：清热利湿，祛风活血。

方药：四妙散合身痛逐瘀汤加减

（4）肝肾亏虚证　病程迁延不愈，关节肿大畸形，屈伸不利，腰酸肢软，头晕耳鸣，皮损红斑色淡，大多融合成片，鳞屑不厚，舌质暗红，苔白，脉沉缓。

治法：补益肝肾，祛风活血。

方药：独活寄生汤合血府逐瘀汤加减。

2. 中成药　雷公藤多苷、昆仙胶囊、复方青黛丸。

3. 西药治疗　银屑病关节炎的治疗目的在于缓解疼痛，抑制关节和皮肤的炎症，阻止和延缓关节破坏，维持和改善关节功能。

（1）非甾体抗炎药　常用的有萘普生、布洛芬、双氯芬酸、吲哚美辛、萘丁美酮、美洛昔康、塞来昔布等。

（2）病情改善药　甲氨蝶呤、柳氮磺吡啶、来氟米特、环孢素A、环磷酰胺、硫唑嘌呤、羟氯喹、沙利度胺等。

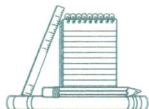

（3）生物制剂 肿瘤坏死因子拮抗剂、白细胞介素抑制剂等。

（4）糖皮质激素 口服小剂量的糖皮质激素可用于过渡治疗。出现关节外损害，如眼炎、肺纤维化等表现也是用激素的指征。

局部发生的关节炎可参照类风湿关节炎的治疗。银屑病关节炎基本无手术指征。

五、预防与调护

居住条件要干爽、通风，要根据季节的变化适时增减衣物，特别是要避免关节部位过于疲劳，注意休息，消除精神紧张，多食含维生素丰富的食品。适度进行体育运动，增强手脚的灵活性。规律用药。

项目六 创伤性关节炎

【学习目标】
掌握：创伤性关节炎的主要临床表现、诊断和治疗方法。
熟悉：创伤性关节炎的病因病机、流行病学和分类。
了解：创伤性关节炎的预防调护和治疗进展。

创伤性关节炎（traumatic arthritis，TA）又称外伤性关节炎、损伤性骨关节炎，是由创伤引起的关节软骨变性、破坏，以及在此基础上的关节软骨、滑膜、关节囊及周围肌肉和韧带的一系列改变而导致的关节功能障碍。临床表现以关节疼痛、活动受限为主，多发于创伤后、承重失衡及负重过度的关节，以下肢关节发病较多。因其主要症状是关节疼痛，活动受限，故当属于中医学"痹证"范畴。

一、病因病机

1. 中医病因病机

（1）损骨血凝 跌仆闪挫，伤及骨骼筋脉，轻者伤筋，重者则伤筋损骨，以致气血瘀滞，运行失畅，壅闭不通，久而成痹。

（2）体虚劳损 肝主筋，肾主骨，肝肾充盈，则筋骨劲强，关节滑利，运动灵活。患者体虚肝血肾精渐亏，气血不足或伤及肝肾，加之长期劳损，致使筋骨失养而发病。

（3）风寒湿侵袭 外伤后起居不慎，冒风受寒，涉风冒雨或身劳汗出、衣着湿冷等，皆可导致风寒湿邪入侵，经脉痹阻，气血不通，筋骨失养而发病。

2. 西医病因病理
本病由创伤导致关节面不平整，负重过大或者过多，承重失衡引起。病理变化是关节软骨退变及继发的软骨增生和骨化。

二、临床表现

本病的临床症状为外伤后关节疼痛消失，功能基本恢复一段时间后，又逐渐出现关节疼痛和功能活动受限。表现为开始活动时疼痛较明显，活动后有减轻，而负重和活动加剧后疼痛又加重，但随着病情的加重，疼痛伴随整个关节的活动过程，甚至有些患者不能负重，不能站立

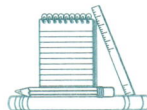

行走。关节僵硬和活动受限往往在早晨起床后或白天一段时间不活动后出现，但僵硬时间较短，一般不超过 30 分钟，随着病情的加重，关节活动逐渐受限，严重者关节功能基本丧失。

三、诊断与鉴别诊断

1. 诊断

（1）病史　有明显的急性损伤或慢性劳损史，发病过程缓慢。

（2）症状和体征　早期受累关节疼痛和僵硬，活动后有减轻。可出现抗痛性步态，即行走时，当患侧足着地后，因负重疼痛而迅速更换健侧足起步，以减少负重，故患肢迈步小，健肢迈步大，因负重力线的改变可出现下肢畸形，如膝关节内、外翻，临床以内翻畸形多见。另外，病情较重者还可出现肢体肌肉萎缩、关节肿大、积液等。

（3）影像学表现

1）X 线检查　早期可无明显改变，以后逐渐出现关节面不平整，关节间隙变窄，关节边缘有程度不等的骨刺形成，软骨下骨硬化，骨端松质骨内出现囊性改变，甚至骨端变形。X 线片是创伤性关节炎的主要检查手段（图 3-6-1）。

2）CT 检查　CT 具有多平面成像、高密度分辨率特性，能发现 X 线片不能显示的骨和软组织中的细小病变。通过对 CT 值的测定，来判断关节的真空、血肿及脂肪组织等更具有决定性诊断意义（图 3-6-2）。

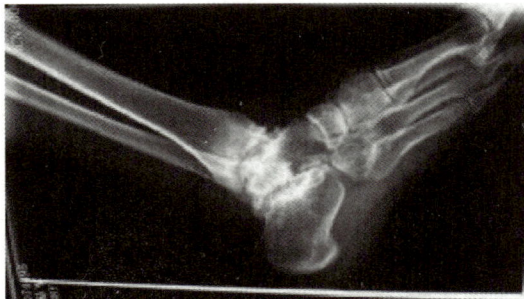

图 3-6-1　创伤性关节炎 X 线片表现

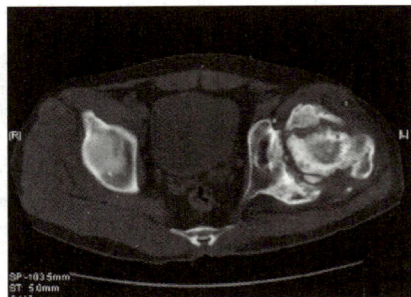

图 3-6-2　创伤性关节炎的 CT 表现

3）MRI 检查　MRI 对创伤性关节炎的软骨缺损程度及关节周围的软组织情况有较好的清晰度（图 3-6-3）。

2. 鉴别诊断　
骨关节炎是一种以关节软骨退行性变和继发性骨质增生为特征的慢性关节疾病，以关节疼痛、活动受限和关节畸形为主要症状。两者在发病机制上有根本的区别。创伤性关节炎有明显的外伤史和累积伤。骨关节炎多见于 50 岁以上的中老年人，女性发病率高于男性，而创伤性关节炎可见于任何年龄。

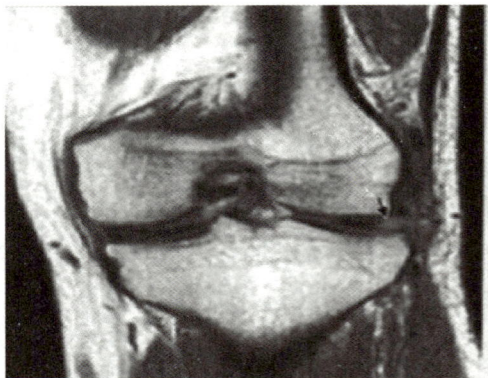

图 3-6-3　创伤性关节炎 MRI 表现

四、治疗

1. 辨证论治

（1）伤损瘀血证　有陈旧性骨折或关节损伤史，关节刺痛，痛处固定，夜间痛甚，活动量大时痛甚，关节僵硬，屈伸不利，舌质暗或有瘀斑，脉细或涩。

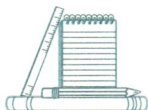

治法：活血祛瘀止痛。

方药：桃红四物汤加减。

（2）寒湿痹阻证　关节疼痛、发凉，屈伸不利，酸困麻木，遇寒加重，得温痛减，舌质淡，苔白腻或白滑，脉沉细或缓。

治法：温经散寒，祛湿通络。

方药：乌头汤加减。

（3）肾亏骨虚证　关节隐痛，劳累加重，腰膝酸软，头晕耳鸣，偏肾阴虚则骨节烦痛，失眠盗汗，咽干颧红，舌红少苔，脉细数；肾阳虚则关节冷痛，屈伸不利，畏寒喜暖，手足不温，夜尿清长、频数，舌质淡，苔薄白，脉沉细。

治法：补肾健骨，活络止痛。

方药：左归饮或右归饮加减。

（4）气血亏虚证　面色不华，关节酸痛，神疲乏力，肢体麻木，屈伸不利，畏寒，手足不温，遇劳痛甚，自汗，舌质淡，苔薄白，脉细弱。

治法：补气养血，健脾通络。

方药：八珍汤或十全大补汤加减。

2. 中成药　瘀血痹冲剂、参三七伤药片、正骨紫金丹、十全大补丸、归脾丸、寒湿痹冲剂、风湿骨痛片、筋骨痛消丸、虎力散胶囊、强力天麻杜仲胶囊、金匮肾气丸、六味地黄丸、右归丸。

3. 西药治疗　非甾体抗炎药可迅速缓解症状，亦可选用具有镇痛及抗炎作用的 COX-2 抑制剂（如塞来昔布等）或 COX-1 抑制剂（如双氯酚酸等），症状缓解时应停止服用。硫酸软骨素、氨基葡萄糖等软骨营养药物，可以改善病情，缓解软骨的退变。

4. 外治法

（1）中药外用　多用活血化瘀、祛风散寒、通络止痛药物以缓解症状，可用海桐皮汤等局部热敷、熏洗，还可用外贴膏药，如狗皮膏等。

（2）针灸治疗　循经取穴及取阿是穴，根据寒热虚实，辨证与辨病相结合灵活运用，耳针可取压痛点。

（3）理筋手法　可用提、揉、拿、捏等手法，在关节部位反复数遍，手法由轻到重，直至患者有酸胀感为度，并做患肢各个方向被动活动。

（4）物理治疗　可采用直流电离子导入法、超短波电疗法、磁疗法、红外线疗法、超声波疗法，以促进创伤性关节炎的炎症吸收。

5. 手术治疗

（1）关节清理术　适用于关节内有游离体，关节边缘骨赘明显，严重影响关节功能者。

（2）截骨术　适用于明显的关节畸形，但关节面基本完整者。

（3）关节融合术　适用于关节面严重破坏，关节间隙消失，关节挛缩畸形，疼痛剧烈影响工作与生活能力，而又比较年轻需要从事行走或站立工作者。

（4）人工关节置换术　适用于关节严重破坏，关节疼痛剧烈，影响工作与生活的老年人。

五、预防与调护

1. 保证关节内骨折的解剖对位和肢体的正常生理轴线，是预防创伤性关节炎的两个基本条件。

2. 关节损伤后，首先要注意受累关节制动休息，尽量减少关节负重，避免过久站立、长跑、爬山、上下楼梯。过度的锻炼会引起关节进一步损伤。

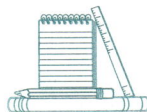

3. 调整和改变生活方式，目的是减轻受患关节的负荷、减轻或避免受患关节的进一步劳损。合理饮食，适度减肥、减重（对肥胖患者而言）。

项目七　骶髂关节致密性骨炎

【学习目标】

掌握：骶髂关节致密性骨炎的主要临床表现、诊断和治疗方法。

熟悉：骶髂关节致密性骨炎的病因病机、流行病学和分类。

了解：骶髂关节致密性骨炎的预防调护和研究进展。

骶髂关节致密性骨炎（dense osteitis of sacroiliac joint）是一种骨质硬化性疾病，好发于 20～25 岁青年，女性多见，易累及髂骨、腰椎和骶骨邻近关节边缘部，可为单侧或双侧。

中医古籍虽然没有专门的病名与骶髂关节炎对应，但是文献中所描述的"腰痛""腰腿痛""痹证""踝厥""筋伤"等的症状特点和发病机制与其相似。《灵枢·经脉》中云："是动则病冲头痛，目似脱，项如拔，脊痛，腰似折，髀不可以曲，腘如结，踹如裂，是为踝厥。"其中，"脊痛""腰似折"是指腰痛伴有僵硬感的典型临床表现，而"髀不可以曲""腘如结"是疾病累及周围关节的症状。《黄帝内经》中根据疼痛部位有"腰背痛""腰腹痛""腰脊痛""腰尻痛""踝厥"等十多个名词的描述，并将腰痛和臀腿痛联系起来，如《素问·刺腰痛》中"腰痛，引项脊尻背如重状"等。

一、病因病机

1. 中医病因病机　本病多由机体肝肾亏虚，外感风寒湿邪所致。

（1）肝肾亏虚为本　早在《黄帝内经》中就有"正气存内，邪不可干""邪之所凑，其气必虚"的论述，并提出本病的病因以虚、寒、湿为主。历代医家皆从肾虚为本论治本病。肝主筋，腰与肝脏的关系主要是肝藏血，而血养筋。若肝肾亏虚，筋骨失养，则出现腰骶部疼痛等症状，治疗当根据患者病证，以固本培元、滋补肝肾为主，同时根据患者不同的临床表现辨证论治。

（2）血瘀致痹为标　肝肾亏虚，筋骨不强，复感劳伤，外感风寒湿邪，致使寒凝湿阻，脉络不利，气血运行不畅，不通则痛。

综上所述，本病的病机首先是肝肾不足。其次是风寒湿外邪容易侵袭人体，使得气血运行失常，经络阻滞，从而导致关节出现肿胀疼痛，甚至出现活动受限。

2. 西医病因病理　病因不明，可能与妊娠、外伤、感染及劳损有关。

二、临床表现

1. 腰腿痛　疾病开始疼痛症状比较轻微，或者没有明显的症状，一般先从一侧的腰腿痛开始，逐渐迁延加重至另一侧。这种疼痛一般为慢性疼痛，而疼痛的性质可表现为间歇性疼痛，直至持续性疼痛。

2. 骶髂部疼痛　该种疼痛一般是一侧较多见，而且是以走路、站立，以及负重活动时比较明显，但大多数情况下是可以忍受的。

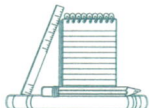

3. 骶髂关节部叩击痛及压痛点明显 大多数患者的病变部位是位于骶髂关节的髂骨部软骨面，所以可以在相对应的体表位置皮肤有叩击痛和压痛点，而且位置是比较固定的。

三、诊断与鉴别诊断

1. 诊断

（1）症状及体征 腰骶部疼痛及僵硬；骶髂关节区叩痛、压痛。骨盆分离挤压试验查体阳性。"4"字试验及盖氏试验查体均为阳性。这两个实验均是检测骶髂关节连接处病变情况的简单实用查体方法。

（2）辅助检查

1）实验室检查 血沉、C反应蛋白可有升高表现。自身免疫全套、HLA–B27、RF、布鲁氏杆菌抗体等实验室检查，有助于进一步明确病因。

2）X线检查 为首选。X线检查骶髂关节正位片常见关节间隙整齐清晰，靠近骶髂关节面中下2/3的髂骨侧骨质异常致密呈均匀一致的骨质致密带，骨小梁纹理完全消失，边缘清晰但无骨质破坏，不侵犯骶骨侧。这种病变多为对称性，也可发生于单侧。局部可呈三角形，新月形或梨形。硬化区可宽达3cm。

3）骶髂关节的CT分级

0级：关节正常或关节面稍模糊。

Ⅰ级：关节周围骨质疏松，软骨下骨轻度糜烂，关节面模糊、关节间隙正常。

Ⅱ级：关节面模糊，软骨下骨质破坏、骨质疏松和硬化，关节间隙基本正常。

Ⅲ级：软骨下骨质明显破坏，弥漫性硬化，关节面呈毛刷状，关节间隙狭窄或宽窄不均，部分强直。

Ⅳ级：全部关节骨质破坏，硬化和骨质疏松、关节完全强直。

4）骶髂关节MRI示炎症性改变 本病诊断多无困难，在诊断骶髂关节炎的基础上，更应积极去寻找原发和继发因素。

2. 鉴别诊断

腰椎间盘突出症 表现为腰痛伴有明显的神经根性症状，以及腰椎旁软组织明显压痛、叩击痛，CT、MRI等影像学检查有助于进一步鉴别。

四、治疗

1. 辨证论治

（1）气滞血瘀证

治法：活血化瘀，行气止痛。

推荐方药：身痛逐瘀汤加减。秦艽、桃仁、红花、独活、香附、牛膝、地龙、威灵仙、甘草、川续断、狗脊、麦芽等。

（2）寒湿阻络证

治法：祛寒除湿，温经通络。

推荐方药：附子桂枝汤加减。制附片、桂枝、陈皮、独活、桑寄生、台乌、生姜、茯苓、甘草等。

（3）气血亏虚证

治法：补益气血，濡养经脉。

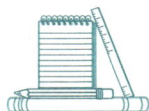

推荐方药：八珍汤加减。当归、川芎、白芍、熟地黄、党参、炒白术、茯苓、炙甘草等。

（4）肝肾亏虚证

治法：滋补肝肾，强筋壮骨。

推荐方药：左归饮合二仙汤加减。熟地黄、山茱萸、枸杞子、山药、炒杜仲、甘草、川牛膝、桑寄生、淫羊藿、仙茅等。

2. 西药治疗

（1）消炎镇痛药　口服、外用非甾体抗炎药等缓解疼痛。

（2）外治法　施行热疗、牵引和体外冲击波等多种治疗方法。

（3）局部消炎镇痛液注射疗法　骶髂关节腔内可注入消炎镇痛液（含有地塞米松棕榈酸酯、复方倍他米松、曲安奈德等糖皮质激素）、臭氧治疗。

（4）介入治疗　对于症状较重，反复发作，保守治疗症状缓解不明显者，可采用骶髂关节的射频热凝治疗。

（5）手术治疗　对于个别严重的病例，可考虑外科行骶髂关节融合术。手术治疗较保守治疗可更直接、更显著地缓解疼痛，但对功能的破坏也较大，应在权衡利弊后实施。

五、预防与调护

1.控制体重、减轻骶髂关节负荷，避免弯腰提重物，应该双腿屈曲提重物。

2.避免骶髂关节外伤，纠正不良姿势，不跷二郎腿等。

3.积极治疗可能累及骶髂关节的疾病，如先天性骶髂关节发育不良等结构异常性疾病，以及强直性脊柱炎等自身免疫系统疾病。

4.积极锻炼，增加肌肉力量，如游泳、跑步等运动，增加脊柱及骶髂关节的稳定性，避免关节磨损。

5.避免长期使用糖皮质激素。

项目八　色素沉着绒毛结节性滑膜炎

【学习目标】

掌握：色素沉着绒毛结节性滑膜炎的主要临床表现、诊断和治疗方法。

熟悉：色素沉着绒毛结节性滑膜炎的病因病机、流行病学和分类。

了解：色素沉着绒毛结节性滑膜炎的预防调护和研究进展。

色素沉着绒毛结节性滑膜炎（pigmented villonodular synovitis）是一种来源于关节滑膜、黏液滑囊和腱鞘的良性增生性病变，以滑膜绒毛样或结节样增生，形成大量含铁血黄素沉积的增生滑膜结节，并可侵犯关节软骨及软骨下组织为特征的关节疾病。

一、病因病机

1. 中医病因病机　本病属中医学"痹证""骨痹"等范畴。病因主要与肝肾亏虚、累积性劳损、外感风寒湿邪有关。肾虚血瘀是最基本的证候。肾虚是滑膜炎发生之本，血瘀是滑膜炎的

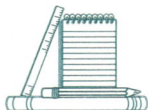

重要病理因素。中医学认为，肾藏精主骨，肝藏血主筋，精血互化，肝肾同源。肝肾亏虚，肾虚无以主骨，肝虚无以养筋而致筋骨弛纵、膝痛无力；肾虚则精亏，精亏则无以化血，肝无所藏，肝失疏泄，气机失调，气郁不能行血而致血瘀；血瘀致经络痹阻，气血运行不畅，风寒湿邪乘虚而入，与血搏结，故可出现局部肿胀、疼痛、渗液，滞于关节处，则见功能障碍。

2. 西医病因病机　病因目前不明，可能与创伤及出血、炎症反应、肿瘤等因素有关。

二、临床表现

本病没有明显的全身症状，患者体温不高，血沉不快，血常规也无改变。局部症状在早期也较轻微，因此患者就诊较晚，病期较长，一般病期以 1～5 年者最多，半数以上有外伤史。本病好发于膝关节，其次为髋关节。其主要症状为关节肿胀，疼痛多比较轻微，局部皮温有时稍高，关节功能受限多不明显。本病可见弥漫性肿胀的关节，可触及增厚的滑膜呈海绵样感觉，积液多的可触及波动感，有时可触到大小不等并稍能移动的结节。膝关节受累时髌上囊及髌骨肿胀明显，积液多的浮髌试验阳性。增生的滑膜组织有时可穿破后关节囊而进入腘窝，并沿小腿后方肌间隙向下蔓延，产生深在的弥漫性肿胀。踝关节受累者肿胀在内、外踝周围最明显。髋关节受累时肿胀多位于髋关节前方。不论为弥漫性或局限性，患肢都有轻度的肌肉萎缩。

三、诊断与鉴别诊断

1. 诊断

（1）症状和体征　绒毛结节性滑膜炎在临床上常可以表现为膝关节的疼痛、肿胀，可以伴有膝关节积液的出现，可以有膝关节明显的活动受限。在查体时，膝关节有明显的肿胀以及压痛，特别是在膝关节的前间隙和腘窝有明显压痛。可以通过关节腔穿刺进行初步诊断，关节腔穿刺时抽出的积液常为血性、暗红色。这是绒毛结节性滑膜炎积液的一个特点。

（2）辅助检查

1）X 线　X 线片征象包括关节肿胀和关节骨骼侵蚀破坏。软组织肿胀呈结节状，密度较高；骨侵蚀多自骨和软骨交界处开始，故关节间隙一般保持正常。关节积液量多时，关节间隙可增宽；继发关节退变或关节软骨遭受明显侵蚀时，关节间隙可狭窄。

2）CT 检查　CT 在显示关节腔内软组织肿块、关节积液及骨质侵蚀方面明显优于 X 线片，对显示骨缺损周围的硬化缘也较 X 线片敏感。CT 增强扫描能显示不规则增厚的滑膜，可对该病的诊断提供帮助。但 CT 对于显示关节囊、关节软骨、软组织等病变缺乏特征性，在病变有明显骨质侵蚀时，才有较大意义。因此，该病早期或没有出现骨侵蚀时，CT 诊断价值有限。

3）MRI 检查　MRI 组织分辨率高，能显示病变的全部形态、类型及组织成分。该病的典型表现是 T_1WI、T_2WI 均呈低信号，此特点的病理基础是结节中含铁血黄素的沉积。但病变早期关节内仅表现为出血，结节中没有或少有含铁血黄素沉积，病变后期含铁血黄素被吸收转运而减少，因此，这种信号特点并不贯穿病变全过程。

2. 鉴别诊断

（1）滑膜骨软骨瘤病　是关节滑膜或滑膜囊、腱鞘结缔组织非肿瘤性化生，致滑膜肥厚，以关节腔内多发软骨结节为特征。MRI 检查可进一步明确。

（2）滑膜结核　是结核分枝杆菌经过血行播散侵及滑膜关节，致关节的滑膜感染、肿胀、充血、液体渗出、纤维增生逐渐形成结核性肉芽肿，可出现干酪性坏死。滑膜炎和关节积液是滑膜结核最多见且为早期出现的症状。

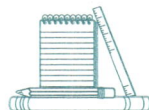

四、治疗

1. 辨证论治

（1）瘀血阻络证　关节肿胀、疼痛，按之波动感或结节肿块，屈伸不利，跛行，舌质紫暗或有瘀斑，脉涩。

治法：活血化瘀，消肿通络。

方药：桃红四物汤加减。

（2）风湿痹阻证　关节肿胀、重着、疼痛，触之有漂浮感或结节肿块，屈伸不利，局部不温，舌质淡，苔白，脉紧或迟。

治法：祛风除湿，通络止痛。

方药：羌活胜湿汤加减。

2. 滑膜全切术　是首选治疗方法。对有明显的骨、软骨侵蚀，导致功能障碍者，在滑膜切除的同时行关节置换术。手术务必彻底，以免复发。

3. 关节镜治疗　在膝关节，局限性滑膜病变可用关节镜进行滑膜刨削清理。关节镜治疗创伤小，术后恢复快，是治疗的首选方法。

4. 放射性治疗　弥漫型以绒毛形成为主的病变，可先做滑膜刨削或切除，然后酌情加用放射治疗。

5. 关节置换　术后复发率低。

6. 靶向治疗　使用酪氨酸激酶抑制剂。

项目九　神经性关节炎

【学习目标】

掌握：神经性关节炎的主要临床表现、诊断和治疗方法。

熟悉：神经性关节炎的病因病机、流行病学和分类。

了解：神经性关节炎的预防调护和研究进展。

神经性关节炎（neuro arthritis）又称神经营养性关节病、神经病性骨关节病、Charcot关节病，是由关节本体感觉、痛觉障碍，失去保护性反应，反复遭到损伤而引起的继发性关节病。

一、病因病机

本病是因中枢或周围神经性疾病导致患者失去关节深部感觉，不能自觉调整肢体的位置，使关节经常遭受比正常大得多的冲击、震荡和扭转性损伤而引起的；同时，由于神经营养障碍，破损的软骨面、骨端骨和韧带不能有效修复，导致新骨形成杂乱无章，有时反而骨端碎裂吸收、关节迅速破坏，出现关节囊和韧带松弛等；在感觉神经损伤的同时，有关交感神经亦可丧失功能，引起其支配区域的血管扩张、充血和破骨细胞活性增强，进而导致骨吸收、融解和碎裂。上述因素联合作用，最终导致关节半脱位或完全脱位，甚至整个关节完全破坏。

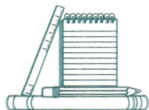

二、临床表现

本病起病隐匿，多由一个大关节或数个小关节开始，关节逐渐肿大、积液、不稳定，但多无疼痛、压痛，关节活动受限不明显。本病最大的特点是关节破坏的程度与疼痛和功能受限不成正比。原发疾病不同，累及关节各不相同。如脊髓空洞症多累及上肢关节，以肩关节最多见；脊髓梅毒多累及下肢、腰椎椎间关节；糖尿病性神经病多累及足小关节。

三、诊断与鉴别诊断

1. 诊断

（1）病史　有脑、脊髓或周围神经损伤，以及精神异常、全身麻痹等病史。

（2）症状和体征　负重的大关节肿胀，关节松弛不稳，活动范围增大，无疼痛感觉。关节内可有积液，关节内（如膝、踝）可触及游离体。可发现神经系统体征，尤其是感觉障碍明显。

（3）辅助检查

1）X 线检查　通常将本病的 X 线片表现分为三型，即吸收型、增生型、混合型。X 线片上早期可见关节的退行性改变，关节面轻度硬化、侵袭及破坏。病变晚期受累骨的关节端硬化更明显，伴骨质增生、破坏，骨膜反应，关节畸形，关节面不规则、塌陷，关节间隙变窄，关节脱位或半脱位。关节周围软组织肿胀，软组织内不规则钙化斑或碎骨片。关节严重破坏与患者较轻的疼痛、功能障碍极不相符是本病的临床特点。X 线片可显示神经性关节病的基本特征，但 X 线片无法确定关节腔积液的具体范围和积液量，无法区分关节积液和软组织肿胀引起的软组织密度增高，有时无法区分游离骨块是在关节腔还是关节周围软组织内。

2）CT 检查　CT 具有高分辨率的优点，能更好地显示病灶的结构、骨质破坏和邻近软组织的情况，可区分 X 线片所显示的游离体是位于关节腔还是软组织内。对于平片不能诊断或难于确定病变范围的病例，CT 可作为重要的检查手段加以利用。

3）MRI 检查　骨骼肌肉系统的 MRI 图像具有良好的天然对比，MRI 能清晰显示解剖形态和提供生化、病理等方面的信息。骨组织于 MRI 上呈极低信号，但在骨髓组织和骨外软组织的衬托下仍可清晰显示其形态和结构。MRI 对骨和软组织的钙化和骨化不敏感，难于显示较细小或淡薄的钙化和骨化，有时要参考平片和 CT。对于神经性关节病的诊断，MRI 有助于确定病变的范围和程度，是对 X 线和 CT 的必要补充。

2. 鉴别诊断

（1）类风湿关节炎　是一种双侧对称疾病，会导致膝关节均匀软骨损伤和全身性骨质疏松症。尽管膝关节是一个负重关节，但几乎没有证据表明软骨损失会导致骨修复或骨赘形成。

（2）化脓性关节炎　表现为单侧受累。侵袭性疾病有积液、均匀软骨损失、近关节骨质疏松和诊断性皮质线缺失的证据；当骨骼被破坏时，通常会在破坏之后进行修复尝试。较慢性的疾病，如结核病或真菌病，可能存在相对保留的关节间隙和关节边缘的糜烂。在儿童时期，慢性感染的影像学表现可能与幼年特发性关节炎相似。

四、治疗

1. 辨证论治

（1）荣卫俱虚证　关节酸软乏力，全身倦怠，头晕目眩，少气懒言，自汗，活动时诸症加剧，舌质淡，脉虚无力。

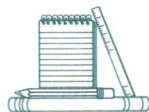

治则：补益元气，固摄营卫。

方药：八珍汤加减。

（2）脾胃气虚证　肢体倦怠，关节乏力，形体渐瘦，面色萎黄，食少纳呆，脘腹胀满，少气懒言，舌淡苔白，脉缓弱。

治则：益气健脾，养胃渗湿。

方药：六君子汤或参苓白术散加减。

（3）肾阴虚证　关节肿胀，肌肤干瘪，尿频，腰膝酸软，口干舌红，脉沉细而数。

治则：滋补肾阴，养精益髓。

方药：六味地黄丸加减。

（4）肾阳虚证　关节肿痛，肌肉瘦削，面色黧黑或苍白，尿频而清长，可能伴有浮肿腹胀、阳痿、怕冷等，舌红，苔白，脉沉细无力。

治则：益肾固摄，壮阳补骨。

方药：金匮肾气丸加减。

2. 对症治疗　消炎镇痛类药可用于疼痛剧烈时，但这类药物用量要小，不宜长期使用，以免加速关节破坏。关节腔内注射激素类药物不推荐多次使用。该类药物有较明显的减轻炎症作用，使症状缓解，患者关节活动增加，但这会加速关节的磨损破坏。

3. 关节病治疗　无特异治疗方法，预后随疾病严重程度和对外科手术治疗的反应性不同而不同。治疗原则是减少负重，保护和稳定关节。标准治疗策略包括抬高患肢和关节制动。上肢关节受累应减少投掷、挥舞等动作；下肢受累则应尽量减少站立时间和行走路程，行走时应扶拐杖，以防关节扭伤。对不稳定关节可用支架保护，对足受累者使用矫形器和关节保护设备相当有效。累及足、踝关节的糖尿病神经病变采用"限制步行器"，可有效控制肢体水肿，防止关节畸形。

4. 手术治疗　目前仍以关节清理术和关节融合术为主，术后要特别注意放置有效的负压吸引，同时应注意术后活动时间要晚，避免参加重体力劳动。一般认为，神经性关节病为关节置换手术的禁忌证，其原因可能是关节失去有效的神经支配，营养差，骨质结构不良，容易造成植入物松动而失败。

外科治疗，如关节固定术或关节成形术可减轻疼痛；关节本体感觉通路完整的膝病变可行膝关节融合术；脊柱受累可行脊柱融合术，该术对足、膝受累也有益处，但须避免骨不连和再次发生骨折。外生骨疣切除术可部分恢复运动功能，并减少关节疼痛，尤其适用于站立不稳或严重畸形患者。由于假体置入失败率极高，传统认为全关节置换术对本病患者风险太大，但随着技术的提高，对部分患者选择性地行全关节置换术可获良效。手术指征包括难治性疼痛和轻度神经病变。通过大量骨植入以纠正严重骨丢失和仔细地修补韧带，可提高手术疗效。罕见情况下，对感染、进行性溃疡、关节破坏严重病例，可考虑截肢。

五、预防与调护

1. 加强关节保护，防止外伤、冲击和震荡导致的关节破坏。

2. 上肢关节受累应减少投掷、挥舞等动作，下肢受累则应尽量减少站立时间和行走路程，行走时应扶拐杖，以防关节扭伤。

3. 一旦出现关节破坏，应积极寻找病因，针对病因治疗原发病。

4. 及早就医，及早诊断，及早治疗，积极防止并发症的产生，最大限度地保护关节功能。

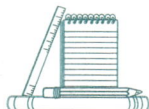

模块四　骨关节退行性疾病

项目一　概述

【学习目标】

掌握：骨关节退行性疾病的主要临床表现、分类及治疗方法。

熟悉：骨关节退行性疾病的常见病因和发病机制及最新研究进展。

了解：骨关节退行性疾病的预防措施和康复方法。

知识链接

中医药防治骨关节退行性疾病研究内容广泛，涉及中西医临床医学、药学、人工智能、管理学等不同领域，但在现实研究中大多数团队缺少针对研究瓶颈问题的协同攻关以及多学科团队的联动协调机制，导致该类疾病研究布局、创新成果产出与资源共享力度不足。未来，中医药防治骨关节退行性疾病应以明确的临床需求为导向，密切关注临床诊疗的关键问题，运用国际公认的研究方法，组建大团队开展联合科技攻关，尤其是以中医药方案循证评价（临床证据）、疾病早期生物标志物发现与证候生物学基础研究（生物样本）、病证结合慢性病风险评估（早筛早防）、中医关键技术装备研发（产品研发）等为攻关任务，努力实现高质量研究成果的产生、推广及转化，将创新性的成果反哺临床，形成可持续的科学研究证据链，进一步提升临床诊疗水平。

骨关节退行性疾病又称骨关节炎、骨关节病，是一种多发于中年以后，以软骨的变性、破坏和继发性骨质增生为特征的慢性关节疾病，临床表现主要为关节疼痛、活动受限和关节畸形。本病好发于负重大、活动多的关节，如膝关节、髋关节、远侧指间关节及颈椎、腰椎椎间小关节等，以膝关节最为常见。本病多见于50岁以上的女性，女性发病率高于男性。如果仅具有骨关节退行性X线改变而无关节症状者，只能称为增生性改变，只有同时具有关节疼痛、活动受限等症状时，才能称为骨关节炎或骨关节病。

本类疾病属于中医学"痹证"范畴，称"骨关节痹证"或"骨痹"。中医学文献对此的相关论述相当丰富。《素问·痹论》曰："风寒湿三气杂至，合而为痹也。"《素问·长刺节论》曰："病在骨，骨重不可举，骨髓酸痛，寒气至，名曰骨痹。"《素问·上古天真论》曰："女子……七七，任脉虚，太冲脉衰少，天癸竭。丈夫……七八肝气衰，筋不能动，天癸竭，精少，肾脏

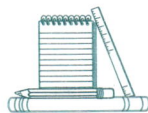

衰，形体皆极。"《景岳全书》曰："痹者，闭也，以气血为邪所闭，不得通行而病也。"综上所述，本类疾病主要是因风寒湿邪等侵袭、滞留关节而发病，但肝肾不足、筋骨失养是疾病发生的基础，随着年龄的增长，关节退变逐渐加重，发病率明显增高。另外，发病与劳损、外伤也存在一定关系。

一、病因病机

1. 中医病因病机

（1）肝肾不足   肝主筋，主藏血，"宗筋主束骨而利机关者也"，筋束节络骨，利关节之运动；肾藏精，主骨生髓，骨为干，是支持人体的支架。筋骨均有赖于肝血、肾精的滋养和温煦，肝肾旺盛，则筋骨强壮，关节滑利，运动灵活。《素问·五脏生成》曰："足受血而能步，掌受血而能握，指受血而能摄。"中年以后，肝气失调，肾气衰少，则筋骨失养，致骨髓空虚，筋挛拘急，复受劳伤或外邪而发本病。

（2）风寒湿邪   《素问·痹论》曰："风寒湿三气杂至，合而为痹也。"年臻老迈，肝肾不足，筋骨失荣，加以居地潮湿或当风露宿，或天气骤变，风寒湿三气乘虚侵袭，痹阻脉络。阳盛之体或阴虚有热者，感受外邪后易从热化，或因风寒湿痹日久，郁而化热，以致出现湿热蕴结之证。

（3）气滞血瘀   长期不良姿势或过度负重活动，以致筋骨劳伤，气血不活，经脉受阻，正如《素问·宣明五气》曰："五劳所伤……久立伤骨，久行伤筋。"或直接遭受外伤，使本已失荣的筋骨更易受损，脉络受阻，血溢脉外，气滞血瘀。气滞血瘀，可使筋肉不坚，荣养乏源，无力保护骨骼，充养骨髓，又不能约束诸骨，使关节过快过早发生退变。

综上所述，本病实为正虚邪实、本虚标实之证，肝肾不足是发病的内因，风寒湿邪侵袭、劳损、外伤为常见外因。

2. 西医病因病理
骨关节炎按病因学分类，有原发性和继发性两种。原发性骨关节炎为正常关节无明显局部致病原因情况下发生者，多见于50岁以上的女性；继发性骨关节病则继发于某种明确的原因，即在局部原有病变基础上发生，如关节畸形、关节损伤和关节感染后等。不过，这种划分只是相对的，有时原发性骨关节病与继发性骨关节病很难截然区分。

骨关节病的发生是从软骨退变开始的，具体发生机制仍未完全明了。其发病原因一般认为是生物性和机械性等多种因素共同作用的结果。在所有骨关节病发病因素中，年龄被认为是最危险的因素之一。随着年龄增高，关节软骨损伤的不断积累和自然退变均可致发病。其他，还有创伤、过度劳损、肥胖、炎症、遗传、代谢等，也被认为是很重要的发病因素。

骨关节炎的病理特征主要是关节软骨退变、软骨下骨改建和骨赘形成，还包括关节滑膜、关节液、韧带及关节囊等多种病理变化。正常的关节软骨面呈蓝白色，为透明软骨，有光泽，质地硬韧有弹性。关节软骨由软骨细胞和细胞外基质组成。软骨细胞产生细胞外基质，基质主要由Ⅱ型胶原、蛋白聚糖和水组成，胶原纤维排列成一种拱形网状结构，蛋白聚糖被胶原网络包绕。这种结构使关节软骨具有一定的黏弹性，为关节活动提供了一个耐摩擦、低阻力的润滑面，使关节能够承受相当大的压应力和剪切力。关节软骨无神经、血管和淋巴管，主要依靠关节活动时软骨基质的泵吸功能，从关节滑液和软骨下血管中获得营养。

在关节软骨发生磨损或软骨细胞出现代谢异常时，损伤的软骨细胞释放溶酶体酶和胶原蛋白酶等，使软骨基质降解，出现胶原蛋白网络断裂，网络中的蛋白聚糖降解。发病早期，局部软骨面变为白色、黄色或褐色，不透明，无光泽，压之较软。软骨表面原纤维暴露，称为原纤

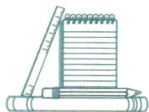

维化。随着病变向深层发展，形成裂纹、溃疡，发生软骨片状剥脱，软骨下骨板暴露。

软骨下骨的改建和软骨的变化几乎同时进行，甚至可能还要早。当关节软骨发生变化时，通过骨代偿性改建，有血管自软骨面周围和软骨下骨板向钙化软骨区侵入，入侵血管周围形成新骨沉积，因而使软骨下骨板致密、增厚和硬化。软骨面脱落后，裸露的软骨下骨板经磨光而呈象牙质。在负重区，致密骨的下方还出现囊性变，囊肿样骨腔内含黏液样、纤维样或软骨组织，囊腔边缘骨质硬化增厚，可能是关节负重运动时产生的压力波，通过骨裂孔传导至骨端松质骨，使骨小梁骨折、破坏、萎缩吸收所致。沿关节周围形成骨赘，骨赘中心与松质骨相连，外面被纤维组织或纤维软骨覆盖，通常认为是机体扩大关节承力面积的代偿性产物。

滑膜炎是骨关节炎关节积液、肿胀和疼痛的主要原因，主要由关节内的软骨碎屑引起。正常情况下，退行性的软骨碎屑由滑膜消化吸收，当滑膜不能再处理这些软骨碎屑时，则发生滑膜炎。骨关节炎早期，软骨碎屑附着于滑膜上，刺激滑膜，滑液分泌增加。在后期随着病变的加重，关节滑膜增生肥厚、滑膜会呈绒毛结节状，广泛纤维化。此外，关节囊、韧带也会发生挛缩，关节腔内有时会见数量不一、大小不等的游离体。游离体可能来自脱落的软骨碎片，也有可能是滑膜组织化生或周边骨赘骨折脱落产生，在关节活动时引起弹响、交锁和疼痛。

二、临床表现

本类疾病多发生于中年以后，继发性骨关节病较原发性骨关节病的发病年龄偏小。在 50 岁以上人群中，多数有不同程度的 X 线退行性改变，但只有少数人因出现临床症状而就诊。患者在临床上往往可以出现关节疼痛、肿胀、活动受限等症状，病程日久，可见肌肉萎缩，有明显的关节摩擦音（感）或捻发音，关节增大，甚至出现各种畸形。

1. 关节疼痛　是最早出现的主要症状，初起时多为轻度的、间歇性钝痛或隐痛，以后逐渐加重。当活动多、负重大，或天气突变受凉时加重，休息后可缓解。随着病情发展，至疾病后期，疼痛可变为持续性，难于负重，即使休息也不能完全缓解。发于髋关节者，疼痛部位可在髋关节前、后、内侧，亦可向大腿前侧或膝内侧放射。发于膝关节者，初起时髌骨下疼痛最为常见，随着病情的发展，疼痛部位以关节间隙为主，并发滑膜炎时全膝关节疼痛。指间关节往往疼痛可不明显。

2. 关节肿胀　在早期可很快发生，滑膜丰富的关节如膝关节尤为明显，可出现大量关节积液，位置表浅者可见明显肿大，以后变为持续性关节粗肿。

3. 活动受限　伴随疼痛出现，关节常处于某一位置或早晨起床时活动困难且伴疼痛，短时间活动后可恢复，一般不超过 30 分钟，称为晨僵和休息痛。指间关节往往表现为多个手指的晨僵，以远侧指间关节多见。后期可出现严重的关节功能障碍。

4. 关节畸形　病变后期患者关节固定于某一位置或出现畸形。如髋关节固定于屈髋、内收、外旋位，膝关节固定于屈曲位，出现内、外翻畸形，指间关节可见侧偏畸形。

5. 临床检查　病程日久，可见肌肉萎缩，屈伸活动时有明显的关节摩擦音（感）或捻发音，关节活动受限，以膝关节较为多见。年龄较大、病程较久者，可见关节骨端增大、变形，以膝关节、指间关节多见，膝关节可见膝内翻或外翻畸形，指间关节背侧可见偏于一侧的骨性结节隆突，严重者可呈侧偏畸形，以远侧指间关节多见。

三、诊断与鉴别诊断

根据患者年龄、临床症状和体征，以及影像学、实验室检查，诊断本类疾病并不困难。但

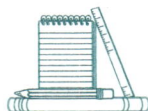

应注意不能将只有 X 线片改变，而无明显临床症状者简单诊断为骨关节炎。

1. 病史　原发性骨关节炎，起病隐匿，无明显诱因，往往缺乏明确的病史，继发性骨关节炎则有相关原发性疾病史，如创伤、先天性畸形、骨关节疾病等，在诊断时明确原发疾病具有重要意义。

2. 症状和体征　见临床表现。

3. X 线检查　在早期无明显变化，以后可见关节间隙狭窄，关节边缘及关节内骨赘形成，软骨下骨板致密硬化或囊性变，有时可见关节内游离体，后期可出现关节畸形或半脱位，下肢关节如髋关节、膝关节可出现关节对线不良畸形，即内翻、外翻畸形。

4. CT 表现　为受累关节间隙狭窄，软骨下骨硬化，囊性变和骨质增生等。CT 检查只可作为 X 线检查的一种补充，如检查脊柱、髌股关节显示优于 X 线片，检查关节内游离体较佳。

5. MRI 表现　为受累关节的软骨变薄、缺损，骨赘形成，软骨下骨骨髓水肿和囊性变，关节积液。MRI 对临床早期诊断有一定价值，还可用于疾病的鉴别诊断，排除肿瘤、骨坏死、结核等疾病。

6. 实验室检查　血、尿常规及血沉、C 反应蛋白一般都在正常范围。若伴有滑膜炎时，血沉、C 反应蛋白可轻度增高，关节液呈淡黄色，无或稍浑浊，质地微稠，镜下可见少量红细胞、白细胞。继发性骨关节病可出现与原发病相关的实验室检查异常。血液与关节液检查对排除其他骨关节疾病有鉴别诊断价值。

7. 鉴别诊断　主要包括类风湿关节炎、强直性脊柱炎、骨关节结核、股骨头缺血性坏死、痛风性关节炎、反应性关节炎、神经性关节炎、骨化性肌炎等。

（1）**类风湿关节炎**　好发于 30～50 岁，女性多见，呈多发性、对称性关节受累，尤其以双手小关节多见，但远侧指间关节很少受侵犯。常有全身症状及皮下结节等。类风湿因子阳性，血沉及 C 反应蛋白增高。

（2）**强直性脊柱炎**　年轻男性多见，有一定家族遗传倾向，发病缓慢，多见下腰部间歇性疼痛，晨僵明显，活动受限。X 线片早期常见骶髂关节炎表现，脊柱椎间小关节模糊，晚期呈竹节样改变。HLA-B27 常呈阳性，类风湿因子阴性。

（3）**骨关节结核**　起病缓慢，常伴有低热、盗汗、面颊潮红等全身症状，晚期患者全身呈慢性消耗性病态。病变关节有脓肿，血沉升高。X 线检查早期无明显改变，后期可见骨质破坏、关节间隙变窄。

（4）**股骨头缺血性坏死**　本病与髋关节骨关节炎在临床症状上有很多相同之处，均以髋关节隐渐性疼痛开始，逐渐出现持续性疼痛，活动受限，跛行。股骨头坏死者多有长期酗酒史，或糖皮质激素使用史，或髋部外伤或骨折史；在不同时期可有某些 X 线特征表现，如早期的新月征，中期的台阶征，后期的股骨头塌陷变扁，早中期关节间隙多正常，晚期关节间隙狭窄出现髋关节骨关节炎。MRI 可更早、更准确地做出诊断。

（5）**痛风性关节炎**　单关节受累多见，急性发作时局部红肿热痛，疼痛拒按，活动受限，血尿酸增高，后期可出现痛风石形成肿块。

（6）**反应性关节炎**　起病急，发病前 2～4 周常有肠道或者泌尿生殖系感染史，下肢大关节最易受累，呈非对称性，骶髂关节和脊柱也可累及。主要表现为关节肿胀红热，压痛及活动受限，同时可有结膜炎、尿道炎等表现，有很高的 HLA-B27 阳性率，类风湿因子阴性。本病与以脊柱、骶髂关节病变为主的强直性脊柱炎有明显区别。

（7）**神经性关节炎**　是继发于神经感觉和神经营养障碍的破坏性骨关节疾病。本病以关节

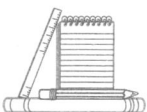

肿大、异常活动、关节积液为主要临床表现。关节出现明显的异常活动、明显的骨质破坏，但患者疼痛甚轻，这种不一致性是本病的特征。

（8）骨化性肌炎　为损伤的晚期并发症，在损伤局部出现肿块，关节功能障碍。X线片开始可见关节周围云雾状、棉絮状钙化，以后轮廓逐渐清晰形成骨化影。以肘关节较为多见。

（9）色素沉着绒毛结节性滑膜炎　本病可出现关节肿胀、疼痛、活动受限，亦可因关节内游离体形成而出现绞锁、弹响，但多发于青壮年，且常为单侧膝关节发病，关节周围有时可扪及结节状肿块，关节穿刺可见大量血性液体，后期X线检查可见关节面两侧有骨质缺损或骨赘形成。

（10）滑膜软骨瘤　本病主要症状为关节肿胀、疼痛和活动受限，有时伴有关节交锁、弹响。但该病常见于青壮年，多单侧膝关节发病，且X线检查常见关节内外多个大小不一的钙化或骨化结节，而关节间隙和关节面常无异常改变。

四、治疗

骨关节炎目前还缺乏治愈的方法，治疗的目的是缓解疼痛，减轻症状，延缓疾病进展，最大限度地改善或恢复关节功能，提高生活质量。疼痛明显时应适当休息，限制关节活动，减轻关节负重，累及下肢关节者，可用手杖助行。以药物与非药物疗法相结合的保守治疗为主，必要时需手术治疗。在一般治疗原则的指导下，应结合患者年龄、性别、体重、自身危险因素、病变部位、病变程度、患者诉求等，制订个体化的治疗方案。在治疗上要注重筋骨并重，不可偏废，必须把骨关节与周围软组织作为一个系统结构来考虑，做到治骨不伤筋、理筋勿损骨，达到筋骨修复，骨正筋柔，骨骼关节强壮有力。

1. 中医分型论治

（1）肝肾不足证　腰膝酸软，筋脉拘急，关节肿大，活动不利，或伴有耳鸣耳聋，健忘失眠，反应迟钝，发落齿摇等，舌淡少苔，脉细沉无力。治宜补益肝肾，舒筋活络。偏肾阳虚者，宜温补肾阳，方用金匮肾气丸加减；偏肾阴虚者，宜滋阴补肾，方用六味地黄丸加减。

（2）风寒湿痹证　关节冷痛重着，遇寒加重，得热则减，关节肿胀，活动受限，舌淡苔白，脉弦或沉紧。治宜祛风散寒除湿，舒筋通络。方用蠲痹汤加减。

（3）湿热蕴结证　关节红肿热痛，屈伸不利，触之灼热，口渴不欲饮，舌红，苔黄腻，脉濡数或滑数。治宜清热利湿，通络止痛。方用四妙散加减。

（4）气滞血瘀证　关节刺痛剧烈，痛有定处，痛处拒按，关节僵硬、活动受限，舌质暗紫，或有瘀斑，苔薄白或苔薄黄，脉沉涩或弦。治宜活血化瘀，通络止痛。方用桃红四物汤加减。

2. 中成药
可选用壮骨关节丸、抗骨增生胶囊、祛风止痛胶囊、风湿骨痛胶囊等，能缓解疼痛，改善关节功能。

3. 西药治疗

（1）控制症状药物　此类药物可较快地止痛和改善症状，但对骨关节病的基本病变结构不产生影响，主要包括非甾体抗炎药、对乙酰氨基酚和阿片类镇痛药。

1）非甾体抗炎药（NSAIDs）　由于具有良好的抗炎镇痛作用，此类药物是骨关节炎的主要治疗用药，尤其适用于急性期。其主要不良反应为胃肠道症状、肾功能损害、影响血小板功能和增加心血管不良事件发生的风险。选择性环氧化酶-2抑制剂，可减少这些不良反应。有些非甾体抗炎药对软骨基质的合成可能有抑制作用，因此，不应作为骨关节炎的长期治疗用药。

2）对乙酰氨基酚　骨关节炎疼痛由多种因素引起，对轻症可首选解热镇痛药，如对乙酰氨

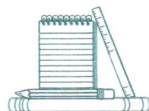

基酚。该药具有一定的镇痛效果，且胃肠反应小，但无明显抗炎作用。在有滑膜炎症状，对乙酰氨基酚治疗效果不佳时，可考虑选用非甾体抗炎药。

3）阿片类镇痛药 在骨关节炎疼痛剧烈，以上药物无明显效果时使用。该类药具有较强镇痛作用，但多有恶心、呕吐、眩晕或便秘等反应，且有一定成瘾性。可选用耐受性较好而成瘾小的药物，如可待因或盐酸曲马多等，使用时一般从低剂量开始使用，以镇痛有效的最低剂量为宜，以减少不良反应。丁丙诺啡透皮贴剂的胃肠道反应较轻，作用持续时间长，使用方便。

（2）改善病情的药物 又称为慢作用药物。这类药物虽然起效缓慢，但能减缓、稳定骨关节病软骨退变过程，缓解疼痛，改善关节功能，主要有硫酸氨基葡萄糖、盐酸氨基葡萄糖、硫酸软骨素和双醋瑞因等。

4. 外治法

（1）外用药物治疗 为骨关节炎首选的治疗方法。可选用祛风胜湿、活血通络的中药，配合中药离子导入、中药熏蒸、热敷等，达到消肿止痛之功效。亦可采用中成药包括各种膏药、药膏、贴膏及酊剂等，非甾体抗炎药物制剂有乳胶剂、凝胶贴膏等。外用药物可直接作用于病变区域，能有效缓解局部疼痛，改善关节功能，且避免了口服药物的不良反应。

（2）关节腔注射 可有效缓解疼痛，改善关节功能，包括注射透明质酸钠和糖皮质激素等。透明质酸是关节液和关节软骨基质的主要成分，每周 1 次，5 次为 1 个疗程，疗效可持续半年至 1 年左右。糖皮质激素注射只适用于骨关节炎伴发滑膜炎出现大量关节积液时，其具有较强的抗炎作用，可以快速缓解症状，但若大剂量反复使用，则阻碍软骨修复，加上用药后疼痛消失快，可导致关节过度使用而加重软骨损伤，故应慎重应用，1 年之内不应超过 3 次。另外，关节腔注射富血小板血浆，可促进关节内组织修复，改善关节症状，但其作用机制及长期疗效需进一步研究。

（3）其他疗法 可采用针灸、推拿、针刀、物理治疗等方法。针灸能疏通经络，祛痹止痛，可患处就近取穴或循经取穴，亦可采用温针灸。针刀、推拿手法在疼痛部位实施能舒筋通络止痛。超声、超短波电疗及磁疗法可促进炎症吸收，减轻关节疼痛，消除肿胀。

5. 手术治疗 骨关节炎经规范非手术治疗后效果欠佳，影响正常工作和生活，可考虑手术治疗。手术治疗的目的是缓解或消除疼痛，改善或恢复关节功能，矫正畸形。手术方式需根据患者实际情况而定，常用方法有关节镜下关节清理术、截骨术、人工关节置换术和关节融合术等。

（1）关节镜下关节清理术 可帮助进一步明确诊断，通过关节镜清理游离体、肥厚滑膜、破损半月板、骨赘等。用大量生理盐水冲洗，可较好地清除关节内致炎致痛因子及其他病理产物，明显减轻症状。对早、中期患者，特别是伴有机械性嵌顿交锁症状的效果较好，但其远期疗效存在争议。

（2）截骨术 多用于膝关节，可通过改变下肢力线，矫正畸形，最大限度地保留关节结构，缓解关节症状，改善功能。常用的手术方式为胫骨近端截骨术、股骨远端截骨术和新兴的腓骨近端截骨术。髋关节有髋臼旋转截骨术、髋臼周围截骨术、股骨上端截骨术等。

（3）人工关节置换术 骨关节炎晚期，持续严重疼痛及明显的关节畸形和功能障碍，经保守治疗无明显改善者，可考虑行人工关节置换术。单髁置换术应用 MIS 微创技术，可使患者减少疼痛，早期活动，迅速进行康复，很早就可恢复功能。目前临床较多开展的是人工全髋关节置换术、全膝关节置换术和单髁置换术，其他还有肩、肘、踝关节置换术等。

（4）关节融合术 髋、膝关节置换术等已在临床广泛开展，技术日臻成熟，疗效普遍良好。

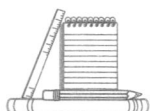

关节融合术已不作为治疗骨关节炎的常规手术。但对病损严重的踝关节、趾间关节、指间关节骨关节炎相对应用较多，疗效也较为满意。

（5）其他手术　目前尚有软骨移植、软骨细胞移植、微骨折手术等关节软骨修复手术，主要适用于年轻患者且病损面积小的负重区软骨病变，老年患者应慎用。

6. 练功疗法　练功疗法主要是加强关节周围肌肉力量训练和关节功能训练。肌肉训练如膝关节的股四头肌训练，可采用等长性肌肉收缩和等张性肌肉收缩的锻炼方法。关节功能训练以非负重情况下屈伸活动训练为主，以保持关节最大活动度。传统的太极拳、八段锦等练功疗法可缓解疼痛，增强肌力，提升关节活动度和平衡性。

五、预防与调护

首先要注意患者的健康教育，讲解本病发生及发展规律，认识本病的发生不仅与年龄有关，还与劳损、外伤、肥胖、炎症、代谢、遗传、内分泌等多种因素有关。因此，要消除或避开不利因素，如肥胖患者应节制饮食、减轻体重，避免关节过度负重，如爬山、频繁上下楼梯等。对不良姿势及关节畸形应合理使用支持工具或尽早治疗矫正，纠正各种内分泌、代谢性紊乱。

要树立治病信心，合理化起居，通过简单而有效的措施，达到减轻症状、改善功能的效果。要避风寒，防潮湿，夏天使用空调温度不宜过低，冬天注意保暖；同时加强合理化的运动锻炼，动静结合，适当锻炼，可使筋骨强健，对保持和改善肌力、关节功能、关节稳定有利。避免剧烈运动，避免久坐久站久行，不使关节处于某一体位长久不动等，均可以延缓关节软骨的退变。应制订合理适宜的运动方案，以散步、太极或游泳、骑自行车等轻柔舒缓运动为主，同时要重视关节稳定性的保护，避免各种机械性损伤的发生。当症状急性发作时，应注意休息保护。骨关节炎患者多数可以进行基本正常生活，虽有关节肿痛，活动受限，但终至不至于残疾。

项目二　髋关节骨关节炎

> 【学习目标】
>
> 掌握：髋关节骨关节炎的主要临床表现、诊断及治疗方法。
>
> 熟悉：髋关节骨关节炎的病因病机。
>
> 了解：髋关节骨关节炎的预防与调护。

髋关节是骨关节炎的好发部位之一。本病以髋关节疼痛、僵硬、活动受限为主要临床表现，发病率随着年龄的增加而增加，以中年以上者居多，尤其是老年人，男性多于女性，单侧多于双侧。本病可分为原发性和继发性，但临床上继发性较为常见。

一、病因病机

本病属中医学"痹证"范畴，称"骨关节痹证"或"骨痹"，其中医病因病机参见本模块相关内容。

髋关节骨关节炎分为原发性和继发性两种。原发性髋关节骨关节炎，可能受年龄增长、遗

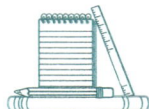

传、体质、代谢及内分泌等因素影响，使关节软骨发生退变所致，常是两侧关节同时受累，病程进展缓慢，预后较继发性相对较好。继发性髋关节骨关节炎的原发疾病，主要为髋臼发育不良、先天性髋关节半脱位、股骨头骨骺骨软骨病、股骨头骨骺滑脱、股骨头缺血性坏死、类风湿关节炎等，约占此型发病的 80%，此外，下肢不等长，髋内、外翻畸形，以及各种髋部外伤、感染也是发病的重要因素。继发性者一般为单侧发病，进展较快，预后相对较差。

在多种不同因素作用下，髋关节软骨面所承受应力分布不均匀或过于集中，使传导到软骨细胞的机械应力增大，关节软骨发生磨损或软骨细胞、软骨基质代谢异常，软骨细胞释放基质金属蛋白酶，胶原和蛋白聚糖发生降解，使软骨基质成分破坏，最终导致关节软骨发生退变、碎裂、脱落、骨质裸露。以髋关节外上方受累最多见，这可能与髋臼发育不良发生率较高有关。在原有软骨和新生软骨降解的过程中，产生的颗粒和降解产物进入滑膜衬里，引起细胞吞噬反应，导致滑膜炎症和渗出，滑膜产生的炎性因子反过来又加速了软骨的破坏。当侵蚀进展到软骨下骨板和骨髓时，软骨下骨板致密硬化呈象牙质变，软骨下骨可出现大小不等的囊样改变。由于髋关节应力改变，沿髋臼盂唇形成骨赘，覆盖于股骨头外上方，通常认为是机体试图扩大关节承力面积的代偿性结果。后期关节间隙狭窄，骨赘形成，股骨颈变短变粗，股骨头变扁增大，滑膜肥厚纤维化，关节囊及周围韧带挛缩，关节功能发生障碍。

二、临床表现

本病多见于中年以后，继发性髋关节骨关节炎较原发性的发病年龄偏小，原发性者一发病即表现为髋关节骨关节炎。

1. 疼痛 起病隐匿、发展缓慢，早期仅在过度活动或劳累后感到髋部轻微胀痛或酸痛不适，休息后好转。随着病情发展，疼痛逐渐加重，严重时股骨近端骨内压增高会出现静息痛。疼痛常位于髋关节前、后、内侧，以腹股沟处多见，并可向大腿内侧、膝关节附近放射。

2. 关节僵硬 受累髋关节常有僵硬感，表现为"晨僵"，即在晨起或长久固定某一姿势后，感觉关节活动不灵活，但活动片刻后可缓解，一般持续时间不超过 30 分钟。伴随着疼痛加重，可逐渐出现患侧跛行。

3. 活动受限 早期常较轻微，随着病情进展，症状逐渐加重，髋关节活动范围逐渐减小。首先表现在髋关节内旋和外展活动，随后为内收、外旋和屈伸受限，极少数甚至固定于屈髋、内收、外旋位。

4. 髋关节检查 早期体征不明显，局部皮肤不红，皮温不高，局部压痛，尤其髋关节前方更明显。极少数严重者晚期可见髋关节常处于屈曲、内收、外旋畸形位，因为此体位时关节囊相对最松弛，关节容积最大，关节积液所造成的压力最小。髋关节被动内外旋转时疼痛明显，托马斯征阳性，"4"字试验阳性。

三、诊断与鉴别诊断

根据患者的病史、临床症状体征、影像学和实验室检查，诊断髋关节骨关节炎并不困难。但诊断时需综合考虑，不能将未见明显临床症状者简单确诊为本病。

1. 病史 原发性髋关节骨关节炎，往往没有明确的病史；而继发性者，则有髋关节原发性疾病史，如髋臼发育不良、髋关节半脱位、股骨头缺血性坏死等，在诊断时明确原发疾病具有重要意义。

2. 症状和体征 见临床表现。

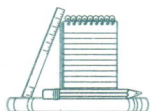

3. X线检查 本病早期无明显变化，以后可见关节间隙狭窄，骨质硬化，髋臼盂唇周围骨赘形成，股骨颈变短、变宽，股骨头变扁，股骨头承重区硬化骨面下和髋臼外上方可见单个或多个大小不等的囊样改变，囊样变周围骨质硬化。有时可见关节内游离体，严重者可见股骨头外上方半脱位（图4-2-1、图4-2-2）。股骨头缺血性坏死者有早期的新月征、中期的台阶征、后期的股骨头塌陷变扁不同时期的X线特征表现，尽管晚期关节间隙狭窄出现骨关节炎，但股骨头变形程度远大于本病。

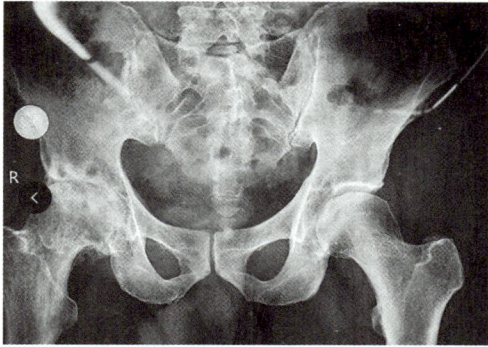

图4-2-1 股骨头囊性变

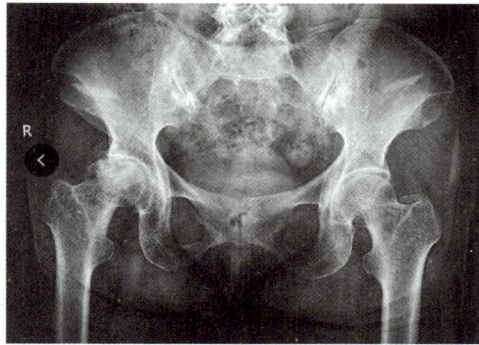

图4-2-2 周围骨质硬化

4. CT检查 可见髋关节间隙狭窄，软骨下骨质硬化，股骨颈、股骨头变形，股骨头和髋臼囊性变和髋臼骨赘形成等。CT检查只可作为X线检查的一种补充，临床比较少用。

5. MRI检查 表现为髋关节的关节软骨退变，软骨变薄、缺损，骨赘形成，软骨下骨囊肿形成，骨髓水肿，关节滑液渗出，关节腔积液，滑膜增厚等。MRI对临床早期诊断本病有一定价值，主要对于早期的软骨异常、小囊变及滑膜炎更为有效。

6. 实验室检查 无特异性改变，血常规、尿常规、血沉、C反应蛋白一般都在正常范围。关节穿刺时关节液检查，可见关节液呈淡黄色，清晰透明、微稠，蛋白定性试验阳性。

根据患者的症状、体征、X线表现及实验室检查，一般不难诊断髋关节骨关节炎。膝关节和髋关节骨关节炎诊断标准可参照中华医学会骨科分会制订的《骨关节炎诊治指南（2007年版）》。

膝关节骨关节炎的诊断标准：

（1）近1个月内反复膝关节疼痛。

（2）X线片（站立或负重位）示关节间隙变窄、软骨下骨硬化和（或）囊性变、关节缘骨赘形成。

（3）关节液（至少2次）清亮、黏稠，白细胞<2000个/毫升。

（4）中老年患者（≥40岁）。

（5）晨僵≤3分钟。

（6）活动时有骨摩擦音（感）。

其中：综合临床、实验室及X线检查，符合（1）+（2）条，或（1）+（3）+（5）+（6）条，或（1）+（4）+（5）+（6）条，可达到膝关节骨关节炎的诊断标准。

髋关节骨关节炎的诊断标准：

（1）近1个月反复髋关节疼痛。

（2）血沉≤20mm/h。

（3）X线片示骨赘形成，髋臼缘增生。

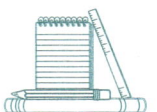

（4）X线片示髋关节间隙变窄。

其中，满足诊断标准（1）+（2）+（3）条或（1）+（3）+（4）条，可诊断为髋关节骨关节炎。

7. 相关疾病鉴别　在诊断髋关节骨关节炎时，一定要区分原发性与继发性，并与相关疾病进行鉴别，以免发生漏诊和误诊，主要包括强直性脊柱炎、股骨头缺血性坏死、类风湿关节炎、骨关节结核等。具体鉴别参见本模块相关内容。

四、治疗

本病的治疗目的和治疗原则可参照本模块骨关节退行性疾病的治疗。髋关节是负重关节，疼痛明显时应限制关节活动，减轻关节负重，可用手杖或拐杖等助行器行走。另外，减轻体重可明显减轻髋关节的负担，缓解症状。应采用个体化治疗，结合患者年龄、性别、体重、自身危险因素及病变程度，选择合适的治疗方案。

1. 中医分型治疗　本病可按肝肾不足、风寒湿痹、湿热蕴结、气滞血瘀4个证型辨证，分别采用"补益肝肾，舒筋活络；祛风散寒除湿，舒筋通络；清热利湿，通络止痛；活血化瘀，通络止痛"之法。亦可采用中成药治疗。具体可参见本模块项目一。

2. 西药治疗　西药治疗主要采用控制症状和改善病情两大类药物，具体用药可参见本模块项目一。

3. 外治法

（1）外用药物治疗　治疗髋关节骨关节炎，主张首选局部外用药物治疗，症状较重者，也可配合使用内服药物消炎镇痛，临床可选用中药进行熏洗、中药离子导入、热敷治疗。中成药外用，包括各种膏药、药膏、贴膏及酊剂等。亦可用非甾体抗炎药物制剂局部外用，如乳胶剂、凝胶贴膏等。

（2）关节腔注射药物　穿刺、注射部位常选髋关节前方，髂前上棘与耻骨结节连线中点的外下方约2cm处，股动脉外侧垂直进入，必要时可在超声波、CT引导下进行。高强度证据支持关节腔内应用糖皮质激素，可短期改善症状性髋关节骨关节炎患者的功能，并减轻疼痛，但不推荐使用关节内注射透明质酸，因关节内注射透明质酸对髋关节症状性骨关节炎患者改善功能、减轻僵硬和疼痛的效果并不优于安慰剂。

（3）其他治疗　包括针灸、推拿、针刀以及各种电疗、磁疗等方法。临床使用时可将各种理疗与局部推拿相结合。先行局部理疗，然后再给予局部手法弹拨，可以较好地改善局部血液循环，起到舒筋活络、通络止痛的作用，能明显解除肌肉痉挛，增加关节活动功能。

4. 手术治疗　髋关节疼痛和功能障碍明显，严重影响患者工作生活，经保守治疗无效，则需采取手术治疗。具体的手术方法应根据关节软骨损伤情况、患者年龄和个人意愿而定。

（1）关节镜下关节清理术　对于关节负重面软骨比较完整，边缘骨赘增生明显或关节内游离体形成者，可行关节清理术。关节镜下可清楚了解关节内病变，刨削增生炎变滑膜，磨削部分骨赘，清除游离体等病变组织，解除关节内交锁因素和功能紊乱，阻断炎症过程的恶性循环，从而达到减轻症状的目的。

（2）截骨术　对于明显髋内、外翻畸形或髋关节包容性不良，但关节面软骨仍比较完整的患者，通过髋臼截骨、股骨上端内外翻截骨矫形术等，可矫正畸形，改善负重力线，增加髋臼包容覆盖率，可以更好地改善关节面应力负荷，对于减轻症状和改善关节功能都有一定效果，并可以延缓骨关节炎进程，推迟行人工关节置换术的时间。

（3）闭孔神经切除术　适用于以髋关节疼痛为主要症状，而关节软骨破坏不明显者。术前

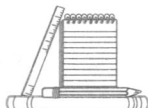

应常规进行闭孔神经封闭试验，进一步明确手术适应证，即采用 1% 利多卡因骨盆外进行闭孔神经封闭，当封闭后关节疼痛明显减轻者，则适合此手术。

（4）人工关节置换术　髋关节疼痛明显持续加重，严重功能障碍，关节结构病变较重，且患者年龄 50 岁以上，无严重心、脑、血管疾病者，可采用人工全髋关节置换术。本术能较好地解除关节疼痛，改善关节功能活动和均衡肢体长度。

（5）关节融合术　病变仅限于一侧髋关节，关节面破坏严重，活动明显受限，而患者又比较年轻，特别是从事体力劳动，同意接受术后髋关节相对稳定的强直状态者，可考虑予髋关节融合术。但如其他关节亦有病变，特别是对侧髋关节，或同侧膝、踝关节有严重病变者，则不适宜做此类手术。

（6）其他手术　目前尚有软骨移植、软骨细胞移植等关节软骨修复手术在临床应用，但还处于起步阶段，主要适用于年轻患者，且为小面积负重区软骨缺损，老年患者应慎用。

5. 练功疗法　练功疗法主要是加强关节周围肌肉力量训练和关节功能训练。具体可参见本模块项目一

五、预防与调护

首先要患者了解髋关节骨关节炎的病因、病机及预后，虽然临床表现为髋关节疼痛、僵硬、活动受限，但最终很少会出现关节强直而致残，应消除恐惧心理，减轻压力，增强治病信心。

髋关节是身体主要负重关节之一，当身体负荷过大时，最易导致损伤而退变。为防止髋关节骨关节炎的发生，应首先避免或改善加重髋关节负荷的不利因素。如身体肥胖者，应控制饮食，减轻体重；减少跑跳运动和避免久坐久站久行，避免习惯性跷二郎腿，必要时可借助拐杖、手杖予以支持保护。要加强关节周围肌肉和韧带的运动，既可以起到稳定关节、防止损伤的作用，又可以缓解关节周围软组织痉挛而止痛。宜进行非负重的有氧锻炼，如游泳、骑自行车、散步等，切莫进行不当或过度活动，这反而容易导致髋关节的损伤。

项目三　膝关节骨关节炎

【学习目标】

掌握：膝关节骨关节炎的主要临床表现、诊断及治疗方法。

熟悉：膝关节骨关节炎的病因病机。

了解：膝关节骨关节炎的预防与调护。

膝关节是临床最常见的骨关节炎发病部位之一。本病以膝关节疼痛、肿胀、僵硬、活动受限、畸形为主要临床表现，并发滑膜炎则肿胀比较明显，可分为原发性和继发性两种。本病早期以内侧胫股关节面和髌骨关节面单独或混合受累最多，而外侧胫股关节面受累较轻；后期则全关节均可累及。发病人群以老年人群为主，尤其是 50 岁以上的女性。随着人口老龄化的进程，本病发病率呈逐渐上升趋势，严重影响老年人的生活质量和活动能力，越来越引起人们的重视。在所有骨关节炎中，需要采取治疗，特别是外科手段干预的比例，以膝骨关节炎最高。

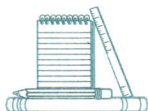

一、病因病机

本病属中医学"痹证"范畴，其中医病因病机参见本模块项目一。

原发性膝关节骨关节炎，多见于 50 岁以上的女性，尤其是肥胖者。随着年龄的增长，发生老年性组织退变，关节软骨变得脆弱，再加上积累劳损是起病的主因。继发性膝关节骨关节炎，常见因素有膝关节内、外翻等畸形，膝部骨折、脱位、韧带损伤、半月板损伤，膝关节感染。不恰当的糖皮质激素的使用，也可能导致本病的发生。

膝关节是全身最大、最复杂的关节，由股骨下端、胫骨上端和髌骨构成。关节囊附着于股骨、胫骨和髌骨的关节面周缘，辅助结构较多。囊外有髌韧带、两侧副韧带和腘斜韧带；囊内有前、后交叉韧带，膝横韧带，内、外侧半月板。这些对关节的稳固起决定作用。正常膝关节有 6 个方向的运动，即 3 种平移运动（前后、内外、上下）和 3 种旋转运动（屈伸、内外旋、内收外展），其受韧带、关节囊、骨性匹配度、半月板，以及相关的神经肌肉控制。这些组织如因各种原因失去动能作用，均会使膝关节的应力异常而导致骨关节炎。膝关节长期静止不动也会使软骨失去营养而退变、韧带短缩而发生骨关节炎。这与中医学认为筋肉不坚，无以濡养，无力保护骨骼，充养骨髓，又不能约束诸骨，使膝关节逐步发生退变完全符合。

膝关节骨关节炎有以下病理变化。当人体渐趋老化，或因损伤、疾病，关节软骨中Ⅰ型胶原纤维退化，逐渐出现断裂及变短，使关节软骨失去弹性，接着便发生软骨断裂、软化起疱、糜烂与溃疡，使软骨表面呈毛刷状，不平的软骨面相互摩擦，半月板因此受损；受损的半月板又会使关节软骨产生摩擦，使关节软骨损毁进一步加重；随着疾病的发展，软骨脱落使软骨下骨裸露硬化，软骨下骨出现囊性变，局部有骨坏死与骨质疏松；病变关节的关节囊增厚，和邻近骨组织有粘连，滑膜组织可发生炎症性改变；在软骨基部或关节边缘出现软骨内成骨，最终生成骨赘。如上所述，筋的损伤可累及骨节，骨节的破坏可致筋肉病变。这充分反映了中医学的损骨能伤筋、伤筋亦能损骨、筋骨同病的理念。另外，在软骨下骨出现囊性变时，局部有骨坏死与骨质疏松，体现了本病虽称为"骨痹"，亦有"骨痿"与"骨蚀"的内涵，尤其是后期患者可出现关节痿弱无力，"骨痿"体现得更加充分。

二、临床表现

本病多见于中年以后，原发性者以 50 岁以上的女性常见，预后较好；继发性者相对年龄偏小，但预后较差。本病主要临床表现为早期的疼痛、肿胀和关节僵硬，后期可出现活动受限和关节畸形。

1. 疼痛　起病缓慢隐渐，初起疼痛轻微，以髌骨下疼痛最为常见，劳累或受凉后加重，尤以上、下楼梯或下蹲时明显，休息后缓解。随着病情的发展，疼痛会越来越明显，甚至出现静息痛，部位以受累关节的间隙为主。如出现滑膜炎，则会出现全膝关节疼痛。

2. 关节肿胀　早期可呈现发作性关节肿胀，当并发滑膜炎时，可出现大量关节积液，可见膝关节明显肿大；至后期因关节骨端增大变形，滑膜增厚，肿大变为持续性。

3. 关节僵硬　关节僵硬伴随疼痛而出现，常在晨起或长久固定某一体位而突然变换姿势时，出现关节僵硬，活动片刻后减轻，活动过多又加重，僵硬持续时间不超过 30 分钟，此情况称为"晨僵"。由于膝关节内常伴有半月板损伤或游离体，部分患者可出现关节交锁。

4. 活动受限和畸形　后期关节周围组织挛缩、骨赘形成，可见关节骨端增大、变形，活动范围越来越小，少数甚至固定于某一屈曲位置，部分出现内、外翻畸形，尤以膝内翻更加常见。

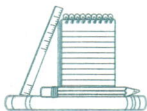

5. 膝关节检查　可见膝关节肿胀，股四头肌萎缩，关节屈伸活动时常有摩擦音或弹响，关节间隙常有压痛，尤其膝内侧压痛更为明显。浮髌试验、髌骨研磨试验、内外翻应力试验多为阳性。当伴有半月板损伤时，麦氏征常为阳性。

三、诊断与鉴别诊断

1. 诊断　膝关节骨关节炎主要依据患者的病史、临床症状体征、影像学和实验室检查，并综合考虑各种情况，方能确诊为本病。

（1）病史　原发性膝骨关节炎常无明确的病史，继发性膝骨关节炎常有膝部骨折、脱位、半月板、韧带损伤病史，膝关节内外翻畸形或膝关节感染性病变等病史。

（2）症状和体征　见临床表现。

（3）X 线检查　早期 X 线检查常无明显异常，以后可见髌股关节狭窄、胫股关节内外侧间隙非对称性狭窄，软骨下骨硬化和囊性变，关节边缘及关节内增生和骨赘形成，胫骨髁间嵴尖锐，部分关节内可见游离体，晚期甚至可见膝关节内、外翻畸形或半脱位。站立负重位摄片可更精确测量膝关节间隙、显示变窄的程度与范围，易于观察膝关节内翻、外翻及半脱位的程度。下肢全长片易于观察膝关节力线及股骨干、胫骨干有否畸形。髌骨轴位片易于显示髌股关节间隙。

（4）CT 检查　可见膝关节间隙狭窄，软骨下骨硬化，囊性变，骨赘形成和游离体等。CT 观察髌股关节病变较有价值，对膝关节内游离体亦有帮助。

（5）MRI 检查　可表现为膝关节的退行性变，软骨变薄、缺损，骨赘形成，软骨下骨骨髓水肿和囊性变，关节腔积液及腘窝囊肿，半月板损伤及变性，韧带损伤。MRI 检查有助于发现和评估关节及相关组织的病变程度，还有助于疾病早期的鉴别诊断。

（6）实验室检查　一般无特异性改变。当伴有严重滑膜炎时，血沉和 C 反应蛋白可能出现轻度升高。关节液检查呈淡黄色，清晰透明、微稠，黏蛋白定性试验阳性，可见白细胞轻度增多，偶见红细胞。

（7）关节镜检查　可见关节滑膜明显增生肥厚，充血水肿，以髁间窝及髌上囊聚集最明显，多呈绒毛状。关节软骨发黄灰暗、软化漂浮、溃疡或脱落、软骨下骨板外露，呈象牙质变。关节边缘骨赘形成，胫骨髁间棘尖锐，股骨髁间窝变浅，半月板退变或破裂。

膝关节骨关节炎具体诊断标准参照《骨关节炎诊治指南（2007 年版）》。

2. 鉴别诊断　在诊断膝关节骨关节炎时，一定要分清原发性与继发性，并与相关疾病进行鉴别，以免发生漏诊和误诊，主要包括类风湿关节炎、骨关节结核、色素沉着绒毛结节性滑膜炎、滑膜软骨瘤病等。具体鉴别参见本模块项目一。

四、治疗

本病的治疗目的和治疗原则可参照本模块项目一骨关节退行性疾病的治疗。在所有骨关节炎中，膝关节骨关节炎的治疗方法最多，迄今为止尚无可以有效逆转、中止骨关节病病程，或改变骨关节病的病理结构的方法。但通过治疗，可以减轻症状，改善关节功能，增强关节稳定性，延缓病变进程，所以治疗时应根据患者的不同情况，选用恰当的方法治疗。

1. 中医分型论治证　属肝肾不足者，予以补益肝肾、舒筋活络；风寒湿痹者，予以祛寒除湿、舒筋通络；湿热蕴结者，予以清热利湿、通络止痛；气滞血瘀者，予以活血化瘀、通络止痛。亦可采用中成药治疗。具体可参见本模块项目一。

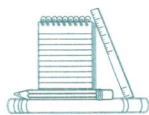

2. 西药治疗　西医治疗主要采用控制症状和改善病情两大类药物，具体用药可参见本模块项目一。

3. 外治法

（1）外用药物　治疗膝骨关节炎首选局部外用药物治疗，症状较重者，可与内服消炎镇痛药物同时进行。中药外用可以采用熏洗、中药离子导入、热敷等治疗。常用外用药物还有膏药、药膏、贴膏、酊等中成药，乳胶剂、凝胶贴膏等非甾体抗炎药。

（2）关节腔注射　可参见本模块项目一。透明质酸钠临床使用较广泛，注意使用时应尽量抽尽关节积液。糖皮质激素可加重关节软骨损害，使膝关节软骨退变进一步加重，所以应慎重使用，只在滑膜炎较重而其他药物治疗未见明显好转时使用。

（3）其他治疗　包括针灸、推拿、针刀和各种电疗、磁疗等方法，可以起到较好的舒筋活络、消肿止痛作用，能明显缓解疼痛，增加关节活动功能，可以根据患者的不同情况选择使用。

4. 手术治疗　手术治疗主要包括以关节镜为代表的微创手术、以关节置换为代表的开放手术和关节周围截骨术三类。主要适用经保守治疗无法控制症状，且关节功能明显受限或关节畸形，严重影响患者的生活质量者。具体手术方法应遵循个体化治疗，依据患者年龄、关节情况、个人意愿而确定。

（1）关节镜下关节清理术　通过关节镜清理半月板碎片、游离体、增生的滑膜及其他病理结构，并可进一步明确诊断，对早、中期患者，特别是伴有机械性症状者近期效果较好，但远期疗效存在争议。对膝关节退变严重，关节间隙狭窄较明显的患者疗效较差。

（2）截骨术　截骨术能通过改善关节力线平衡，缓解关节疼痛，最大限度地保留关节结构，适用于青中年活动量大，明显膝关节内、外翻畸形，力线不佳的单间室病变者（内侧或外侧关节间隙）。常用的手术方式有胫骨近端截骨术、股骨远端截骨术和腓骨近端截骨术。

（3）人工关节置换术　对老年患者，正规保守治疗效果不佳的进展期、终末期患者，可考虑行人工关节置换术。①全膝关节置换术：为膝关节骨关节炎的最终治疗手段，适用于严重的膝关节多间室骨关节炎，属终末期改变者，远期疗效确切。②单髁关节置换：病变范围局限于单间室的膝关节置换，尽可能保留膝关节的正常结构，针对性更强，手术创伤更小。

（4）关节融合术　随着膝关节置换技术的成熟，关节融合手术已不作为常规手术，更多地被应用于少数不适合人工关节置换术患者，如人工关节置换术失败、膝关节感染等。

（5）其他手术　目前尚有软骨移植、软骨细胞移植、微骨折手术等关节软骨修复手术，移植治疗尚处于起步阶段，应针对小面积负重区软骨缺损的年轻患者使用，老年患者应慎用。

5. 练功疗法　练功疗法主要是加强关节周围肌肉力量训练和关节功能训练。膝关节骨关节炎肌肉训练以股四头肌训练为主，功能训练强调非负重下训练。

五、预防与调护

首先要了解膝骨关节炎的发病情况，充分认识膝骨关节炎的性质和预后，消除患者的恐惧心理，减轻压力，从而增强治病信心。饮食上要忌肥甘厚腻，戒烟少酒，宜常食牛奶、蛋类、豆制品、蔬菜和新鲜水果。

膝关节骨关节炎与体重存在相关性，体重减轻可缓解关节疼痛和功能障碍，故应控制饮食，减轻体重。可采用手杖、拐杖、护膝等，减少膝关节负重。对存在轻度膝关节内、外翻畸形者，可佩戴相应矫形支具，以达到一定的平衡关节面负荷的作用。应适当加强关节周围肌肉和韧带的有氧锻炼，如游泳、骑自行车、散步；加强关节功能训练，在非负重位下进行关节屈伸活动，

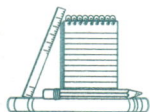

以保持关节最大活动度，如空中蹬车等。忌登山、爬楼梯及深蹲活动。因爬楼梯等时膝关节承受的压力是人体自身重量的 3 倍左右，明显增加了关节的负荷。

项目四 踝关节骨关节炎

【学习目标】

掌握：踝关节骨关节炎的主要临床表现、诊断及治疗方法。

熟悉：踝关节骨关节炎的病因病机。

了解：踝关节骨关节炎的预防与调护。

踝关节骨关节炎是一种以踝关节局灶性软骨退行性变、关节边缘骨赘形成、关节畸形和软骨下骨质硬化为特征的慢性关节疾病。女性发病率高于男性。

踝关节骨关节炎发病率仅次于髋关节和膝关节。原发性踝关节炎发病较少，多为继发性。其特点为踝关节软骨损伤后，滑膜肿胀增生，继发关节间隙变窄、软骨脱落、骨赘生成等一系列骨质病理变化，引发踝部疼痛、肿胀、活动受限等症状。

一、病因病机

本病属中医学"痹证"范畴，其中医病因病机参见本模块项目一。

踝关节骨关节炎多发生于某些特殊职业者，常见于以下肢运动为主的足球、体操等运动员，重体力劳动者如搬运工人，长期从事爬山登高者如野外考察队员等。从事这些职业的时间越长，本病的发病率及严重程度越高。此外，也见于反复踝扭伤后韧带松弛，关节不稳，或运动中关节发生超常范围的活动致关节软骨受损者。踝关节反复扭伤后可导致急、慢性滑膜炎，关节积血、积液，滑液成分改变，影响软骨的营养及润滑，致使软骨进一步退变；若暴力较大可使韧带断裂，关节松弛或踝关节半脱位，导致关节软骨损伤、软骨骨折、软骨剥脱等。踝关节骨折时，关节面结构常遭破坏，骨折、脱位复位不佳或复位不及时，关节面不平整，后期均可并发骨关节炎。身体超重，踝关节超负荷，致使关节软骨磨损增加，或下肢骨折畸形愈合、发育畸形，使踝关节面力线改变，负重不均，磨损关节软骨。踝关节其他疾病，如踝关节化脓性感染、结核、痛风、类风湿关节炎及大骨节病等，均可继发踝关节骨关节炎；或固定过久和功能训练不够，以致关节软骨缺乏生理性压力刺激，软骨缺乏营养而退变。

二、临床表现

早期有关节晨僵感，活动后缓解，病情进展后可出现运动或劳作后踝关节疼痛，但休息后可以缓解，症状可持续数年甚至十几年，以后出现较为典型的骨关节炎临床表现。

1. 踝关节肿痛 踝关节疼痛由运动后疼痛变为运动痛，由休息后疼痛消失变为有休息痛，且伴有关节肿胀，时消时显。

2. 踝关节交锁 如有关节鼠，常可发生踝关节交锁，滑膜增生严重时也可卡于关节间隙中出现交锁症状。

3. 踝关节活动受限 踝关节伸屈活动受限且逐渐加重。

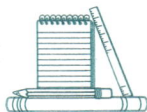

4. 踝关节检查　踝关节间隙压痛，可出现在一侧，也可见关节周围弥散性压痛。关节滑膜肥厚、积液。踝关节伸屈及内外翻时疼痛，活动受限，可触到骨赘的骨性隆突，偶可发现交锁。

三、诊断与鉴别诊断

根据患者病史、临床症状体征、影像学和实验室检查，即能明确诊断踝关节骨关节炎。

1. 病史　原发性踝关节骨关节炎，往往没有明确的病史，继发性踝关节骨关节炎则有相关原发性疾病史，如踝关节损伤史等。

2. 症状和体征　见具体临床表现。

3. X 线检查　站立位摄片十分必要，早期 X 线片可表现正常，以后出现胫骨前后唇、距骨关节面唇样增生，内、外踝变尖。胫骨后缘可增生甚至折断，似距后三角骨。此外，可显示关节鼠，距骨剥脱性骨软骨炎时可见距骨上关节面内或外有脱钙或骨块。

4. CT 与 MRI 检查　CT 在踝关节疾病中不作为一线的检查项目，其敏感性、准确性和费用效能并无优势。MRI 在软组织显像方面有优势，对骨关节炎诊断意义不大，一般用于诊断踝关节软骨及周围韧带损伤情况、胫后肌腱是否断裂等。

5. 相关疾病鉴别　在诊断踝关节骨关节炎时，一定要分清原发性与继发性，并与相关疾病进行鉴别，以免发生漏诊和误诊，主要包括痛风性关节炎、类风湿关节炎、神经性关节炎等。具体鉴别参见本模块项目一。

四、治疗

本病可参照本模块项目一骨关节退行性疾病的治疗。疼痛明显时应限制关节活动，减轻关节负重，可用护踝、手杖或拐杖等助行器行走。应采用个体化治疗，结合患者年龄、性别、体重、自身危险因素及病变程度等，选择合适的治疗方案

1. 中医分型论治　证属风寒湿痹者，治以祛风散寒、行气活血；证属湿热痹阻，治以清热利湿、活血消肿；证属血瘀痹阻，治以活血化瘀、通络止痛；证属肝肾亏虚，治以滋阴壮阳、补益气血。亦可采用中成药治疗。具体可参见本模块项目一。

2. 西药治疗　西药治疗主要采用控制症状和改善病情两大类药物，具体用药可参见本模块项目一。

3. 外治法

（1）针灸　可用毫针针刺丘墟、昆仑、悬钟、三阴交、解溪、太冲等穴，也可在上述穴位用温针灸，留针 20 分钟，10 次为 1 个疗程。

（2）物理疗法　可选用热疗、水疗、蜡疗、超声波、醋离子导入等，可缓解疼痛和伴发的肌肉痉挛，有助于维持及恢复关节功能。关节运动前 15 ～ 20 分钟的热疗，有助于缓解关节疼痛和减轻僵硬。

（3）中药熏洗　可用海桐皮汤或骨科外洗药水煎熏洗踝关节，或者用消瘀散和蜂蜜调敷，也可用狗皮膏外贴等。

4. 手术治疗　长期保守治疗无效，症状严重影响活动，或者有关节游离体、反复交锁者宜手术治疗。手术方法视病情而定。

（1）关节镜下关节清理术　适用于中晚期踝关节的骨关节炎伴有有症状的关节内游离体、关节纤维化、骨赘或小软骨缺损。在踝关节镜下进行手术，切除增生肥厚粘连的滑膜、关节内纤维化的组织，摘除游离体，去除骨赘，修整小软骨的缺损等。

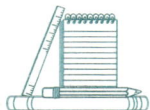

（2）关节软骨面修整术　适用于早中期踝关节骨关节炎伴有关节软骨面破坏者。在踝关节镜下进行手术，清理碎软骨片及纤维软骨，修整软骨面。若软骨面损伤过深且面积较小，或剥脱性骨软骨炎时可以进行微骨折治疗，以期生长肉芽组织，化生为类关节软骨组织。

（3）关节融合固定术　严重的踝关节骨关节炎，疼痛剧烈、难以忍受的患者，若不适用人工踝关节置换，可行踝关节融合固定治疗，对于解除症状，恢复足踝的负重行走功能疗效肯定。

（4）人工关节置换术　严重的踝关节骨关节炎，疼痛剧烈、难以负重行走，经上述治疗无效、患者对踝关节术后有一定活动要求时，可以考虑行人工踝关节置换术。人工踝关节置换术在我国还处在初步应用阶段，应持谨慎的态度。

五、预防与调护

去除引起发病的因素，如下肢负重力线不正应及时矫正；骨折复位要注意对合完好、及时；避免关节扭伤。对职业性跑跳、爬山者及运动员，提倡使用踝关节支持带，保护关节防止超常范围活动，防止受伤。体重超重或肥胖的患者须减轻体重，进而减少承重踝关节所受的压力，防止更大的伤害，健康的饮食和有规律的锻炼有助于减轻体重。

项目五　脊柱骨关节炎

【学习目标】

掌握：脊柱骨关节炎的主要临床表现、诊断及治疗方法。

熟悉：脊柱骨关节炎的病因病机。

了解：脊柱骨关节炎的预防与调护。

脊柱骨关节炎的基础病理变化为颈、胸、腰段脊柱的退行性改变，进而引发颈臂痛及腰腿痛等症状。此病证在40岁以上的体力劳动者中尤为常见，同时，具有脊柱损伤、不良姿势、畸形或肥胖等因素的个体也更容易罹患此病，男性多于女性。

《灵枢·刺节真邪》曰："虚邪之中人也，洒淅动形，起毫毛而发腠理。其入深，内抟于骨，则为骨痹。"显然，本病的出现与个体的身体虚弱状态密切相关。由于邪气长期滞留于筋骨之间，导致疼痛反复发作，其症状时而缓解，时而加重，患者常感骨节酸痛无力，尤其在屈伸动作时症状更为明显。脊柱骨关节炎，作为一种中轴骨的退行性病变，其影响范围可遍布脊柱的多个节段，但尤以颈椎和腰椎最常见。

一、病因病机

1. 中医病因病机

（1）肝肾不足　在中医学理论中，一方面，肝脏具有主筋的功能，并主藏血，筋则负责束节络骨，使关节得以顺畅运动；另一方面，肾脏则主藏精，并主导骨骼的生成与骨髓的充盈，骨骼作为人体的支撑结构，起着至关重要的作用。筋骨的健康均依赖于肝血与肾精的滋养与温煦作用。当肝肾功能旺盛时，筋骨得以强壮，关节滑利，运动表现灵活自如。然而，步

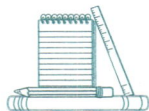

入中年之后，肝气易于失调，肾气逐渐衰退，导致筋骨失去充足的滋养，进而引发骨骼空虚、筋脉拘急等问题。在此基础上，若再遭受劳累损伤或外界邪气的侵袭，便可能诱发相关疾病。

（2）风寒湿邪　随着年龄的增长，肝肾功能逐渐衰退，筋骨得不到充分的滋养，加之居住地环境潮湿，或长期暴露于风露之中，或天气突变，风寒湿三邪乘虚而入，侵袭机体，导致经络痹阻。对于阳盛体质或阴虚内热的人群，在感受外邪后，容易使邪气转化为热邪，或因风寒湿痹日久，邪气郁结而化为热邪，从而引发湿热蕴结的证候。

（3）气滞血瘀　长期维持不良姿态或过度承担重物进行活动，会导致筋骨受到长期劳损，气血流通不畅，经脉受到阻碍。此外，若直接受到外伤，本已处于虚弱状态的筋骨将更加容易受损，脉络亦会受阻，血液溢出脉外，形成气滞血瘀的病理状态。气滞血瘀进一步加剧，会导致筋肉失去应有的坚韧，营养来源匮乏，无法有效保护骨骼及充养骨髓，亦无法有效约束诸骨，从而加速关节的退变过程，使其过早发生退行性改变。

2. 西医病因病理　脊柱作为人体活动频繁且承担重要负荷的部位之一，极易因长期劳损而面临退变的风险。随着年龄的增长，椎间盘会经历退行性改变的自然过程。在此过程中，髓核胶原和蛋白多糖会发生变性，导致其生理功能的衰退和老化。同时，附着于椎体边缘的韧带可能出现断裂和松弛的现象，进而引发反应性骨赘的形成。椎间盘－椎体小关节形成了相对动静力平衡状态，即椎体、附件及椎间盘之间形成了静力系统平衡，附着于骨骼的肌肉和韧带形成了动力系统平衡，因此，大多患者可以没有临床症状。当脊柱受到急、慢性损伤，感受风寒之邪等因素影响后，动静力平衡被打破，胶原纤维开始退化，当纤维环基质逐渐松散时，纤维环软骨细胞因变性而减少，出现玻璃样变、钙化和裂隙，纤维环开始破裂；韧带失去柔软和弹性，发展为韧带钙化，引发椎管狭窄及神经根压迫症状；椎体间的异常活动及脊柱生理弧度的不规范状态，导致了脊柱内椎体排列的稳定性受损，进而引发椎间关节的倾斜，甚至造成椎体在前后方向上产生轻微的位移。这一系列变化进一步导致关节面的对合不良，刺激滑膜增生，并在椎体后外缘形成骨赘，椎间孔狭窄，最终对神经根形成压迫。

二、临床表现

脊柱骨关节炎的症状表现较复杂，且因其病变部位的不同而呈现多样化，其共有的典型症状包括疼痛、活动障碍和神经受压的症状体征。

1. 疼痛　颈肩腰腿痛作为本病的主要症状，同样是导致功能受限的关键因素。其特性在于隐匿发作，呈现为持续的钝痛感，尤其常见于活动之后，但休息往往能带来一定程度的缓解。然而，随着病情的不断加剧，椎体间的活动可能因疼痛而受到限制，甚至在休息时也可能出现疼痛感，严重影响了患者的日常生活质量。

2. 牵掣痛　骨关节炎导致椎管内神经根遭受化学性和（或）物理性刺激，从而引发相应症状。牵掣痛可能向肩部或上肢、臀部或下肢等区域进行放射。若疼痛在伸展时加剧，多提示为椎间小关节病变；而若在屈曲时加重，则多指向椎间盘病变。

3. 晨僵和黏滞感　晨僵现象是滑膜炎可能存在的一个重要信号。然而，与类风湿关节炎有所区别的是，其发作时长相对短暂，通常不会超过30分钟。黏滞感具体表现为关节在静止一段时间后，开始活动时感受到的僵硬感，类似于被黏住一般，但轻微活动后即可得到缓解。

4. 活动受限　该症状主要由骨赘增生、关节软骨磨损和关节周围肌肉痉挛等因素引发。随

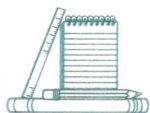

着病情的不断演变，椎间关节和椎间小关节的稳定性将逐渐降低，尤其是在承重状态下，疼痛感会显著加剧。由于关节表面的吻合度不佳，加之肌肉痉挛和收缩、关节囊的收缩，以及骨刺或关节鼠等因素导致的机械性闭锁，使得脊柱的活动能力受到明显限制。

5. 其他　颈椎骨关节炎在下颈椎部位较为常见。其引发的颈项疼痛与僵硬症状，主要归因于椎间关节炎的病理改变。当脊髓或神经根受到压迫时，患者可能表现出肢体无力和麻痹的症状。此外，椎动脉受压可导致眩晕、耳鸣、复视以及吞咽障碍等一系列临床表现，严重情况下甚至可能引发定位能力丧失或突发跌倒。腰椎骨性关节炎则以下腰椎为多发区域，由腰椎骨质增生引起的腰椎管狭窄，常表现为间歇性跛行等症状。

三、诊断与鉴别诊断

1. 病史　脊柱骨关节炎的就诊通常缺乏明确的病史，患者往往因腰椎的不稳定性、退行性改变、外伤或椎间盘变性等因素，导致神经受到压迫或刺激，进而出现颈肩臂痛或腰腿痛的症状，而寻求医疗帮助。

2. 症状和体征　见临床表现。

3. X线检查　X线片作为评估脊椎退变状况及其严重程度的常用手段，其结果可显示关节间隙的显著缩窄、软骨下骨质的硬化以及骨赘的形成等明显特征。在特定情况下，部分椎体之间甚至可能形成骨桥，导致相邻椎体紧密结合，形成整体性结构。当退变达到严重阶段时，脊柱可能出现侧凸或后凸的畸形变形，进而引发脊柱稳定性丧失，甚至出现滑脱移位的现象。

4. CT及MRI检查　CT在观察椎间盘突出和椎间关节的细微变化时，相较于X线片，展现出显著的优势，尤其在评估椎间关节的退变类型与程度时，CT不仅超越了X线片，相较于MRI也更为优越。螺旋CT的多角度、多层位扫描及三维重建功能，能够更为精确地呈现病变，特别是骨结构的微小异常。MRI在揭示椎间盘、软骨终板退变的早期迹象方面，具有独特的敏锐性，能够及时发现椎骨信号的异常。同时，在观察硬膜囊及脊髓等神经受压情况上，MRI也显示出明显的优势。

5. 电生理检查　如肌电图和运动诱发电位，在评估运动传导功能方面发挥着至关重要的作用。这些检查对于鉴别神经病变的具体部位、性质、程度，以及判断预后方面均具有重要意义，并对于区分肌病与神经病变具有显著价值。

6. 相关疾病鉴别　在诊断脊柱骨关节炎的医学过程中，务必以严谨、审慎的态度，与相关疾病进行详尽的鉴别分析，以确保诊断的精确性，避免发生漏诊或误诊的情况。这些需要鉴别的相关疾病，主要包括强直性脊柱炎、腰椎间盘突出症、脊柱结核、纤维肌痛综合征，以及腰椎管狭窄症等。

四、治疗

在应对脊柱骨关节炎的过程中，治疗的首要目标在于减轻患者症状，提升关节功能，并致力于减少伤残风险。基于患者脊柱骨关节炎的具体状况，应审慎选择与之相应的治疗方案，确保治疗措施的有效性与针对性。

1. 中医辨证论治　中医学的辨证论治旨在通过祛除风邪、驱散寒气，进而解除肌肉痉挛，疏通经络，最终达到活血化瘀的治疗效果。

（1）肝肾不足证　腰膝酸软，筋脉拘急，关节肿大，活动不利，或伴耳鸣耳聋，健忘失眠，

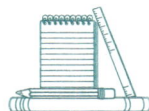

反应迟钝，发落齿摇，舌淡少苔，脉细沉无力。治疗当以补益肝肾、舒筋活络为原则。针对偏肾阳虚者，宜温补肾阳，方选金匮肾气丸加减以治之；而对于偏肾阴虚者，则应滋阴补肾，方选六味地黄丸加减以调之。

（2）风寒湿痹证　关节冷痛显著，遇寒冷环境症状加重，得温暖则有所缓解，关节部位肿胀，导致活动范围受限，舌淡苔白，脉象弦或沉紧。治疗方面，宜采取祛风散寒、除湿通络的方法，以舒筋活络，改善关节功能。具体方剂可选用蠲痹汤加减，并针对病情进行个性化调整。

（3）湿热蕴结证　关节出现红肿热痛之症，伴有屈伸不灵活，触及时有灼热感，患者可感口渴却不欲饮水，舌红，苔黄腻，脉象濡数或滑数。针对此证，治疗原则应以清热利湿、通络止痛为主，可采用四妙散为基本方剂，并根据患者具体病情进行加减调整。

（4）气滞血瘀证　关节出现剧烈刺痛，疼痛部位固定不移，且痛处拒按，伴关节僵硬，活动范围受限，舌质暗紫或带有瘀斑，舌苔薄白或薄黄，脉象沉涩或弦。针对此类症状，治疗宜采用活血化瘀、通络止痛的法则，方剂可以桃红四物汤为基础，并根据具体病情加减调整。

2.西药治疗　西药治疗主要聚焦于两大类药物：一是用于控制患者症状的药物，二是旨在改善病情的药物。同时，针对表现出神经刺激症状的患者，适当应用神经营养类药物，以辅助治疗并缓解相关症状。

（1）控制症状的药物　此类药物可较快地止痛和改善症状，但对骨关节病的基本病变结构不产生影响。主要包括非甾体抗炎药、对乙酰氨基酚和阿片类镇痛药。

1）非甾体抗炎药（NSAIDs）　鉴于其显著的抗炎镇痛效果，此类药物被确立为骨关节炎，特别是急性期患者的主要治疗药物。然而，需注意的是，这类药物可能伴随一系列不良反应，包括但不限于胃肠道不适、肾功能损伤、血小板功能异常，以及增加心血管不良事件的风险。为了减轻这些潜在的不良影响，选择性环氧化酶-2抑制剂的应用被推荐为一项有效措施。此外，有研究表明，部分非甾体抗炎药（NSAIDs）可能对软骨基质的合成过程产生抑制作用，因此，在长期治疗骨关节炎的策略中，此类药物并非首选方案。

2）对乙酰氨基酚　骨关节炎疼痛由多种复杂因素所致，针对其轻症表现，首推解热镇痛药，如对乙酰氨基酚。此药物具有适度的镇痛效能，同时其引发的胃肠反应较为轻微，然而，其抗炎效果并不显著。若患者出现滑膜炎症状，且对乙酰氨基酚治疗未能达到预期效果时，则应考虑采用非甾体抗炎药作为进一步的治疗手段。

3）阿片类镇痛药　当骨关节炎引发的疼痛达到难以忍受的程度，且现有药物未能有效缓解时，可考虑采用具有显著镇痛效果的药物。然而，此类药物常伴有恶心、呕吐、眩晕或便秘等不良反应，且存在潜在的成瘾风险。因此，在使用时，应优先考虑那些耐受性较好且成瘾性较低的药物，如可待因或盐酸曲马多等。在实际使用过程中，建议从低剂量开始逐步调整，以找到既能有效镇痛，又尽可能减少不良反应的最低剂量。此外，丁丙诺啡透皮贴剂可作为另一种选择，其胃肠道反应相对较轻，且作用时间持久，使用方式便捷，为患者提供了更为舒适的用药体验。

（2）改善病情的药物　这类药物也被称为慢作用药物，尽管其发挥药效的速度较为迟缓，却能有效减缓并稳定骨关节病中软骨的退变进程。它们不仅能够显著缓解疼痛，还能改善关节的整体功能。具体而言，这类药物主要包括硫酸氨基葡萄糖、盐酸氨基葡萄糖、硫酸软骨素和双醋瑞因等。

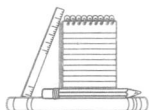

3. 外治法

（1）中药外敷　可外用敷贴药治疗，如奇正消痛贴、南星止痛膏、消瘀散、狗皮膏等外贴。中药熏蒸、督灸、拔罐也有很好疗效。

（2）针灸推拿　有补肝益肾、祛风除湿、活血行气、通络止痛的作用。比内服、外用中药更直接，起效快。临床常选用华佗夹脊穴和背俞穴，补虚泻实，灵活选用，辨证治疗。

（3）物理疗法　可选用热疗、水疗、蜡疗、超声波、离子导入等，可缓解疼痛和伴发的肌肉痉挛，有助于缓解关节疼痛和减轻僵硬。

4. 手术治疗　鉴于脊柱骨关节炎的严重症状，当患者出现显著的神经压迫、功能障碍，进而对日常生活和工作造成不良影响，且经过正规的保守治疗未能取得有效缓解时，应根据患者的具体病情，审慎地考虑实施髓核摘除、椎管减压或脊柱固定融合术等手术治疗方案。

五、预防与调护

在制订预防脊柱相关问题的策略时，最为关键的一步是保持良好的身体姿势，这样做可以避免潜在的脊柱损伤风险。正确的姿势不仅有助于减轻脊柱的负担，还能预防因不良姿势导致的慢性疼痛和结构损伤。此外，定期进行腰背肌肉的锻炼对于保持脊柱的健康至关重要，因为强有力的腰背肌肉能够为脊柱提供必要的支持，增强其稳定性和运动功能，从而减少受伤的可能性。

在脊柱问题的急性期，及时使用腰围和支具进行固定与支持是一种有效的治疗方法。这些辅助工具能够帮助稳定脊柱，减轻疼痛，并且在一定程度上预防脊柱畸形的发展。通过这种方式，可以为脊柱提供一个相对稳定的环境，促进其自然愈合过程，同时避免因活动不当而导致的进一步损伤。因此，合理使用腰围和支具，结合专业的医疗指导，是管理脊柱急性损伤的重要手段之一。

总之，通过保持正确的身体姿势和定期锻炼腰背肌肉，以及在必要时使用腰围和支具，可以有效地预防和管理脊柱相关问题，维护脊柱的健康和功能。

项目六　肘关节骨关节炎

> 【学习目标】
>
> 掌握：肘关节骨关节炎的主要临床表现、诊断及治疗方法。
>
> 熟悉：肘关节骨关节炎的病因病机。
>
> 了解：肘关节骨关节炎的预防与调护。

肘关节骨关节炎，作为一种较为少见的骨关节炎类型，其主要成因在于肘关节的长期过度磨损。该病证的典型症状包括肘关节疼痛、关节畸形和活动障碍等。在性别分布上，男性患者显著多于女性。从临床角度来看，肘关节骨关节炎可分为原发性和继发性两类。原发性肘关节骨关节炎较为少见，主要影响中年体力劳动者。特别是木工、锻工、体操运动员和杂技演员等，因其肘关节活动频繁，更易罹患此疾病。继发性肘关节骨关节炎则常见于因创伤导致的关节软骨损伤，如肘关节骨折、脱位等，以及肘内外翻关节失稳等情况。此外，感染、炎症和剥脱性

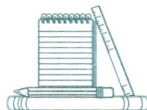

软骨炎等因素，亦可能诱发肘关节骨关节炎。

一、病因病机

1. 中医病因病机

（1）肝肾不足　肝脏在中医学理论中负责筋的滋养与血液的储存。筋负责约束关节，连接骨骼，从而确保关节的顺畅运动。肾脏则藏有精髓，主导骨骼的生成与骨髓的滋养。骨骼作为人体的支撑结构，扮演着至关重要的角色。筋骨的健康均依赖于肝脏血液的滋养与肾脏精髓的温煦。当肝肾功能强盛时，筋骨会显得强壮有力，关节活动自如，运动表现灵活。然而，步入中年之后，随着肝脏功能的失调与肾脏精气的衰退，筋骨的滋养逐渐减少，导致骨骼空虚、筋脉拘急。在此基础上，若再遭遇劳累损伤或外来邪气的侵袭，则可能诱发相关疾病。

（2）风寒湿邪　随着年岁的增长，人体逐渐步入衰老阶段，肝肾功能渐趋衰退，筋骨得不到充分的滋养与荣润，加之长期居住于潮湿之地，或习惯于风露中过夜，或遭遇天气突变，风寒湿三邪便趁机侵袭人体，痹阻经络，导致气血运行不畅而发病。对于阳盛体质或阴虚内热之人，感受外邪后，邪气易转化为热邪，或因风寒湿痹病程迁延，邪气郁积日久而化热，从而引发湿热蕴结的病理状态。

（3）气滞血瘀　长期保持不良姿势或进行过度负重活动，易导致筋骨劳损，气血循环不畅，经脉受阻。此外，若直接遭受外伤，将进一步加剧筋骨的失荣状态，使其更易受损，脉络受阻，血溢脉外，形成气滞血瘀的病理状态。气滞血瘀进一步影响筋肉的坚韧度，导致荣养不足，无法有效保护骨骼，充养骨髓，并失去对诸骨的约束作用，从而加速关节的退变过程，使其出现退行性改变。

2. 西医病因病理
经过长期过度负荷的作用，特定职业群体如杂技演员、体操运动员、木工、油漆工等，其软骨可能经历退行性改变。特别值得注意的是，骨折、脱位后关节面的损伤，若复位不当或手术操作不当进一步加剧损伤，以及骨折畸形愈合导致关节负重不均，均可能使软骨受损。此外，肘关节的内翻或外翻以及失稳状态，会导致关节力线发生变化，进而造成受力分布异常，使得负重部位的软骨承受压力增加，最终引发关节软骨的退变及一系列相关的病理改变。关节软骨发生软化现象，原有的色泽逐渐消失，随后经历磨损、糜烂及脱落等过程。随着这些变化，软骨下骨裸露，可能呈现象牙化或囊性变的现象。关节内部剥落的软骨物质对滑膜和关节囊产生刺激，导致关节囊肥厚、纤维化，并在关节内部形成游离体。此外，关节边缘的骨质出现增生，形成骨赘，这一现象进一步导致尺神经沟狭窄，最终对尺神经造成压迫。

二、临床表现

肘关节骨关节炎属少见病例，其中继发性骨关节炎相较于原发性更为普遍。在临床表现上，该疾病主要呈现为疼痛、肿胀和活动受限等症状。

1. 肘部疼痛
通常呈现为肘关节的隐痛逐渐显现，且在活动时痛感加剧，休息后则有所缓解。这种疼痛现象与天气变化和劳累程度具有一定的关联性。随着病情的演进，肘关节的隐痛逐渐转化为显著的钝痛，特别是在进行屈肘或伸肘的终末阶段时痛感尤为明显。此外，患者可能会经历夜间痛和休息时的疼痛，并伴有晨僵现象，轻微活动后疼痛会有所减轻，但过度活动则会导致疼痛加剧。

2. 肘关节肿胀
初期肘关节有肿胀，关节内有积液，晚期积液吸收，肌肉萎缩。

3. 活动受限
在疾病的晚期阶段，患者在伸肘或屈肘的过程中均会感受到明显的疼痛，同

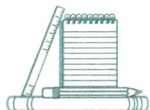

时可能伴随关节的畸形或强直现象，导致关节活动范围显著受限。部分患者在运动过程中还可能出现骨摩擦感和关节交锁的症状。

4. 尺神经损伤　尺肱关节后内侧常出现骨赘，导致尺神经沟呈现凹凸不平且狭窄的形态，进而对尺神经产生挤压效应。这种挤压作用会引发第 4 及第 5 指的麻木感，同时伴随肌力的减退。小鱼际肌和骨间肌可能出现萎缩现象，极端情况下甚至会导致爪形手畸形的发生。

三、诊断与鉴别诊断

肘关节骨关节炎的诊断，主要基于患者详尽的病史记录、典型的临床表现，以及影像学检查结果，在全面考量各种相关因素后，方能做出明确的诊断。

1. 病史　原发性肘关节骨关节炎通常缺乏明确的既往病史，而继发性肘关节骨关节炎则与特定的原发性疾病历史相关，如存在肘关节损伤等既往病史。

2. 症状和体征　见临床表现。

3. X 线检查　在早期阶段，X 线检查通常难以发现显著的形态变化，然而，随着病情的进展，逐渐表现出肘关节间隙的变窄，关节边缘的增生，并伴随有骨赘的形成，此外，还可能观察到软骨下骨密度的增高或囊性改变。进入晚期后，关节将出现强直畸形，且关节内可能存在游离体。

4. CT 与 MRI 检查　CT 扫描技术以其高精度的特性，能够更为细致地揭示肘关节的微小病理变化。冠状突骨赘的存在可能对肘关节的屈曲功能产生不利影响，而尺骨鹰嘴近端的骨赘形成则可能干扰肘关节的伸直功能。此外，MRI 技术同样发挥着重要作用，有助于深入了解肘关节软骨、关节囊，以及内、外侧肱尺韧带的病理变化和损伤情况。

5. 相关疾病鉴别　在诊断肘关节骨关节炎的过程中，首先要明确区分其原发性与继发性，同时需进行精确的疾病鉴别，尤其要关注肘关节骨化性肌炎、风湿性关节炎、神经性关节炎等相关疾病，以确保诊断的准确性和避免漏诊、误诊的情况发生。

四、治疗

本病治疗的主要目标是缓解症状，进而优化关节功能，并减少可能引发的伤残风险。

1. 中医辨证论治　常见证型为肝肾亏虚证、风寒湿痹证、湿热蕴结证和气滞血瘀证。

（1）肝肾亏虚证　腰膝酸软，筋脉拘急，关节肿大及活动障碍，可能伴随耳鸣、健忘、失眠、反应迟缓及发落齿摇等，舌淡少苔，脉象细沉无力。治疗方面，应以补益肝肾、舒筋活络为主要原则。对于偏肾阳虚者，宜温补肾阳，可选用金匮肾气丸加减治疗；而对于偏肾阴虚者，则应滋阴补肾，采用六味地黄丸加减更为适宜。

（2）风寒湿痹证　关节冷痛沉重，遇寒痛感加剧，得热则有所缓解，关节部位常现肿胀，活动范围受限，舌淡苔白，脉象弦紧或沉紧。针对此证，治疗应遵循祛风散寒除湿、舒筋通络的原则，方剂可选用蠲痹汤加减以达疗效。

（3）湿热蕴结证　临床常见关节红肿热痛，屈伸动作受限，触诊时感受明显灼热感，伴发口渴却不欲饮水之症，舌红，苔黄腻，脉象多为濡数或滑数。针对此证，治疗原则应以清热利湿、通络止痛为主，方选四妙散加减进行个体化调治。

（4）气滞血瘀证　关节刺痛剧烈，疼痛部位固定不移，且拒按，伴随关节僵硬及活动受限等症状，舌质暗紫或有明显瘀斑，苔薄白或苔薄黄，脉沉涩或弦。针对此证，治疗原则应为活血化瘀，通络止痛。具体方剂可选取桃红四物汤加减，以达到治疗效果。

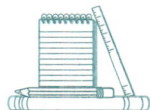

2. 西药治疗　西药治疗主要采用控制症状和改善病情两大类药物。

（1）控制症状的药物　此类药物可较快地止痛和改善症状，但对骨关节病的基本病变结构不产生影响。主要包括非甾体抗炎药、对乙酰氨基酚和阿片类镇痛药。

1）非甾体抗炎药（NSAIDs）　鉴于其显著的抗炎及镇痛效果，此类药物被确立为骨关节炎，特别是急性期阶段的主要治疗药物。然而，值得注意的是，这类药物可能伴随一系列不良反应，包括但不限于胃肠道不适、肾功能受损、血小板功能异常，以及心血管不良事件风险的增加。为了缓解这些潜在的不良反应，选择性环氧化酶–2 抑制剂的应用被推荐为一项有效的策略。此外，部分非甾体抗炎药（NSAIDs）可能对软骨基质的合成过程产生抑制效果，长期将此类药物作为骨关节炎的治疗方案需持谨慎态度，以避免可能对病情恢复产生的不利影响。

2）对乙酰氨基酚　骨关节炎的疼痛是由多重因素所诱发的，针对其轻症表现，可优先考虑采用解热镇痛类药物，如将对乙酰氨基酚作为首选治疗方案。此类药物展现出了一定的镇痛效能，并且其引起的胃肠道不良反应相对较小，然而，它并不具备显著的抗炎作用。当患者出现滑膜炎相关症状，且对乙酰氨基酚的治疗效果未能达到预期时，应考虑调整为非甾体抗炎药进行治疗。

3）阿片类镇痛药　在骨关节炎患者面临剧烈疼痛，且常规药物无法有效缓解的情况下，推荐使用具有显著镇痛效果的药物。然而，此类药物常伴随恶心、呕吐、眩晕或便秘等不良反应，且存在一定的成瘾风险。为降低不良后果，建议选择耐受性较好且成瘾性较低的药物进行治疗，如可待因或盐酸曲马多等。在实际应用中，应遵从低剂量起始的原则，逐步调整至达到有效镇痛的最低剂量，以最大限度地减少不良反应的发生。此外，丁丙诺啡透皮贴剂作为一种备选方案，其胃肠道反应相对较轻，作用持久且使用方便，亦值得考虑。

（2）改善病情的药物　这类药物又被称为慢作用药物，其特点在于起效过程相对缓慢，但能有效减缓并稳定骨关节病中软骨的退变过程。同时，它们还具备缓解疼痛及改善关节功能的重要作用。具体而言，此类药物主要包括硫酸氨基葡萄糖、盐酸氨基葡萄糖、硫酸软骨素和双醋瑞因等。

3. 外治法

（1）中药外用　中药外敷治疗一般是以祛风散寒、解痉通络、活血化瘀为目的，可用海桐皮汤或五加皮汤局部热敷熏洗，也可用奇正消痛贴、南星止痛膏、狗皮膏等外敷药。

（2）针灸　取曲池、手三里、少海、曲泽、合谷、养老、阳陵泉、阿是穴等穴，用温针灸，留针 20 分钟左右。

（3）推拿按摩　选用揉、搓、推、弹、扳等法使僵硬或萎缩的肘部肌肉得到缓解，进而松解粘连，加强功能，配合点穴、拨筋、摇扳关节，增加肘关节的活动度。

（4）物理治疗　蜡疗、超短波、微波、离子导入、射频、电磁、光疗等方法，有一定的改善作用。

4. 手术治疗　如果患者经过规范的非手术治疗后，其疗效未能达到预期效果，且已对患者正常的工作与生活产生显著影响，可以考虑采取手术治疗的方案，以确保患者的健康与生活质量。

（1）尺神经前置术　出现肘部尺神经卡压症状体征时，应行尺神经前置松解术。

（2）肘关节清理术　包括肘关节镜下清理术和关节切开清理术，目的是去除关节内位于软骨边缘碰撞关节面的骨赘，摘除关节内的游离体，切除炎性增生，修复关节软骨面，缓解症状，延缓疾病的进展。前者为肘关节骨关节炎的首选，具有创伤小、恢复快、疗效快的特点；晚期

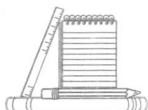

则可能要关节切开清理。

（3）人工关节置换术　主要指征是肘部疼痛、不稳定或肘关节强直在非功能位。由于肘关节假体的设计和手术技术尚不完全成熟，手术指征应严格掌握。

（4）关节成形术　由于该方法易致肘关节失稳，甚至脱位，肘关节功能很差，现已很少应用。

五、预防与调护

在日常生活中，应当高度重视关节的保护工作，以防止可能的外伤发生。为了维护关节的健康状态，建议适当进行关节锻炼，并特别加强对肘关节周边肌肉的训练，以有效改善关节的灵活性和稳定性。

项目七　手部关节骨关节炎

> 【学习目标】
> 掌握：手部关节骨关节炎的主要临床表现、诊断及治疗方法。
> 熟悉：手部关节骨关节炎的病因病机。
> 了解：手部关节骨关节炎的预防与调护。

手部关节骨关节炎的好发部位主要包括指间关节、掌指关节和腕关节，其特点为双手多关节发病，且该病证多见于中老年人群。随着年龄的增长，发病率呈现明显上升的趋势，尤其在50岁以上的女性更为普遍。

一、病因病机

1. 中医病因病机

（1）肝肾不足　肝主筋，主藏血。筋束节络骨，对于关节的运动起到至关重要的支持作用。肾则蕴藏精气，主导骨骼的生成与骨髓的滋养。骨骼作为人体的主要支撑结构，承担着支撑人体的重任。筋骨的健康与强壮，均依赖于肝血与肾精的充分滋养与温暖。当肝肾功能旺盛时，筋骨自然强健有力，关节活动顺畅无阻，运动表现灵活自如。然而，随着年龄的增长，特别是中年以后，肝气可能出现失调，肾气也逐渐衰退，这导致筋骨得不到充分滋养，进而引发骨髓空虚、筋脉拘急等问题。在此基础上，若再受到劳累损伤或外邪侵袭，则易诱发相关疾病。

（2）风寒湿邪　随着年岁的增长，人体逐渐步入衰老阶段，肝肾功能逐渐衰退，导致筋骨失于滋养，加之居住环境的潮湿，或长时间暴露在风雨之中，或天气骤然变化，风寒湿三邪便可趁机侵袭人体，痹阻经络，影响气血运行。对于阳盛体质或阴虚有热的人群，一旦感受外邪，其病情易趋向于化热；同时，若风寒湿痹久治不愈，邪气郁积亦可化热，进而形成湿热蕴结的病理状态。

（3）气滞血瘀　长期维持不良姿势或进行过度的负重活动，易导致筋骨劳损，气血循环不畅，经脉受到阻碍。若再直接遭受外伤，将加剧已受损筋骨的状况，使脉络进一步受阻，血溢脉外，形成气滞血瘀的病理状态。气滞血瘀会导致肌肉失去原有的坚韧度，营养供应不足，无

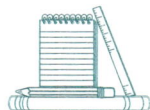

法有效保护骨骼及充养骨髓，同时亦无法有效约束诸骨，从而加速关节的退变过程，使其过早出现退变现象。

2. 西医病因病理　手部关节骨关节炎，常见于纺织工人等特定职业群体。长期从事此类职业者的发病率及病症严重程度均呈上升趋势。随着个体年龄的增长，关节软骨逐渐受损并经历自然退变，这一过程促使关节软骨发生退行性改变。为应对此变化，软骨下骨板会经历代偿性改建，表现为骨板致密化、增厚及硬化。退行过程中产生的软骨碎屑，通常由滑膜负责消化与吸收。然而，当滑膜处理能力达到极限，无法再有效处理这些碎屑时，滑膜炎便可能随之发生。此外，关节囊与韧带的挛缩现象也时有发生。这一现象在关节活动过程中可能引发弹响与疼痛。除上述因素外，创伤、过度劳损及炎症等，亦被视为该病证的重要致病因素之一。

二、临床表现

本病除具备骨关节炎的普遍临床表现，如关节疼痛、压痛、肿胀、晨僵及关节摩擦音外，不同发病部位与特点的骨关节炎还展现出各自独特的临床特征。该疾病在年龄超过 50 岁的群体中发病率显著上升，且女性患者比例高于男性。其中，远侧指间关节受累尤为常见，其典型表现为关节背侧的骨性膨大，即 Heberden 结节；而近侧指间关节背侧出现的类似变化则被称为 Bouchard 结节。患者可伴随结节局部的轻度红肿、疼痛与压痛。当第一腕掌关节受累时，其基底部骨质增生的现象可导致方形手畸形的出现，而手指间关节的增生及侧向半脱位，则可进一步引发侧偏斜畸形的形成。

三、诊断与鉴别诊断

根据患者的临床表现、体征和影像学等辅助检查，诊断并不困难。

1. 病史　原发性手部关节骨关节炎，其发病过程通常不伴随明确的既往病史记录。相较之下，继发性手部关节骨关节炎则存在与之相关的原发性疾病史，如涉及指间关节的关节损伤史等。

2. 症状和体征　见临床表现。

3. X 线检查　在早期阶段，X 线检查通常无法显现出明显的异常，但仔细观察可发现掌指关节及指间关节的关节间隙有所变窄，关节边缘出现增生现象，并伴有骨赘的形成。此外，软骨下骨的密度会有所增高，甚至可能出现囊性改变。进入晚期后，关节会进一步发展为强直畸形，严重情况下还可能出现半脱位的情况。

4. CT 与 MRI 检查　CT 能够更精确地捕捉到手部关节的细微病变情况，其中冠状突骨赘可能对掌指关节及指间关节的屈曲功能造成不利影响；而 MRI 则有助于深入了解掌指各关节中软骨、肌腱、韧带等结构的病变与损伤状况。

5. 相关疾病鉴别　在诊断手部关节骨关节炎的过程中，首要步骤是明确区分其类型，即原发性与继发性，并需与相关疾病进行细致的鉴别工作，主要包括但不限于类风湿关节炎与神经性关节炎等，以确保诊断的准确性，从而有效避免漏诊与误诊的情况发生。

四、治疗

本病治疗主要是缓解症状，改善关节功能，并减少伤残。针对手部关节骨关节炎的不同状况，应采取个性化的治疗方案。

1. 中医辨证论治　按肝肾不足证、风寒湿痹证、湿热蕴结证、气滞血瘀证型辨证。

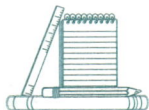

（1）肝肾不足证　腰膝酸软，筋脉拘挛，关节肿大且活动受限，或有耳鸣、健忘、失眠、反应迟缓、发落齿摇等症状，舌淡苔少，脉象细沉无力。治疗应以补益肝肾、舒筋活络为原则。对于偏肾阳虚者，应采取温补肾阳的方法，常用方剂为金匮肾气丸加减；而对于偏肾阴虚者，则宜滋阴补肾，常用方剂为六味地黄丸加减。

（2）风寒湿痹证　关节冷痛，并伴随沉重感，在遭遇寒冷时显著加剧，而在受热时则有所减轻，关节部位肿胀，导致活动范围受限，舌淡苔白，脉弦或沉紧。针对此类症状，治疗原则应聚焦于祛风散寒、除湿通痹，并辅以舒筋通络之法。在具体方剂选择上，可考虑以蠲痹汤为基础方，并根据患者具体病情进行适当加减，以达最佳治疗效果。

（3）湿热蕴结证　关节红肿热痛，屈伸动作受限，触诊时感觉灼热，伴有口渴但饮水欲望不强的症状，舌红，苔黄腻，脉象濡数或滑数。针对此病情，治疗原则应侧重于清热利湿，通络止痛。具体方剂可选四妙散加减调整，以达最佳治疗效果。

（4）气滞血瘀证　关节剧烈刺痛，疼痛部位固定，且痛处拒按，伴随关节僵硬及活动明显受限，舌质暗紫或伴有瘀斑，舌苔薄白或薄黄，脉沉涩或弦。针对此证，治疗宜采取活血化瘀、通络止痛的方法，方剂可选用桃红四物汤加减进行治疗。

2. 西药治疗

（1）控制症状药物　此类药物具有迅速缓解疼痛及改善相关症状的能力，然而，它们并不对骨关节病的基本病理结构产生直接影响。具体而言，这类药物主要包括非甾体抗炎药、对乙酰氨基酚和阿片类镇痛药。

1）非甾体抗炎药（NSAIDs）　鉴于其显著的抗炎镇痛效果，此类药物已成为骨关节炎治疗的主要药物选择，尤其是在急性期表现出色。然而，这些药物亦伴有一系列不良反应，主要包括胃肠道不适、肾功能损伤、血小板功能异常及增加心血管不良事件的风险。为减轻这些不良反应，可考虑使用选择性环氧化酶 –2 抑制剂作为替代方案。此外，部分非甾体抗炎药（NSAIDs）可能抑制软骨基质的合成过程，因此，它们并不适宜作为骨关节炎的长期治疗药物选择。

2）对乙酰氨基酚　骨关节炎的疼痛源于多种复杂因素，针对其轻症，首先推荐采用解热镇痛药物，特别是将对乙酰氨基酚作为首选。此类药物可展现出良好的镇痛效能，同时伴随较低的胃肠道不良反应，然而，其并不具备显著的抗炎作用。若患者呈现滑膜炎症状，且对乙酰氨基酚的治疗效果未能达到预期，则建议进一步考虑采用非甾体抗炎药作为治疗方案。

3）阿片类镇痛药　在骨关节炎引发的剧烈疼痛且常规药物药效不显著的情况下，可考虑采用具有显著镇痛效果的药物进行治疗。然而，此类药物常伴随有恶心、呕吐、眩晕或便秘等不良反应，并存在潜在的成瘾风险。为降低这些风险，建议选用耐受性较佳且成瘾性较低的药物，如可待因或盐酸曲马多等。在使用时，应遵循从低剂量起始的原则，逐步调整至达到有效镇痛的最低剂量，以最大限度地减少不良反应的发生。此外，丁丙诺啡透皮贴剂作为一种替代选择，其胃肠道反应相对较轻，作用时间持久，且使用便捷，亦可供患者参考。

（2）改善病情的药物　这类药物亦被称为慢作用药物，它们的特点在于起效过程虽显缓慢，却能有效减缓并稳定骨关节病中软骨的退行性变化。其治疗效果显著，能明显缓解疼痛症状，并有助于改善关节的整体功能。主要药物成分包括硫酸氨基葡萄糖、盐酸氨基葡萄糖、硫酸软骨素和双醋瑞因等。

3. 外治法

（1）中药外用　其核心目标通常聚焦于祛风散寒、解痉通络和活血化瘀。在具体应用中，

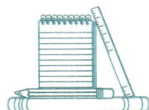

可以选用海桐皮汤或五加皮汤进行局部的热敷与熏洗，以发挥其独特疗效。此外，狗皮膏等外敷药物也是外用的理想选择，能够直接作用于患处，进一步提高治疗效果。

（2）推拿按摩　运用揉、搓、推、弹、扳等多种手法，旨在舒缓僵硬或萎缩的手部肌肉，进而有效松解粘连，强化手部功能。同时，结合点穴、拨筋及摇扳关节等技巧，能够显著提升手部各关节的活动范围与灵活性。

（3）物理治疗　蜡疗、超短波、微波、离子导入、射频、电磁和光疗等多种治疗手段能够有效地发挥改善作用。

4. 手术治疗　手部骨关节炎患者在经过规范的非手术治疗后，若疗效不佳，对正常的工作和生活造成了显著影响，则应考虑采取手术治疗作为进一步的治疗手段。手术治疗的核心理念在于减轻乃至消除患者的疼痛感，同时致力于改善并尽可能恢复患者的关节功能，此外，对于已出现的畸形状况，手术亦旨在进行必要的矫正。至于手术方式的具体选择，则需紧密结合患者的实际病情及身体条件来综合决定。

（1）人工关节置换术　手部骨关节炎发展至晚期阶段，其关节病变已呈现显著加剧的态势，患者常面临持续不断的疼痛感及显著的功能受限问题。若经长时间保守治疗，病情仍未获得实质性改善，则患者可考虑接受人工关节置换术作为进一步的治疗选择。

（2）关节融合术　针对严重关节功能障碍或顽固性关节疼痛，若此类症状已严重干扰患者日常生活与工作，且经非手术治疗尝试后仍无明显改善，同时鉴于其他手术方法难以有效维持关节活动度，可考虑实施关节融合术。然而，值得注意的是，当前的医疗实践中，关节融合手术已不再被视为常规治疗手段。

五、预防与调护

在居住与活动环境中，应规避风寒潮湿之地的暴露，以确保身体健康。于夏季时节，运用空调调节室温时，应将温度设定于适宜范围，避免过低导致体寒。至于冬季，则需加倍注重保暖措施，以防寒冷之气侵袭身体。通过动静结合、适量运动的策略，能够有效增强骨骼强度，并促进筋脉的强健，这对于维护并提升关节的功能状态，以及增强关节周边肌肉的力量，均具有显著的积极作用。此外，为减少关节软骨的过度磨损，进而延缓其退变过程，应避免长时间从事重复性运动，并确保关节不长时间保持某一固定姿势。

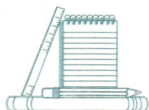

模块五　骨与软骨缺血坏死性疾病

项目一　概述

【学习目标】

掌握：骨与软骨缺血坏死性疾病的主要临床表现、分类及治疗方法。

熟悉：骨与软骨缺血坏死性疾病的常见病因和发病机制。

了解：骨与软骨缺血坏死性疾病的预防措施和康复方法。

【知识链接】

骨坏死的病因可以分为创伤性和非创伤性两大类。创伤性骨坏死通常由于移位性骨折等原因导致，而非创伤性骨坏死可能与某些疾病或状态相关，这些疾病或状态可能阻塞了骨骼某些区域的供血小血管。常见的病因包括皮质类固醇的使用、长期过量饮酒、某些血栓性疾病、镰状细胞病、肝脏疾病、肿瘤、白塞综合征、放射治疗和减压病等。

骨与软骨缺血坏死性疾病是指骨组织失去血运，发生在不同部位的骨骺或干骺端骨与软骨的局限性坏死。根据发病部位，可将骨与软骨缺血坏死性疾病分为骨缺血性坏死和骨梗死两类。发生于骨骺或软骨下骨的称为骨缺血性坏死，可累及皮质骨、软骨下骨和软骨，软骨下骨及软骨的破坏将引起关节功能障碍，临床较常见。发生于长骨干骺端或骨干的骨坏死称为骨梗死，通常只累及骨髓组织，骨皮质很少受累，临床较少见。儿童骨与软骨缺血坏死性疾病又称为儿童骨骺骨软骨病，可发生于长骨的骨端、骨突及短骨的骨骺，其中常见的有股骨头、胫骨结节、椎体骺板、跖骨头、腕骨及跗骨等处。

一、病因病机

1. 中医病因病机

（1）跌仆损伤　外伤导致脉络受损、气血运行不循常道，离经之血瘀滞于局部，阻滞脉络，骨失濡养而发病。

（2）药毒入侵　药物如激素、免疫抑制剂等，性味辛燥，久服易伤肝肾，耗伤精血，精伤髓枯，骨失濡养，致骨痿不坚而发病。

（3）饮食不节　嗜食膏粱厚味或长期酗酒，化生湿热痰浊，瘀阻脉络；且酒性辛窜，易耗

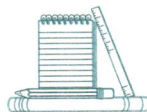

精伤髓，终致骨失濡养而发病。

（4）骨痿劳伤　骨痿不坚，负重扭挫，易反复骨损筋伤，脉络受损，气血瘀滞，积久成痹，发为本病。

（5）先天不足　先天禀赋不足，肝肾亏虚，精髓不足，骨失濡养，易发本病。

2. 西医病因病理　引起骨与软骨缺血坏死性疾病的因素很多，根据有无创伤的病因，可分为创伤性骨坏死与非创伤性骨坏死两种。

（1）创伤性骨坏死　主要是各种外伤引起血流直接阻断而发病，如股骨颈骨折及髋关节脱位引起的股骨头坏死。

（2）非创伤性骨坏死　主要有酗酒、激素治疗、血红蛋白病、镰状细胞贫血、系统性红斑狼疮、减压病等。

骨缺血的病理机制可分为供应血管损伤、血管内栓塞、血管炎和骨髓压力增高等。发病机制有骨结构的本身缺陷及多种因素，外伤是诱因。外伤、营养等因素引起骨与软骨周围组织和血管损伤，或循环功能紊乱而导致局部缺血坏死。肌肉与骨骼过度疲劳也可造成骨代谢紊乱，诱发本病。

本病的病理特点是原发性骨缺血坏死和继发的再生修复，病理改变分为坏死、修复和愈合三个阶段，交叉进行。早期为骨质缺血所致的骨内细胞坏死、崩解、骨陷窝变空，其周围肉芽组织增生、骨组织充血。随着病情进展，新生血管和肉芽组织进入坏死区，在清除坏死骨组织的同时，骨质发生纤维化和囊性变，病变局部的力学性能随之降低，因应力作用极易发生骨折和塌陷。修复反应发生在囊变区死骨表面，出现新生骨增殖，新生的骨组织以爬行替代的方式逐步取代坏死骨，经钙化、骨化重建骨结构。严重的骨坏死常累及关节软骨，或因关节面塌陷，形成不可修复的退行性骨关节病。

二、临床表现

骨与软骨缺血坏死性疾病临床好发于儿童及中青年人群，男性多于女性，病变部位多数为单发，也可双侧对称发病。骨骺缺血性坏死发生于骨骺闭合前，以儿童最为常见。

疼痛是患者最常见的主诉，一般最初较轻，随着软骨下骨的骨折和关节面的塌陷而加重。一旦影响关节的承重功能，患者会出现跛行，甚至行走困难。

骨坏死的诊断主要依靠影像学检查。X线片是最常用的，能从整体上观察骨关节的发育状况、位置关系、形态变化、骨质结构等。CT分辨率高，对骨小梁结构及钙化最敏感，能显示平片发现不了的细小病变。MRI对本病的早期诊断最敏感，尤其是骨髓水肿、软骨病损、滑膜炎症、关节积液等X线片、CT不能发现的病理状况，MRI更具优势。

三、预防与治疗

1. 预防

（1）未病先防　生活中应避免外伤；髋部外伤后要及时正确治疗，伤后定期检查，以了解是否发生创伤性股骨头坏死；不酗酒，避免发生酒精性股骨头坏死；因病需要激素治疗时，要严格掌握激素使用的适应证，不能滥用激素。

（2）既病防变　患病后早期髋关节疼痛和保髓手术后3～6个月要控制负重，使用双拐，避免或减轻股骨头受压，防止股骨头塌陷。

2. 治疗　骨坏死性疾病治疗的目的是促进坏死骨修复，阻止或减轻关节面塌陷，减轻疼痛，改善关节功能。

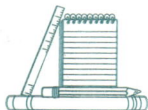

（1）中医治疗　中医药治疗骨坏死的机制包括改善坏死骨的微循环，增加局部血流量，降低骨内压，提高机体抗病能力，从而达到治愈骨坏死的目的。

（2）手术治疗　如果保守治疗无效，关节毁损明显，临床症状和关节功能障碍严重者，建议手术治疗。

项目二　成人非创伤性股骨头坏死

【学习目标】

　　掌握：成人非创伤性股骨头坏死的诊断和治疗。

　　熟悉：成人非创伤性股骨头坏死的病因病机。

　　了解：成人非创伤性股骨头坏死的预防调护。

【案例导入】

　　王某，男，62岁，因右侧腹股沟疼痛半月来诊。半个月前无明显诱因出现右侧腹股沟区疼痛，为持续性钝痛，向右侧膝关节放射，行走后加重，休息时减轻，无下肢麻木，无力。体格检查：右侧腹股沟中点压痛，内旋髋关节疼痛加重，"4"字试验阳性，外展、外旋无受限，右下肢无缩短，肌肉无萎缩。X线片：右侧髋关节间隙轻度增宽，左侧正常。长期嗜酒史20年，无其他传染病史。

　　问题：患者目前最佳的治疗方案是什么？如何预防病情进一步加重？

非创伤性股骨头坏死早期以瘀血、气血闭阻为主，病情较轻，当属"骨痹"和"髋骨痹"的范畴；晚期有股骨头塌陷和软骨缺损的，又具有"蚀"的病理改变，病情较重，当属"骨蚀"的范畴；而介于两期之间的中期，以髓减骨枯，筋骨痿软为特征，又属于"骨痿"的范畴。因此，"骨痹""骨痿""骨蚀"可理解为股骨头坏死不同病程发展阶段、不同病理改变和不同证候表现所对应的中医病名。

一、病因病机

1. 中医病因病机　本病性质为虚实夹杂，内因肝肾亏虚、气血不足，外因药毒、酒毒及风寒湿热等外邪侵犯经络。病机为血瘀痰凝，筋脉痹阻，最终导致气血痹阻，髓海瘀滞，髓死骨枯。

（1）气滞血瘀　激素、酒精等邪毒，戕伐脉络，筋脉受损，气血运行不畅，久则气滞血瘀，发为骨痹。

（2）痰瘀阻络　平素嗜酒、嗜食膏粱厚味，或长期服用激素，久则伤脾，脾失健运，痰湿蕴结，痰瘀互凝，筋骨失于濡养而发病。

（3）肾虚血瘀　肝虚不能藏血，肾虚不能主骨生髓，髓减骨枯，筋骨失养，发为骨痿。

2. 西医病因病理　非创伤性股骨头坏死病因包括激素的使用、过量饮酒、血红蛋白病、减压病等。其发病机制尚未完全明了，有以下几种学说。

（1）脂肪栓塞　长期使用激素，可引起脂肪代谢异常，形成高脂血症。脂肪球在骨哈佛管

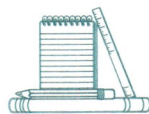

沉积，由于软骨下骨终末动脉管腔很小，脂肪球易于黏附在血管壁上，造成血管栓塞。

（2）凝血机制紊乱　长期服用激素等原因可使血液处于高凝状态，导致血管内凝血，形成血栓，造成骨微循环障碍。

（3）骨质疏松　长期使用激素可导致骨质疏松，疏松的骨组织可发生骨小梁微细骨折，大量细微损伤累积可出现塌陷，压缩骨髓细胞和毛细血管，进而引起骨坏死。

缺血是本病的基本病理。缺血包括动脉供血不足和静脉回流障碍两方面，而骨内压力的增高会加快骨坏死，应力作用下会导致股骨头塌陷。

股骨头坏死的主要病理变化过程包括早期的缺血性坏死和后期的修复。坏死和修复不是截然分开的，当缺血性坏死发展至一定阶段时，修复即自行开始，随后坏死和修复交织进行。

二、临床表现

本病多见于中青年人，患者常有酗酒或长期大量服用激素等病史。酒精性股骨头坏死男性多见，激素性股骨头坏死女性多见。约80%的患者为双侧发病。本病起病缓慢，病程较长，发病初期可无临床症状，早期诊断困难。

1.疼痛　最早出现的症状多为髋部疼痛，偶尔伴有膝关节疼痛。疼痛初期多不严重，仅为酸痛不适，活动后加重，休息后减轻。若疼痛突然加重，常提示股骨头发生塌陷。严重者可出现静息痛。

2.跛行　早期主要为疼痛性跛行，后期可因股骨头塌陷，髋关节不稳定而呈单侧摇摆步态，双侧病变晚期，可呈"鸭步"。

3.髋关节功能障碍　早期髋关节活动正常或仅有外展、内旋等轻度受限，晚期髋关节各方向活动均受限明显。

4.体征　腹股沟中点附近压痛，髋关节旋转时疼痛。髋关节周围肌肉及股四头肌萎缩，"4"字试验、托马斯征和单足站立试验（Trendelenburg征）阳性。

三、诊断与鉴别诊断

1.诊断

股骨头坏死的诊断应基于全面的病史采集、临床表现和影像学检查。

（1）病史　多数患者有皮质类固醇药物应用史、酗酒史等个人史或潜水员等职业史。

（2）症状与体征　髋部疼痛、跛行、腹股沟中点压痛、髋关节周围肌肉及股四头肌萎缩、髋关节活动受限，"4"字试验、托马斯征和Trendelenburg征阳性。

（3）X线检查　X线检查是本病诊断、分期的主要手段与依据，通常拍摄双髋关节正位和蛙式位片（图5-2-1、图5-2-2）。典型表现为股骨头局部骨小梁中断，出现硬化、囊变及"新月征"（图5-2-3），坏死区远端出现硬化带。晚期表现为股骨头塌陷，关节间隙变窄，呈现退行性关节炎表现。X线片对早期股骨头坏死诊断欠敏感。

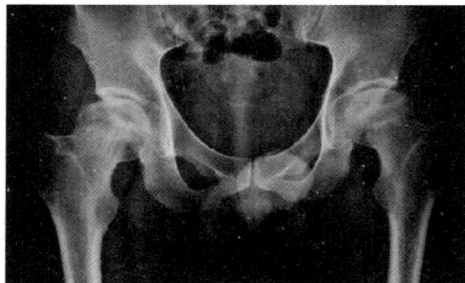

图 5-2-1　髋关节正位片

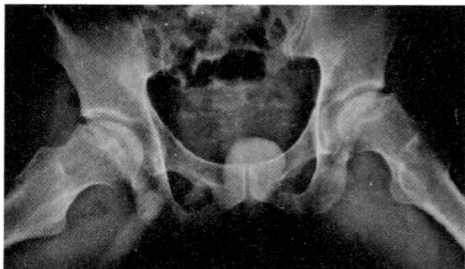

图 5-2-2　髋关节蛙式位片

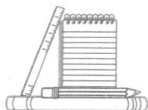

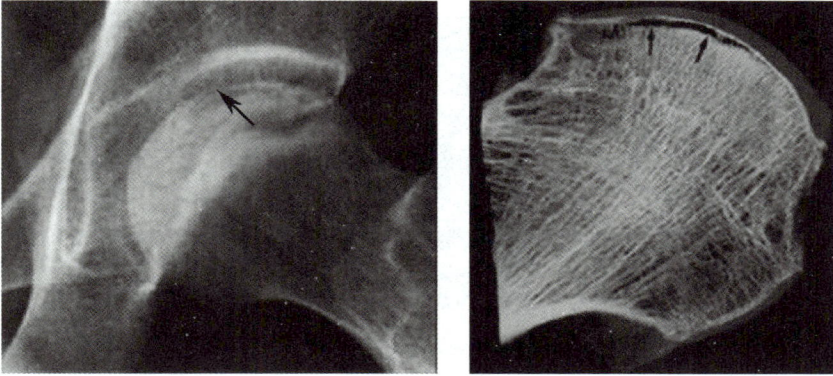

图 5-2-3　新月征

（4）CT 检查　可清楚显示股骨头星芒征紊乱、消失，负重区骨小梁缺失断裂，骨硬化带包绕囊变区或软骨下骨断裂（图 5-2-4）。CT 显示软骨下骨断裂的清晰度与阳性率优于 MRI 及 X 线片。

（5）MRI 检查　MRI 是目前股骨头坏死早期诊断的"金标准"。典型表现为 T_1WI 显示局限性软骨下线样低信号，T_2WI 显示"双线征"。"双线征"是指坏死区边缘在 T_2WI 序列上表现为内高外低两条并行迂曲的信号带（图 5-2-5、图 5-2-6）。

（6）放射性核素扫描（ECT）　股骨头坏死急性期骨扫描可见冷区，坏死修复期表现为热区中有冷区，即"面包圈样"改变。

（7）骨组织活检　骨小梁的骨细胞空陷窝多于 50%，且累及邻近多根骨小梁断裂，骨髓细胞坏死消失。

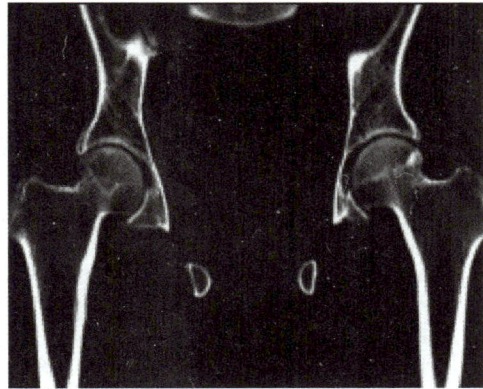

图 5-2-4　股骨头坏死 CT 表现

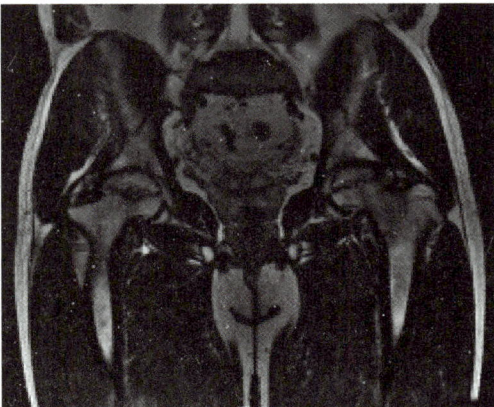

图 5-2-5　股骨头坏死 T_1WI 表现

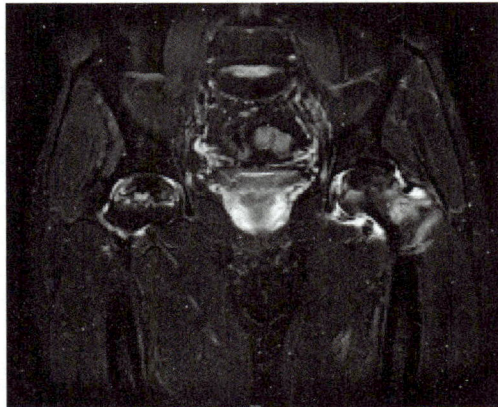

图 5-2-6　股骨头坏死 T_2WI 表现

（8）股骨头坏死的影像学分期　目前普遍采用的分期系统有国际骨微循环研究协会（Association Research Circulation Osseous，ARCO）在 2019 年发布了升级版的分期系统（表 5-2-1）和 2014 年 12 月中华医学会骨科学分会关节外科学组制订的股骨头坏死的中国分期系统（表 5-2-2）。

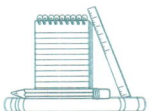

表 5-2-1　ARCO 股骨头坏死分期系统

分期（期）	影像学表现	特征描述
I	X 线正常，MRI 异常	MRI 上可见坏死区域周围低信号带改变，骨扫描可见冷区，X 线片无异常改变
II	X 线片、MRI 均有异常	CT/X 线可见到骨硬化、局部骨质疏松或囊变，但无明显软骨下骨折、坏死部分骨折或股骨头关节面变平
III A	CT/X 线片显示软骨下骨折	早期，CT/X 线可见软骨下骨折、坏死部分骨折和（或）股骨头关节面变平，股骨头塌陷≤ 2mm
III B	CT/X 线片显示软骨下骨折	晚期，CT/X 线可见软骨下骨折、坏死部分骨折和（或）股骨头关节面变平，股骨头塌陷＞ 2mm
IV	X 线片显示骨关节炎	X 线片可见关节间隙变窄、髋臼改变和破坏等

表 5-2-2　股骨头坏死的中国分期

分期（期）	临床表现	影像学	病理变化
I（临床前期，无塌陷）依坏死面积　I a 小＜ 15%　I b 中 15%～30%　I c 大＞ 30%	无	MRI（+）核素（+）X 线片（-）CT（-）	骨髓组织坏死，骨细胞坏死，股骨头内血运呈静脉瘀滞表现
II（早期，无塌陷）依坏死面积　II a 小＜ 15%　II b 中 15%～30%　II c 大＞ 30%	无或轻微	MRI（+）X 线片（±）CT（-）	坏死灶吸收，组织修复，股骨头内血运静脉瘀滞表现加重或出现早期动脉缺血表现
III（中期，塌陷前期）依新月征占关节面长度　III a 小＜ 15%　III b 中 15%～30%　III c 大＞ 30%	疼痛起始，跛行明显，疼痛中重度，内旋活动受限，内旋痛	MRI T$_2$WI 抑脂像示骨髓水肿；CT 示软骨下骨折；X 线片示股骨头外轮廓中断，新月征阳性	软骨下骨折或经坏死骨骨折，股骨头内血运主要呈动脉缺血表现
IV（中晚期，塌陷期）依股骨头塌陷程度　IV a 轻＜ 2mm　IV b 中 2～4mm　IV c 重＞ 4mm	疼痛较重，跛行加重，内旋活动受限，内旋痛加重，外展、内收活动稍受限	X 线片示股骨头塌陷，但关节间隙正常	股骨头塌陷，股骨头内血运呈动脉缺血表现加剧
V（晚期，骨关节炎）	疼痛重，跛行严重，所有活动（屈曲、外展、内外旋、内收）均受限	X 线片示股骨头变扁、关节间隙变窄、髋臼囊性变或硬化	软骨受累，骨关节炎，股骨头内血运呈动脉闭塞表现

2. 鉴别诊断

（1）原发性髋关节骨关节炎　原发性髋关节骨关节炎多见于老年肥胖患者，起病缓慢，早期出现患髋僵硬，活动之初和过度活动后均可发生疼痛、跛行。X 线片表现为关节间隙轻度变窄、股骨头和髋臼骨赘增生、软骨下囊性变、囊变周围骨质硬化。

（2）强直性脊柱炎累及髋关节　此病多见于青少年男性，骶髂关节首先受累，逐步上行侵犯脊柱，出现腰背酸痛，晨僵，脊柱活动受限、畸形，甚至强直，下行侵犯髋关节，但股骨头保持圆形而首先出现关节间隙变窄甚至消失。实验室检查 HLA-B27 多数呈阳性，病情活动期血沉、C 反应蛋白水平升高。

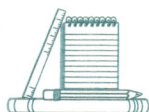

（3）髋关节结核　多为儿童及青壮年，髋关节疼痛、活动受限，有其他脏器结核病史，伴有消瘦、低热、盗汗等全身症状，托马斯征阳性，实验室检查血沉加快，结核菌素试验阳性，髋部可见脓肿，X线片可显示骨与关节面破坏。

（4）类风湿关节炎　多见于女性，发于小关节，呈对称性发病，关节出现晨僵，常有皮下结节，实验室检查血沉加快，多数患者类风湿因子阳性。当病变累及髋关节时，股骨头保持圆形，但关节间隙均匀变窄、消失，常见股骨头软骨下骨侵蚀、囊状改变及髋臼内陷。

四、治疗

股骨头坏死的治疗以缓解疼痛、改善关节功能、提高生活质量为目标。治疗方案应综合考虑坏死分期、范围、关节功能及患者年龄、职业及对保存关节治疗的依从性等因素。

1. 中医药物治疗　中药可以改善骨的微循环，增高血流量，降低骨内压，抑制血小板聚积，减轻骨坏死程度，促进骨坏死修复，促进血管生长和保护微循环，适用于Ⅰ期、Ⅱ期的治疗，或Ⅲ期、Ⅳ期的配合治疗。

（1）气滞血瘀证　症见髋部疼痛，刺痛不移，关节屈伸不利，舌质暗或有瘀斑，脉弦或沉涩。治宜行气活血，通络止痛。方用桃红四物汤或身痛逐瘀汤加减。

（2）痰瘀蕴结证　症见髋部沉重疼痛，痛处不移，关节漫肿，屈伸不利，肌肤麻木，形体肥胖，舌苔腻，脉滑或濡缓。治宜祛痰化湿，活血祛瘀。方用加味二陈汤或四妙散合桃红四物汤加减。

（3）肝肾亏虚证　症见髋痛隐隐，绵绵不休，关节强硬，伴心烦失眠，口渴咽干，面色潮红，舌质红，苔黄腻，脉细数。治宜补益肝肾，活血祛瘀。方用六味地黄丸合桃红四物汤加减。

2. 西药治疗　内服建议选用抗凝、增加纤溶、扩张血管与降脂药物联合应用，也可联合应用抑制破骨和增加成骨的药物。药物治疗可单独应用，也可配合保髓手术应用。

3. 物理疗法　冲击波、高频磁场及高压氧等，对缓解疼痛、促进骨修复有益。

4. 手术治疗　手术方式包括保留股骨头为主的修复重建术和人工髋关节置换术两类。

（1）髓芯减压术　手术开展时间长，疗效肯定，目前可分为细针钻孔减压术和粗通道髓芯减压术。髓芯减压联合干细胞移植或植骨支撑手术效果较好。

（2）不带血运骨移植术　应用较多的为各种减压植骨术。植骨方法包括打压植骨、支撑植骨，植骨材料为自体骨、同种异体骨、人工骨替代材料及复合生物活性因子的生物材料等。

（3）带血运自体骨移植术　分为髓周骨瓣移植及吻合血管的腓骨移植，可根据其各自优缺点、术者的熟练程度等因素选择使用。

（4）截骨术　目的是将坏死区移出股骨头负重区。截骨术包括内翻或外翻截骨、经股骨转子旋转截骨等，以不改建股骨髓腔为原则选择术式。

（5）人工髋关节置换术　适用于年龄超过50岁、股骨头明显塌陷、疼痛严重、关节功能明显障碍者。手术应综合考虑患者全身情况和髋关节病变特点，选择恰当假体和手术方式，预防手术并发症，术后施行恰当的康复锻炼，才能获得满意效果。由于人工关节具有使用寿命，所以对于年轻患者更应慎用。

五、预防与调护

不酗酒，避免发生酒精性股骨头坏死。因病需要激素治疗时，要严格掌握激素使用的适应证，不能滥用激素，并定期做 MRI 检查，以便及时发现早期股骨头坏死，实现早诊断、早治疗。

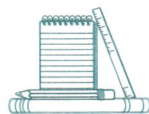

患病后早期髋关节疼痛和保髓手术后 3～6 个月要控制负重，使用双拐，避免或减轻股骨头受压，防止股骨头塌陷。遵循"动静结合、筋骨并重"的原则，循序渐进地进行恰当的功能锻炼，可以促进局部血液循环，缓解关节周围肌肉痉挛，防止肌肉萎缩。

项目三　成人创伤性股骨头坏死

> 【学习目标】
>
> 掌握：成人创伤性股骨头坏死的诊断和治疗。
>
> 熟悉：成人创伤性股骨头坏死的病因病机。
>
> 了解：成人创伤性股骨头坏死的预防调护。

成人创伤性股骨头坏死一般由股骨颈骨折或髋关节脱位等髋部损伤引起。股骨头坏死是股骨颈骨折后最常见及最严重的并发症，发病率达 10%～43%。

一、病因病机

1. 中医病因病机　创伤后筋脉受损，气血运行不畅，脉络瘀阻，不能濡养骨髓，而致骨蚀。

2. 西医病因病理　创伤性股骨头坏死的发病机制比较明确，为创伤导致股骨头的血供中断所致。正常股骨头血液供应主要来自三组血管：外骺动脉、下干骺端动脉和内骺动脉。股骨颈骨折后由于供应股骨头血液循环的主要血管被损伤，极易造成股骨头坏死，发生率在 30% 以上。

股骨颈骨折后是否发生股骨头坏死与下列因素有关。

（1）年龄　儿童与青壮年的发病率较老年人高。主要原因是儿童和青壮年发生股骨颈骨折所受的暴力较老年人大，骨折错位明显，局部血管损伤严重。

（2）骨折线的部位　骨折线越靠近股骨头则坏死率越高。因外骺动脉沿股骨颈后上方，从头下横线远侧进入头部，骨折线如在该横线近侧或通过横线者，则该血管断裂，坏死率增高，头下型骨折坏死发生率最高。

（3）骨折端原始移位程度　原始移位重者供养股骨头的血管损伤的机会增多，坏死率亦随之增加。

（4）骨折后的复位与内固定　骨折后复位与内固定质量和手术时间，都将影响坏死率和坏死程度。

二、临床表现

患者有明确外伤史，多在伤后 1～3 年受伤侧发病。其余症状体征与成人非创伤性股骨头坏死基本一致。

三、诊断与鉴别诊断

除有明确外伤史，其余参见项目二成人非创伤性股骨头坏死。对于髋部骨折脱位等外伤，应根据损伤类型、损伤程度、年龄体质等情况，提前预判股骨头发生创伤性坏死的可能性。在及时正确治疗的基础上，伤后半年到 1 年，每隔 3 个月常规进行 MRI 检查，有助于早期诊断和早期治疗。

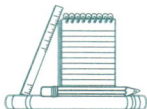

四、治疗

参见项目二成人非创伤性股骨头坏死。

五、预防与调护

参见项目二成人非创伤性股骨头坏死。

项目四·骨梗死

【学习目标】

掌握：骨梗死的诊断和治疗。

熟悉：骨梗死的病因病机。

了解：骨梗死的预防调护。

骨梗死又称骨髓梗死、骨脂肪梗死，是指发生于骨干和骨骺端的骨细胞及骨髓细胞因缺血而引起的骨组织坏死。本病好发于四肢长管状骨，以股骨下端和胫骨上端多见。本病最早发现于潜水作业人员，称为潜水减压病。另外，激素和免疫抑制剂、酗酒、外伤、镰状细胞贫血、胰腺炎、脂肪代谢紊乱和接触一些特殊化学物质（如溴）等亦可导致骨梗死。

一、病因病机

1. 中医病因病机　本病属于中医学"骨痹"范畴，筋骨外伤、痰湿内蕴是其主要病因，痰湿痹阻、血瘀内滞、筋骨失养是其主要病机。

2. 西医病因病理

（1）骨局部血循环障碍　机械性血管中断、血栓形成和栓塞、血管壁损伤或受压、静脉闭塞等，导致骨局部血液循环障碍，从而引起长骨骨梗死。

（2）脂肪栓塞　四肢长管状骨的骨髓具有丰富的脂肪组织，髓腔内营养血管细小，分支稀少，易引起脂肪栓塞导致骨髓缺血坏死。

骨梗死的病理过程可分为细胞性坏死阶段和骨修复阶段。骨梗死在演变的过程中有 3 个基本病理改变，即死骨块、吸收带（充血、水肿带）、新生骨带。这也是骨梗死影像学诊断的基础。

二、临床表现

骨梗死病程几天到几年不等。主要临床表现为患部疼痛，当病变累及关节时可有关节活动障碍。急性骨梗死表现为患侧肢体肌肉关节的骤然剧痛，伴明显活动障碍。慢性骨梗死为肢体酸痛、软弱无力，可伴有轻度活动受限。少数患者没有明显临床症状。化验检查多无特殊异常。

三、诊断与鉴别诊断

1. 诊断

（1）病史　骨梗死主要见于有潜水作业史、应用激素史或长期酗酒史的患者，可发生于任

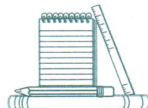

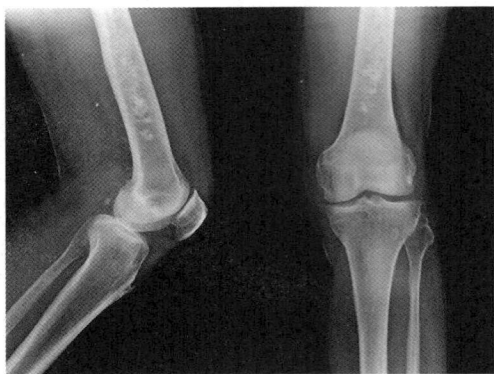

图 5-4-1　股骨骨梗死 X 线片表现
（髓腔内斑片状、条索状钙化影）

何年龄，平均年龄在 40 岁左右，男女无明显差别。

（2）症状与体征　主要临床表现为患部疼痛，当病变累及关节时可有关节活动障碍。少数患者没有明显临床症状。病变部位可出现压痛，累及关节时可出现关节活动受限，晚期可出现关节畸形。

（3）实验室检查　化验检查多无特殊异常。

（4）X 线检查　早期 X 线片无明显异常，有时可见片状低密度影，边界模糊不清。当病变区钙化或骨化时，可见病变局部髓腔内不均匀性骨化（图 5-4-1）。

（5）CT 检查　显示髓腔内多个圆形或椭圆形低密度影，边缘斑点状、条状或环形异常高密度，范围较 X 线片更大（图 5-4-2）。

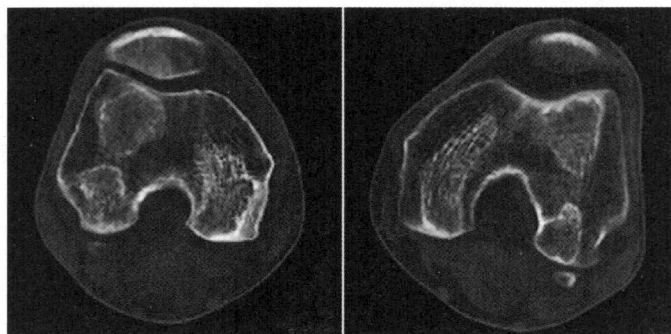

图 5-4-2　右股骨骨梗死 CT 表现（双侧股骨髁内片状异常高密度影，边缘硬化）

（6）MRI 检查　是诊断骨梗死最理想的检查方法，特别是早期病变。早期：梗死灶中央区呈斑点/片状 T_1WI 等信号或略低信号，T_2WI 略高或高信号。中期：梗死灶边缘充血水肿，表现为迂曲的线带及 T_2WI 低信号。后期：梗死灶边缘纤维化或钙化，表现为迂曲的线带样低信号、T_2WI 高信号。关节面下骨梗死，可造成关节面下骨质破坏，并出现关节腔积液，但骨外形结构一般无明显改变，周围软组织一般不肿胀。地图板块样病变被认为是骨梗死典型的 MRI 改变，而双线征被认为是骨梗死较特异性的 MRI 表现（图 5-4-3）。

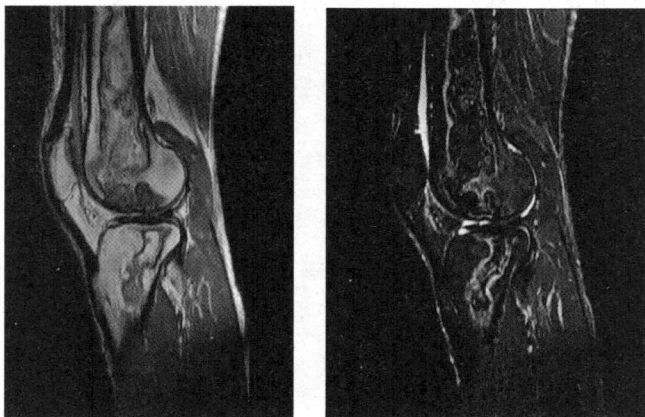

图 5-4-3　股骨远端、胫骨近端骨梗死 MRI 表现（地图样异常信号）

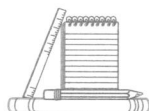

2. 鉴别诊断

（1）内生软骨瘤　常发生于掌、指（趾）骨等短管状骨，生长缓慢，多长期无症状。骨质膨胀刺激可出现局部胀痛或因病理骨折引起疼痛。X 线表现为位于骨骺端中心的圆形或卵圆形低密度病灶，骨破坏透亮区内可见到钙化点或钙化环。在短管状骨可见骨皮质变薄，膨胀呈梭形，在长骨肿瘤组织可侵入骨皮质的内缘产生沟嵴。

（2）慢性骨髓炎　该病的特征性表现为窦道形成、死骨排出和包壳骨形成。慢性骨髓炎 X 线表现为骨质增粗变形，表面粗糙。长骨干断端可有圆形低密度的脓肿区，周围骨质致密，还可见被低密度区包绕的死骨高密度影。

（3）单纯性骨髓水肿　常见于骨髓和骨骺端，主要表现为患病部位胀痛，疼痛轻重与水肿程度相关。X 线表现为骨小梁稀疏或骨质稀疏。MRI 表现为散在或条带状的 T_1WI 低信号、T_2WI 高信号影，无明确边界。与骨梗死的主要区别为较少有硬化带形成。

（4）恶性骨肿瘤　发生于髓腔内的恶性骨肿瘤，早期很难利用影像学检查与骨梗死进行鉴别。恶性骨肿瘤临床表现比较典型，多数早期即有疼痛等症状。一般可以用穿刺活检进行鉴别。

四、治疗

骨梗死一般很难发现明确病因，因此没有特殊治疗，多数患者以保守治疗为主，少数保守无效或影响关节时考虑手术对症治疗。

1. 保守治疗

（1）中医治疗　包括内服和局部外敷等，以活血化瘀、除湿化痰、理气通络为原则。

（2）西医处理　包括早期的制动，减少患者负重，口服或静脉使用非甾体抗炎镇痛药、改善微循环药，也可联合应用抑制破骨和增加成骨的药物。

（3）物理疗法　脉冲电磁场疗法、冲击波等，可促进骨坏死修复。

2. 手术治疗　保守治疗无效或病变进展时，可考虑手术治疗，以达到清除病灶、促进坏死修复、降低骨内压，以及缓解疼痛的目的。骨梗死部位累及关节，若关节面坏死面积大，有塌陷或塌陷危险者，可选择对关节面坏死灶手术治疗。手术方法包括钻孔减压活检术、病灶刮除植骨术、骨软骨移植术、关节镜下微骨折术、关节置换术等。

五、预防与调护

针对高危人群，要早发现、早治疗。询问患者的病情，对患有基础疾病必须服用激素，或者喜欢潜水、饮酒等存在高危因素患者，建议进一步检查以明确诊断。对于无临床症状的单纯骨梗死患者，可以正常活动。对于骨梗死部位累及关节面的坏死且有临床症状患者，建议早期避免负重。嘱咐患者定期复查以了解疾病的变化，做到早干预，避免遗留关节的畸形。

项目五　月骨坏死

【学习目标】

掌握：月骨坏死的诊断和治疗。

熟悉：月骨坏死的病因病机。

了解：月骨坏死的预防调护。

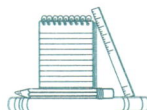

月骨坏死是以月骨渐进性缺血坏死为主要病理变化的疾病，为上肢骨中最常见的缺血坏死性疾病。本病好发于 20 ～ 30 岁的青年体力劳动者，男性多于女性，右侧多于左侧。

一、病因病机

月骨坏死是各种因素导致月骨的血运破坏，营养缺乏，骨代谢障碍，最终导致骨小梁坏死而引发。

1. 中医病因病机　跌仆损伤或劳损伤骨，导致筋脉受损，气滞血瘀，骨失濡养，而致骨蚀。

2. 西医病因病理

（1）损伤　月骨、舟骨等腕部骨折或慢性腕部损伤（如经常使用电钻、风镐等）导致月骨滋养动脉闭锁，从而缺血坏死。

（2）血管异常　约 7% 的人月骨的血运仅有掌侧 1 ～ 2 条较细的血管，月骨损伤后更容易发生坏死。

（3）应力作用　由于尺骨末端较桡骨末端相对过短，桡骨作用于月骨的应力增加，长期的应力作用更容易导致月骨劳损，致使滋养动脉损伤，而致坏死。

二、临床表现

1. 疼痛　早期症状不典型，仅有轻度疼痛。随病变进展，出现腕部疼痛、肿胀和月骨区局限性明显压痛，活动后加重，常向前臂放射。

2. 腕关节功能障碍　腕关节活动受限，以背伸最为明显。

3. 体征　第三掌骨纵向挤压痛阳性，手掌握力减弱。

三、诊断与鉴别诊断

1. 诊断

（1）病史　青壮年患者多见，部分有外伤骨折和劳损史。

（2）症状与体征　主要表现为腕部疼痛、肿胀，初期轻微，逐渐加重，甚至向前臂放射；腕关节背伸活动受限；第三掌骨纵向挤压痛，手掌握力减弱。

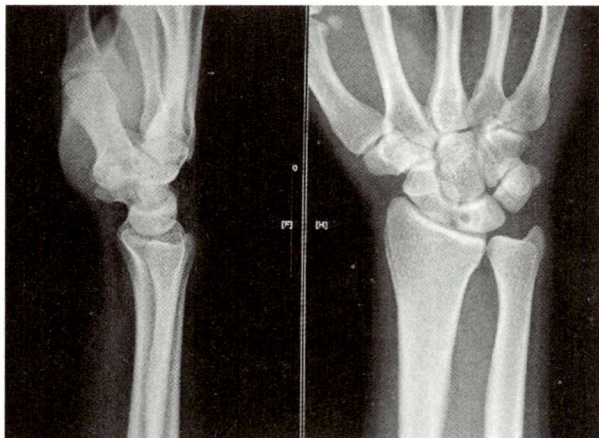

（3）X 线检查　初期 X 线片无阳性发现。数周至数月后，可见月骨密度增加，中央逐渐出现圆形或卵圆形的透光区，随后发生不规则碎裂状，月骨的纵径缩短，前后径增大。后期可见月骨近侧端边缘不规则，断裂甚至消失，关节间隙增大，邻近诸骨骨质稀疏。晚期可见骨关节炎的变化（图 5-5-1）。

根据 X 线表现及临床症状，高田分类标准及 Stahl 分类标准将本病分为 4 期（表 5-5-1）。

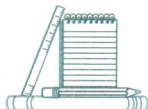

图 5-5-1　月骨坏死 X 线表现

表 5-5-1　月骨坏死分期

分期	X 线表现	临床症状
Ⅰ期	无变化	腕疼痛，尤以腕背伸时明显
Ⅱ期	月骨密度增高，骨小梁不规则，但月骨形态正常	疼痛进一步加重，手的握力较健侧减低
Ⅲ期	月骨受压变扁，骨密度明显不均匀，但无骨碎块	腕背肿痛，疼痛可向前臂放射，腕背伸明显受限
Ⅳ期	可见月骨碎块	偶伴有腕管综合征表现

（4）CT 检查　较 X 线片能更好地显示月骨囊变区及骨小梁硬化改变，在显示腕骨关节间隙及月骨骨质裂隙方面优于 X 线片。

（5）MRI 检查　对月骨坏死早期诊断和病程转归有重要意义。对 X 线片上无明显改变的 Ⅰ 期病例，即可出现明确的信号改变，为长 T_1、长 T_2 信号影，硬化表现为 T_2 低信号。晚期病变发生破碎、塌陷，可见低信号骨折线影，关节广泛骨性关节炎、滑膜炎、关节积液等。

2. 鉴别诊断

（1）月骨结核　临床少见，骨质破坏（疏松）较明显，CT 或 MRI 多可明确诊断。

（2）三角纤维软骨复合体（TFCC）损伤　TFCC 损伤通常与腕关节的旋转和支撑功能有关。MRI 显示 TFCC 的撕裂和周围软组织的损伤。

（3）二分舟骨　二分舟骨是舟骨在发育过程中出现两个骨化中心，分别进行骨化，多数出现在舟骨腰部，一般无压痛、叩击痛，周围软组织无明显肿胀。

四、治疗

月骨坏死的治疗原则：①尽可能对 Ⅰ 期或 Ⅱ 期月骨无菌性坏死的患者，可考虑进行保守治疗。②对于 Ⅲ 期以上，症状明显、持续时间长且存在持续性的疼痛或进行性的功能减退，影像学表现明显的患者，则需考虑进行手术，以改善关节功能。

1. 保守治疗

（1）关节制动　疑似或确诊后应给予支具或石膏等固定，减少关节活动并避免负重运动，以减缓炎症，改善血运，防止变形。制动固定时间一定要足够长。

（2）西药治疗　非甾体抗炎药以减轻炎症和疼痛，血管扩张剂或抗凝药物以改善血液流动。

（3）物理治疗　固定期间，配合理疗，包括热疗、电疗、中药熏洗等，可以帮助缓解疼痛和改善局部血液循环。

（4）中医治疗　以活血化瘀、舒筋通络为原则，结合临床症状进行辨证施治。

2. 手术治疗

（1）改善或重建月骨血供手术　对于诊断明确，坏死明显或保守治疗无效的患者，可考虑行带蒂骨瓣移植术，如带旋前方肌肌蒂的桡骨骨瓣移植术、带蒂掌骨基底骨瓣移植术等。

（2）关节重建或固定术　对 Ⅲ 期、Ⅳ 期患者，月骨完全坏死、变形，或伴有明显关节功能障碍者，应考虑行月骨或近排腕骨切除术、桡腕关节融合术。

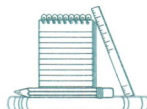

项目六　距骨坏死

【学习目标】

　　掌握：距骨坏死的诊断和治疗。

　　熟悉：距骨坏死的病因病机。

　　了解：距骨坏死的预防调护。

　　距骨坏死是一种由于距骨血供中断引起的疾病，可见骨细胞活性成分死亡及随后修复的病理过程。距骨为松质骨，胫距关节作为承重关节，一旦距骨发生坏死，容易发生塌陷和变形，最终发展成踝关节骨关节炎。距骨坏死多单侧发病，且病史较长，多见于青壮年人群，可能与该年龄段的活动量大，容易受到损伤有关。

一、病因病机

　　1. 中医病因病机　跌仆损伤，伤及踝部气血，导致气滞血瘀，骨骼失于濡养而发病。

　　2. 西医病因病理　距骨是全身唯一无肌肉附着的骨骼，约70%的骨质被软骨覆盖，其余部分覆以骨膜，借以维持血供。距骨没有单独的营养血管，血液供应的主要来源是通过跗骨窦内的动脉，或是通过距骨颈背侧进入该骨的一些继发血管，另有少量不恒定血管通过距骨后结节和踝关节侧副韧带进入距骨。距骨头血运最为丰富，距骨体的前部及外侧面是血供的薄弱区。

　　（1）创伤性坏死　距骨颈骨折移位或距骨脱位时，距骨体的前部及外侧面的血供易被破坏，发生距骨缺血性坏死。

　　（2）非创伤性坏死　酗酒、使用激素、闭塞性脉管炎、高脂血症、系统性红斑狼疮、器官移植术后使用免疫抑制剂、血友病等非创伤性因素，均可引起距骨坏死。

二、临床表现

　　踝部疼痛是距骨坏死的主要症状。早期，患者可能会感到踝部酸痛和不适，容易疲劳，行走能力减弱，休息后缓解。晚期疼痛加重，关节僵硬，跛行明显。

三、诊断与鉴别诊断

　　1. 诊断

　　（1）病史　有踝部创伤史或激素使用、酗酒等诱因。

　　（2）症状体征　跛行，踝关节肿胀、疼痛、压痛，活动受限。

　　（3）X线检查　早期显示距骨均匀性密度增高，继而出现不均匀性密度增高，中心部位有密度增高影，周围有囊性密度减低区。囊变区较小时，距骨关节面正常，囊变区较大时，距骨体易发生塌陷。晚期可出现距骨体塌陷变形，关节间隙狭窄等（图5-6-1）。

　　临床参照股骨头坏死的Ficat-Arlet分期进行修改制订距骨坏死的分期标准。

　　Ⅰ期：X线片没有改变，只有在核素骨扫描或MRI检查时才能发现阳性改变。

　　Ⅱ期：出现软骨下硬化，不均匀的密度增高影，但无距骨塌陷。

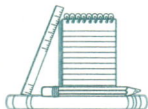

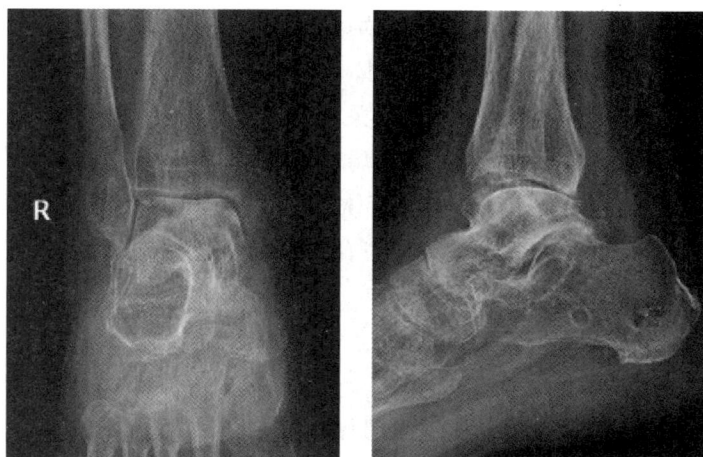

图 5-6-1　距骨坏死 X 线片

Ⅲ期：距骨体塌陷，但不合并距胫关节和距下关节的退变。

Ⅳ期：距骨体塌陷，同时伴有距胫关节和（或）距下关节的退变。

（4）CT 检查　距骨关节面硬化，距骨体骨质密度不均匀或高密度，有囊性变，关节软骨下骨折，软骨塌陷，关节间隙变窄等（图 5-6-2）。

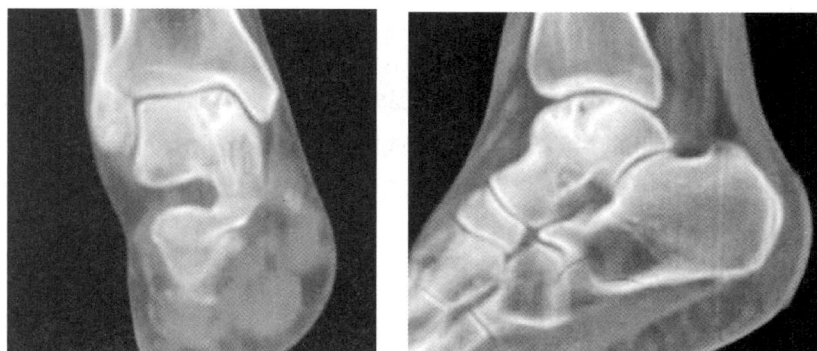

图 5-6-2　距骨坏死 CT 表现

（5）MRI 检查　是早期诊断距骨缺血性坏死最敏感的影像学检查方式。早期表现为骨髓水肿，T_1 像上低信号和 T_2 像上高信号。随着病情进展，MRI 可以显示坏死骨组织周围的肉芽组织增生和骨质硬化，典型的双线征表现（图 5-6-3）。

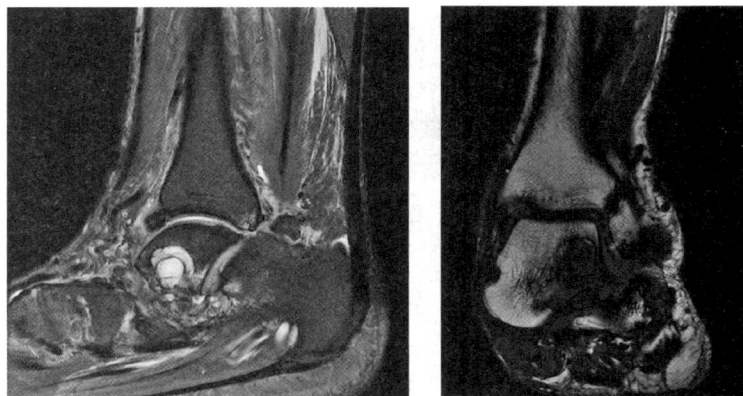

图 5-6-3　距骨坏死 MRI 表现

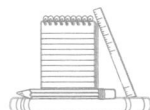

2. 鉴别诊断　本病应与神经性关节炎相鉴别。神经性关节炎常见病因有脊髓痨、脊髓空洞症等，原发的神经病变可以造成关节深部感觉障碍。本病为缓慢进行性疾病，好发部位与神经损伤的部位密切相关，病变多数累及下肢负重关节；多见于 40～60 岁的男性，关节肿胀、无痛、畸形，活动范围超常；X 线表现为关节骨端广泛破坏、硬化或呈奇异形态，骨赘形成，关节间隙不规则，周围软组织钙化、关节内游离体、关节脱位或半脱位，关节周围软组织肿胀。关节严重破坏与患者较轻的疼痛、功能障碍不符合此病的特征。

四、治疗

1. 保守治疗　适用于早期距骨坏死患者。

（1）避免负重　石膏或支具固定，防止距骨塌陷。

（2）中医药治疗　注重"筋骨并重"原则，根据筋骨与肝肾、气血的关系，治疗宜滋补肝肾，调养气血，活血祛瘀，和营止痛。

（3）冲击波治疗　冲击波可以促进组织代谢，改善局部的血液循环，起到辅助治疗的作用。

2. 手术治疗　经保守治疗无效者，可考虑手术治疗，手术方式有髓芯减压术、病灶清除术、自体骨髓干细胞移植术、骨软骨移植术、带血管蒂骨瓣移植术等。当距骨坏死进展至骨关节炎期，关节疼痛明显、活动受限，可选择踝关节置换术或关节融合术。

五、预防与调护

距骨骨折或距骨脱位后应及时复位并加强固定，尽早恢复局部解剖形态，最大可能地改善距骨血供，有效降低距骨坏死的风险。距骨骨折或脱位愈合后至少 3 个月需进行 MRI 检查。此外，对于酗酒或服用激素的高危人群，一旦出现踝关节不适，应及时进行 MRI 检查，以便实现早期诊断和治疗。

项目七　剥脱性骨软骨炎

【学习目标】

掌握：剥脱性骨软骨炎的诊断和治疗。

熟悉：剥脱性骨软骨炎的病因病机。

了解：剥脱性骨软骨炎的预防调护。

剥脱性骨软骨炎是指由各种原因导致的局部关节软骨及软骨下骨缺血坏死，与周围正常骨质分离的一类关节疾病。本病好发于运动员，青春期最易发病，男性多于女性。剥脱性骨软骨炎可发生于全身任何关节，最常见于膝关节，其次为踝关节和肘关节。

一、病因病机

1. 中医病因病机

（1）跌仆损伤　外伤或长期劳损，损伤筋骨，气滞血瘀，经脉痹阻而发病。

（2）肝肾亏虚　肝肾虚衰，无以主骨，筋骨失养，外邪入侵，气血瘀滞而发病。

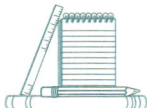

（3）气血亏虚　久病虚损，脾肾受损，气血化生不足，筋骨失养而发病。

2. 西医病因病理　剥脱性骨软骨炎的发病原因目前尚未明确，可能与骨软骨或软骨下骨外伤骨折、软骨缺血坏死、骨髓发育异常、遗传（内分泌）等因素相关。

本病的病理变化主要是骨软骨区域性萎缩和坏死，并逐渐与正常骨质分离。随着纤维组织的侵入，骨软骨的血液供应受损，逐渐松动并最终脱落。剥脱的骨片大多是单一的，也可见到由 2～3 块碎片组成的网状碎裂。碎片完全剥离后可形成关节内游离体，病变处关节软骨面破坏，关节镜下可见粗糙混浊，无光泽，可能完整、凹陷、变软隆起或断裂。

1995 年，Cahill 根据剥脱性骨软骨炎的病理变化，将其分为 4 级。

Ⅰ级：关节软骨软化，软骨下骨髓水肿，关节面完整。

Ⅱ级：骨软骨部分分离，部分与周围骨相连。

Ⅲ级：骨软骨分离，但位于火山口缺损内。

Ⅳ级：骨软骨分离脱落合并游离体形成。

二、临床表现

1. 症状　早期症状不明显部分患者在活动后感到疼痛，随着病情发展，多数患者出现关节疼痛和肿胀、积液。如果形成了关节内游离体，可引起关节交锁，日久可见股四头肌萎缩。

2. 体征　可见抗痛性跛行；膝关节屈曲时，可出现股骨髁局限性压痛；碎片脱落后可触及游离体。

三、诊断与鉴别诊断

1. 诊断

（1）病史　好发于 10 岁以上儿童、青少年和 50 岁以下成年人，常有运动外伤史。

（2）症状体征　表现为不同程度的关节肿痛不适，软骨剥脱时可有关节交锁，膝关节屈曲时，股骨髁可有局限性压痛。

（3）X 线检查　典型表现可见自关节面剥脱的高密度小骨片，边缘清晰锐利，与骨质之间有明显的透亮线，是判断膝关节剥脱性骨软骨炎的主要依据（图 5-7-1）。完全剥脱并移位者关节面下可见到透亮缺损区，周边明显硬化，关节腔内可见游离体。

（4）MRI 检查　可更准确地显示剥脱性骨软骨炎的损害部位、形状、范围、软骨及其下骨情况、水肿程度，是否存在游离体等。

（5）关节镜　关节镜可以在较小的创伤下对关节软骨直接观察评价，是诊断剥脱性骨软骨炎的"金标准"，但关节镜难以检测出未发生大体形态变化的早期病变。

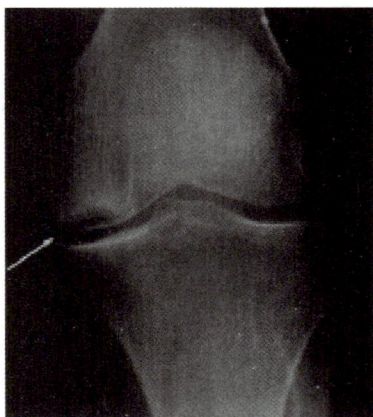

图 5-7-1　剥脱性骨软骨炎 X 线表现

2. 鉴别诊断

（1）膝关节骨关节炎　是一种慢性关节疾病，通常发生在中老年人身上，表现为关节软骨的退化和磨损，而非局限性骨软骨病变。

（2）髌骨软骨软化症　是在反复运动、劳损基础上发生的膝关节软骨退行性变，主要表现为下蹲起立、上下楼（坡）时髌骨后疼痛。MRI 或关节镜可明确诊断。

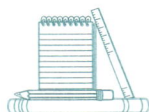

四、治疗

1. 保守治疗　保守治疗是剥脱性骨软骨炎的首选治疗方法，主要适用于青少年稳定型患者，目的是有效缓解或消除高负荷的撞击因素。

（1）健康教育　教育患者减少负重活动和运动幅度，避免旋转或撞击运动。

（2）患肢制动　使用夹板、石膏或支架固定关节，以减轻症状并促进愈合。

（3）药物和物理治疗　根据患者症状，可辅助消炎镇痛药物和物理治疗。

（4）中药治疗　根据患者证候辨证施治，治宜滋补肝肾、调养气血、强筋健骨、活血化瘀。

2. 手术治疗　对于不稳定型、骨软骨块分离的，正规保守治疗 3～6 个月无效，且持续引起症状的剥脱性骨软骨炎患者，需要进行手术治疗。其目的在于维持关节协调性、加速软骨下骨愈合、修复缺损及固定碎片。

手术主要在关节镜下进行。手术方法包括关节镜下钻孔术和关节镜下骨软骨骨块复位、固定，游离体摘除，缺损修复等。术后膝关节屈曲 30°，至少固定 6 周，制动期间进行股四头肌等长收缩锻炼，解除固定后尽早开始活动。

五、预防与调护

注意保护关节，避免过度的运动，以减少受伤的风险。已经发病的患者，减少负重运动，避免旋转和撞击运动，同时保持肌肉力量。手术患者术后应在不负重的情况下，早期主动活动并进行肌肉力量锻炼，半年内不参加剧烈运动。

项目八　儿童骨骺骨软骨病

【学习目标】

掌握：儿童骨骺骨软骨病的诊断和治疗。

熟悉：儿童骨骺骨软骨病的病因病机。

了解：儿童骨骺骨软骨病的预防调护。

儿童骨骺骨软骨病是一类影响儿童骨骺及干骺端软骨的疾病。骨骺和骺板都是未成熟的四肢长骨的生长区域，也是儿童骨骼最薄弱和最易损伤的部位。

儿童骨骺骨软骨病的病因并不明确，可能与创伤、遗传、先天结构异常等因素有关。骨骺骨软骨病属于自限性疾病，从发病到自愈需要 2 年以上的时间。

中医学认为，本类疾病属于"骨蚀"范畴，多因先天不足，或肾精亏损，水不胜火，髓减骨痿，或肾阳不足，不得温煦所致，也可因筋骨伤损，致使局部气血凝滞，经脉受阻，骨失濡养所致。

股骨头骨骺骨软骨病

股骨头骨骺骨软骨病，指由于血运障碍导致股骨头骨骺部分或全部坏死并引起相应临床症状的一类疾病。本病多见于 3～10 岁的儿童，男性多于女性，多为单侧发病，双侧发病仅占

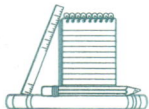

10% 左右。本病愈合后可遗有股骨头扁平状畸形，故又称扁平髋。

一、病因病机

1. 中医病因病机

（1）先天不足 先天禀赋不足，气血不能温煦和濡养筋骨，髓减骨枯而发为骨蚀。

（2）跌仆损伤 过度跑跳劳累，反复损伤，导致局部气滞血瘀，经脉不通而发病。

2. 西医病因病理
股骨头的血运障碍是股骨头骨骺骨软骨病发生的基本原因，而引起儿童股骨头血运改变的因素包括解剖、创伤、炎症、环境干扰等因素。解剖学发现，7 岁以下儿童的股骨头骨骺只有一条血管即骺外动脉供应其血运，明显不如青少年和成年人的股骨头血供。在此基础上，加之创伤、炎症等更加减少股骨头骨骺的血运，最终导致血运障碍引起股骨头骨骺坏死。另外有临床发现，臀位分娩儿童的发病率是其他儿童的 4 倍。

本病的病理过程大致包括骨质坏死、死骨吸收、新骨形成及再修复四个阶段，总病程长达 2～4 年。初期，骨髓软骨下骨质缺血，骨内各种细胞迅速坏死解体，引起滑膜充血水肿，关节囊肿胀增厚，时间 1～3 周。随着骨坏死的进行，虽然骨外形保持，但骨髓腔空虚，骨小梁碎裂成片状或压扁成块状，此过程可持续 6～12 个月。在死骨的刺激下，毛细血管逐渐长入，坏死区逐渐被肉芽组织侵袭，破骨细胞进入，逐渐清除死骨，进而成骨细胞活动增加，新骨逐渐形成并重组塑形，骨软骨结构逐渐恢复，过程可达 2～3 年。

二、临床表现

1. 疼痛
一般较轻微，极少有剧痛者。疼痛主要局限在髋关节前方，可以向下放射到膝关节内侧。

2. 跛行
因疼痛而出现跛行，劳累后跛行加重，休息后减轻或消失。

3. 功能障碍
早期多为髋关节外展和旋转功能受限，后期屈曲和各向活动均受限，且髋关节呈屈曲和内收畸形，大腿和臀部肌肉萎缩。

三、诊断与鉴别诊断

1. 诊断

（1）病史 部分患儿有髋部创伤史或剧烈运动史。

（2）症状体征 包括疼痛、跛行、功能障碍等。

（3）X 线检查 定期拍摄高质量的双髋正位和蛙式位 X 线片，可动态观察病变全过程中股骨头的形态变化。本病根据 X 线片表现可分为 4 型（Catterall 分型）。

Ⅰ 型：骨骺外形正常，坏死区局限在股骨头的前方，无死骨形成，无干骺端的改变，无软骨下骨折线（图 5-8-1）。

Ⅱ 型：股骨头前、外侧的坏死区增大，死骨形成，与活骨区界线明显。前外侧有轻度的干骺端改变（图 5-8-2）。

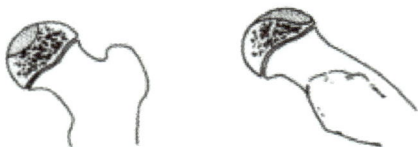

图 5-8-1 Catterall 分型 Ⅰ 型　　　　　图 5-8-2 Catterall 分型 Ⅱ 型

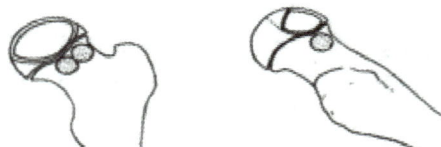

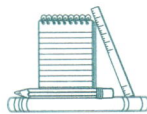

Ⅲ型：股骨头大部分坏死，在后方和侧方可有少量活骨区、干骺端改变明显，股骨颈变宽（图5-8-3）。

Ⅳ型：病变累及整个骨骺、骨骺塌陷，股骨头呈扁平状（图5-8-4）。

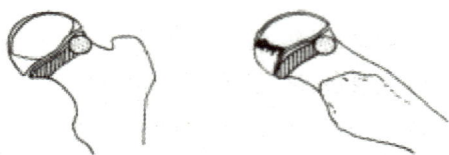

图5-8-3 Catterall 分型Ⅲ型　　　　图5-8-4 Catterall 分型Ⅳ型

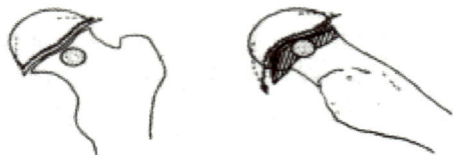

（4）CT　早期关节囊肿胀、关节腔少量积液，关节内滑膜增厚，骨骺延迟、变小和密度均匀增高。随后骨骺上方或全部受压变扁，前上部边缘皮质下可见新月形低密度区；干骺端邻近骺板的骨质内可见囊状、带状低密度影，伴周围硬化缘；股骨颈短粗，骨质疏松；在高密度骨骺内出现多发、大小不等的条带状、囊状或不规则的低密度区，骨骺节裂成多个高密度硬化骨块，骺板显示不规则增宽。晚期可出现髋内翻、髋关节半脱位及股骨头畸形。

（5）MRI　早期可见少量关节积液以及骺板软骨和骺软骨的增厚，股骨头骨骺前外侧 T_1WI 呈等低信号、T_2WI 为边缘稍模糊的高信号，增强后可见局部小的无强化的死骨区；股骨颈粗短，骨骺变扁，呈高 T_1、低 T_2 信号；干骺端前外侧为 T_1、T_2 信号的水肿带，骺软骨及骺板软骨厚薄不一；髋臼关节软骨和股骨头关节软骨明显增厚，股骨头不同程度外移；骨骺软骨下可见不规则形骨坏死灶。晚期可以清楚显示关节囊内的游离体。

（6）核素骨扫描检查　核素检查可以早期测定股骨头的血运情况，并反映骨细胞的代谢情况，对股骨头骨骺骨软骨病的早期诊断有一定意义。早期表现为坏死区的放射性稀疏或缺损，即相对"冷"区，后期可见局部方式性浓聚，即"热"区。与普通 X 线片比较，本检查可提前 3 ～ 6 个月确定坏死范围。

2. 鉴别诊断

（1）髋关节暂时性滑膜炎　本病系无菌性炎症，其发病年龄、外伤史、早期临床表现和 X 线片均和股骨头骨骺骨软骨病相似。本病的特点是经休息、制动等一般治疗多可很快痊愈，整体病程很少超过 4 周。

（2）髋关节结核　本病有较明显的全身症状和局部阳性体征，多有血沉增快，可有肺结核或其他结核病史。早期 X 线片可见股骨上端弥散性骨质疏松，继而骨质破坏、关节间隙变窄。

四、治疗

股骨头骨骺骨软骨病的治疗目的是消除影响骨骺发育和塑形的不利因素，防止或减轻股骨头继发畸形及髋关节骨性关节炎，尽快恢复和维持髋关节的活动功能。

1. 保守治疗

（1）卧床休息、制动　适用于早期疑似或确诊患者。卧床或皮牵引 3 ～ 4 周，可明显缓解疼痛，减轻炎症。

（2）矫形支具或石膏固定　采用患髋外展30°～ 45°，内旋5°～ 10°位矫形支具或石膏固定，目的是增加股骨头包容，缓解软组织痉挛，防止坏死股骨头的变形和塌陷。整个疗程不少于 1 ～ 1.5 年。

（3）中医内治　肾虚先天不足者，治宜补肾壮骨，佐以活血化瘀。外伤气滞血瘀者，治宜活血化瘀，强筋壮骨。

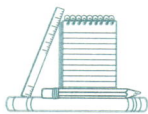

（4）中医外治　可应用中药膏剂、散剂局部外敷，或应用中药舒筋活络洗剂熏洗。针灸治疗可循经取穴或取阿是穴，以减轻疼痛、缓解痉挛。电针、温针、艾灸也可应用。手法治疗早期以轻柔松解手法为主，缓解疼痛；中、晚期可使用舒筋活节手法，促进关节功能恢复。

2. 手术治疗

（1）改善股骨头血供类手术　如滑膜切除术，钻孔减压或开窗减压术，带蒂血管或骨瓣植入术等。

（2）改善头臼包容、改变负重力线类手术　如股骨近端或骨盆截骨术、髋臼加盖术等。

五、预防与调护

加强自我保护意识，避免日常生活中的不当运动或剧烈运动，可能是减少此病的主要预防措施。从疑似阶段开始就应该卧床休息，限制患肢负重活动，诊断明确后必须严格制动，避免继续损伤。对于手术患者，术后应在不负重的情况下主动活动，坏死修复前继续避免负重活动。

胫骨结节骨软骨病

胫骨结节骨软骨病又称胫骨结节骨骺炎，好发于 12 ～ 15 岁的少年，男性多于女性，双侧发病约占 30%。

一、病因病机

胫骨结节是髌韧带附着处，其骨骺 18 岁以后与胫骨上端融合。反复多次的轻微外伤及髌韧带的强力牵拉是本病发生的主要原因。在外伤或剧烈运动时，由于髌韧带过度牵引可使胫骨结节部分剥离，破坏血运而发生坏死，随着坏死与修复的交织，促使成纤维细胞化生和成骨细胞的活动，使髌韧带及其附近软组织出现骨化、胫骨结节增大，并向前突出或提前闭合。

二、临床表现

1. 疼痛　长时间运动或剧烈运动后髌韧带胫骨附着处疼痛，休息后缓解，运动后又出现疼痛且逐渐加重。

2. 肿胀　局部软组织可有轻度肿胀，膝关节无肿胀、积液。

3. 体征　髌韧带附着点压痛较明显，髌腱肥厚，胫骨结节增大突出。

三、诊断与鉴别诊断

1. 诊断

（1）病史　有剧烈运动史，多发于 12 ～ 15 岁喜欢运动的男孩。

（2）症状体征　包括疼痛、压痛、肿胀和局部突起。

（3）X 线检查　早期膝关节侧位片可见胫骨结节局部软组织肿胀影，之后可见胫骨结节局部密度增高，边缘不规则，甚至出现碎裂状，碎片远端向前向上分离，骨骺下方可见囊状透光区；最终在胫骨结节处形成不规则的骨性突起，有时在其前下方伴有游离小骨块，少数形成游离体（图 5-8-5）。

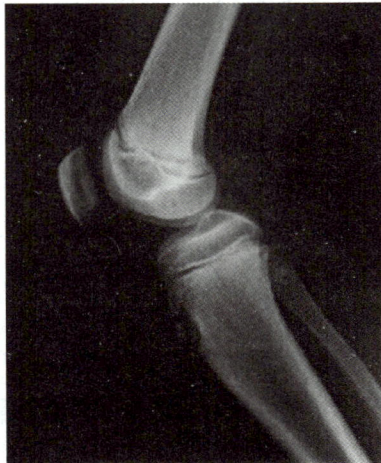

图 5-8-5　胫骨结节骨软骨病 X 线表现

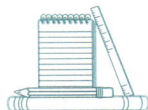

2. 鉴别诊断   本病有时需和正常胫骨结节骨骺变异和胫骨结节撕脱性骨折鉴别。

四、治疗

胫骨结节骨软骨病属于自愈性疾病，大部分情况下在青春期生长发育停止后可自行痊愈。临床上主要是给予对症处理。症状严重时可膝关节伸直位制动，同时给予中药外敷、熏洗或理疗等。如局部出现游离体持续疼痛者，可行游离体摘除修整术。

五、预防与调护

运动前做好热身活动，尽量避免剧烈运动。轻者减少活动，严重者卧床休息。

跟骨骨骺骨软骨病

跟骨骨骺在 8 ～ 12 岁出现，约 16 岁与跟骨体相闭合。跟骨骨骺骨软骨病好发于爱运动的 6 ～ 14 岁儿童，也称跟骨骨骺炎，双侧多于单侧，临床不多见。

一、病因病机

本病常因跟腱急性或慢性牵拉跟骨引起，可在足部外伤后偶然发现，15 岁后多可自愈。

二、临床表现

临床表现主要为足跟后部疼痛，跟骨后下方两侧压痛，轻度肿胀。

三、诊断与鉴别诊断

1. 诊断

（1）病史   好发于 6 ～ 14 岁儿童，可有不同程度外伤史。

（2）症状体征   常因足跟部肿痛就诊，重者伴有跛行或穿鞋明显疼痛。足跟部肿胀和压痛。

（3）X 线检查   典型表现是跟骨骨骺扁平、变小，密度增高且不均匀，外形不规则，边缘呈虫蚀样或波浪状，骨断有碎裂征，骨骺线不规则增宽，与骨骺相对应的跟骨体部分变粗糙，踝关节骨质可见轻度骨质疏松（图 5-8-6）。

2. 鉴别诊断   本病临床表现缺乏特异性，诊断有一定困难，临床需与正常的跟骨骨骺相鉴别。骨骺"碎裂征"是鉴别要点。

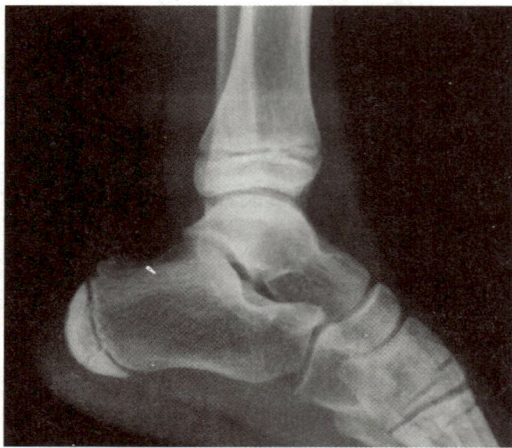

图 5-8-6   跟骨骨骺骨软骨病 X 线表现

四、治疗

跟骨骨骺骨软骨病的治疗目的主要是减缓炎症引起的临床症状，很少需要手术。

1. 休息，减少负重劳损。

2. 物理治疗，如局部热敷、理疗，足跟垫高。

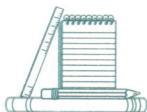

3. 局部封闭。

4. 中药外敷、熏洗。

五、预防与调护

运动前做好热身活动，充分拉伸跟腱。轻者禁止跑跳等剧烈活动和长途跋涉，严重者将跟腱固定于松弛位，待症状消失后，再逐渐恢复活动。

足舟骨骨骺骨软骨病

足舟骨骨骺骨软骨病又称足舟骨骨软骨炎，临床较少见，好发于 5 ～ 8 岁的男孩，常单侧发病。

一、病因病机

常因创伤、发育障碍或其他疾病造成营养血管阻塞，破坏了足舟骨的血运，从而导致足舟骨缺血坏死和软骨内骨化异常。

二、临床表现

行走时足部疼痛，轻度跛行，跑跳运动时疼痛加重。检查患处可见软组织肿胀、压痛、活动受限。足内、外翻时可引起疼痛，足弓弛缓。

三、诊断与鉴别诊断

1. 诊断 早期 X 线片无特异性表现，随病情进展，双侧 X 线片对比显示患足足舟骨骨化中心比正常的体积扁小，边缘不整齐，骨质密度增加，骨轮廓不规则，甚至碎裂，附近软组织肿胀影。后期可见足内侧纵弓塌陷变形，足舟骨呈楔形改变（图 5-8-7）。MRI 有助于早期诊断。

2. 鉴别诊断 本病应与正常足舟骨骨骺和足舟骨结核鉴别。

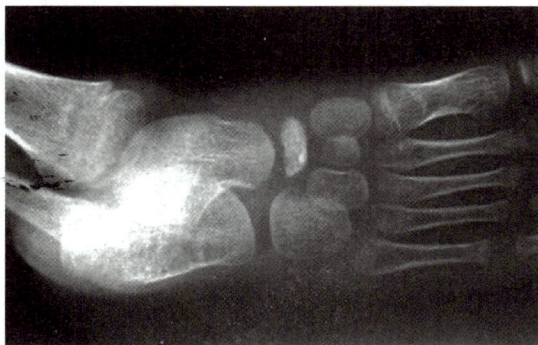

图 5-8-7 足舟骨骨骺骨软骨病 X 线表现

四、治疗

本病为自限性疾病，一般不需手术等治疗。单纯 X 线片改变（有时可持续 2 ～ 3 年）而无临床症状者多无须治疗。

1. 禁止剧烈活动，如跑、跳及长途步行。

2. 局部药物外擦或外敷，局部理疗按摩。

3. 疼痛严重或行走困难者可石膏、支具制动。

五、预防与调护

运动前做好热身活动。轻者禁止跑跳等剧烈活动和长途跋涉，严重者卧床休息，待症状消失后，再逐渐恢复活动。

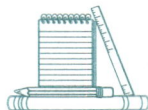

脊椎骨骺骨软骨病

脊椎骨骺骨软骨病，也称脊椎骨骺炎、脊椎骨软骨炎，俗称青少年性驼背。本病是由椎体楔状变形引起的脊柱后凸，常见于 12 ～ 18 岁青少年，男性发病率高于女性。病变常累及多个椎体，多发生在中下部胸椎和上腰椎。

一、病因病机

一般认为本病是由于脊椎的负载能力与承受负荷的平衡失调，如体重过大、多次的轻微外伤、过度的负重等，导致椎体上下骺板的血液循环障碍引起。其病理表现主要是受累骨骺前半部的缺血、坏死和碎裂，致使椎体前半部分高度发育延缓，发生楔形改变。

二、临床表现

患者早期会有明显的胸背部疼痛，久立和剧烈体力活动后加重，脊柱胸段后凸渐加大呈圆驼状向后隆起，称圆背畸形。被动及主动活动均不能改变后凸畸形，腰椎前凸代偿性增大，但不影响腰部活动。生长停止后疼痛等症状逐渐消失，但圆背畸形永久存留。

三、诊断与鉴别诊断

1. 诊断　X 线片早期可见多个椎体前低后高的楔形改变，受累椎体上、下缘不规则或呈波浪状。继而骨骺碎裂，椎体前方上下角的正常形态消失。后期骨骺密度逐渐恢复，椎体呈楔形改变。椎间隙高度不变，说明该病不累及椎间盘（图 5-8-8）。CT 可见多个椎体内 Schmorl 结节，椎体前缘不规则。MRI 可以协助诊断。

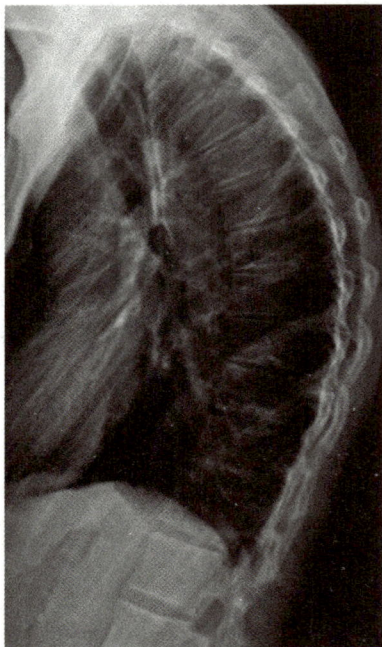

图 5-8-8　脊椎骨骺骨软骨病 X 线表现

2. 鉴别诊断

（1）强直性脊柱炎　本病首先侵犯骶髂关节，逐渐向上蔓延至整个脊柱，X 线片显示脊椎呈竹节样变。

（2）脊柱结核　多呈角状后凸畸形。

（3）化脓性骨髓炎　多呈板状强直同时疼痛剧烈。

四、治疗

脊椎骨骺骨软骨病虽然也是一种自愈性疾病，但如果治疗不当，可产生脊柱畸形等严重的后遗症。防止或减少畸形是治疗的主要目的。

1. 保守治疗

（1）卧床休息，避免负重　确诊后首先是卧床休息，避免过多弯腰或负重运动。站、坐时保持良好姿势，建议佩戴矫形支具；同时加强腰背肌锻炼。

（2）支具固定矫形　胸椎后凸超 50° 时，可以用各种支具固定，以尽量纠正畸形。使用支具时应防止软组织损伤、矫正过度等并发症的发生。支具佩戴时间至少应坚持至骨骼成熟后 1 ～ 2 年。

（3）药物、理疗　对疼痛明显的患者可以用解痉止痛、舒筋通络的中药以缓解症状。治疗

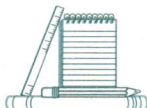

期间可配合理疗、按摩等。

2. 手术治疗　对于在青少年期采用支具治疗无法控制畸形发展的患者，包括超过 80° 的后凸畸形而骨骼尚未发育成熟者，对成人后凸超过 75° 造成持久功能障碍性疼痛，经 6 个月以上非手术治疗无效和明确提出要求改变外形美观者，可考虑手术治疗。常用的方法包括后凸畸形的矫正及脊柱融合术，对于脊髓受压的患者可能需行脊柱开放减压术。

五、预防与调护

要加强本病的科普教育，使其正确认识和重视本病，以便早期发现、诊断和治疗。

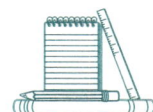

模块六　骨肿瘤

项目一　概述

【学习目标】

掌握：骨肿瘤的临床表现与治疗方法。

熟悉：骨肿瘤的中西医病因病机。

了解：骨肿瘤的预防措施。

案例导入

刘某，男，18岁，因左侧大腿远端疼痛4个月，肿胀15天就诊。患者4个月前无明显诱因出现左大腿远端疼痛，逐渐加重，夜间痛明显。15天前发现左大腿远端肿胀。查体：左大腿远端呈弥漫性肿胀，颜色不红，无破溃，左股骨远端压痛明显，皮温稍增高，可触及肿物，质地较硬，边界不清，左膝关节活动正常。

问题：该患者下一阶段还应做哪些检查？应采取什么样的治疗方法？

骨肿瘤是起源于间充质细胞，发生于骨骼或其附属组织（血管、神经、骨髓等）的肿瘤，肿瘤可以是原发性，也可以是继发性。临床上一般将其分为良性肿瘤、恶性肿瘤。良性骨肿瘤易根治，预后好；恶性骨肿瘤发展迅速，预后不佳，死亡率高。骨肿瘤属中医学"骨岩""骨疽""石疽""骨瘤"等范畴。

一、病因病机

（一）中医病因病机

中医学认为，导致骨肿瘤发生的病因病机主要有以下因素。

1. 正虚邪侵　由于先天禀赋不足或后天损耗，正虚体弱，腠理不固，外邪入侵，气血失调，运行不畅，结聚于筋骨成瘤。

2. 气血瘀阻　机体正气不足，或情志失调，或感受外邪及饮食不节等因素，导致气机不利，血行不畅，气血瘀滞于筋骨之中，凝聚成结。

3. 痰凝气滞　肺脾肾脏腑功能紊乱，肾阳不足，脾阳虚弱，肺失气化，津液不布；或情志失调，气机郁结，均可导致痰浊凝结，阻于经络筋骨，凝结成块。

4. 肝肾亏虚　肝藏血，主筋；肾藏精，主骨生髓。肝肾虚衰，肝血不足，肾精亏虚，筋骨

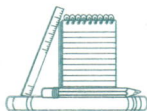

失养，骨瘤乃发。

（二）西医病因病理

西医学认为骨肿瘤的发生是一个复杂的过程，其病因主要包括以下因素。

1. 遗传因素 人体的遗传物质基础是基因，基因可决定人体骨骼的生长发育、形态、特征及生理生化特性。

2. 环境因素 主要包括化学因素、物理因素、生物因素等。这些因素均对骨肿瘤的发生具有重要影响。

3. 其他因素 骨肿瘤的发生还与损伤、感染、体质、免疫功能等都有较为密切的关系。

二、临床表现

良性骨肿瘤早期无明显临床症状，随着瘤体增大，可出现相应的刺激压迫症状，而恶性骨肿瘤早期即有明显的临床表现。骨肿瘤的症状和体征主要有以下几方面。

1. 疼痛 非特异性症状。骨的良性肿瘤多无疼痛，若出现疼痛，多是间歇性隐痛。但骨样骨瘤呈夜间持续性疼痛，疼痛局限，服用非甾体抗炎药可缓解疼痛。恶性骨肿瘤的疼痛常最先出现，最初轻微隐痛，呈间歇性，继而持续性剧痛，夜间加重，静息痛，不规则疼痛，服用止痛剂效果常不明显。

2. 肿胀和肿块 一般在疼痛出现一段时间后出现。但位于表浅部位的骨肿瘤，可以很早出现肿块。良性骨肿瘤肿块生长缓慢，有时无意中发现，不能明确病史长短，对周围组织影响不大，关节活动基本无障碍。恶性骨肿瘤肿块常生长迅速，病程较短，边缘不清，局部皮温增高，表浅静脉怒张。位于长骨骨端、干骺端的病变可有关节肿胀、活动受限。

3. 功能障碍 良性骨肿瘤一般不引起功能障碍。恶性骨肿瘤由于疼痛、肌肉萎缩，或骨肿瘤接近关节部位，可引起关节功能障碍。当良性骨肿瘤恶变或恶性骨肿瘤骨质破坏形成病理性骨折时，功能障碍更为明显。

4. 畸形 由于瘤体的存在和生长，导致发育不对称，或侵及骺板，产生畸形。

5. 压迫症状 不同部位引起不同的症状。如骨肿瘤发生在脊柱，可引起神经刺激症状或截瘫，在关节附近可引起滑囊炎。

6. 病理性骨折 骨肿瘤可造成骨密质变薄或破坏，轻微外力或无明显创伤就发生骨折，是骨肿瘤所致病理性骨折的显著临床特点。如骨巨细胞瘤常无症状，而多以病理性骨折为首发症状就诊。

7. 发病年龄及部位 软骨母细胞瘤儿童多见，多发生在骨骺；骨肉瘤好发于 10 ～ 20 岁，长骨的干骺端；骨巨细胞瘤好发于成年人长骨的骨端；尤因肉瘤靠近骨干；骨样骨瘤多发于长管状骨的皮质内，儿童多见；转移性骨肿瘤多发生在老年人的躯干骨（脊柱）等。

8. 全身症状 骨肿瘤往往缺乏全身症状。后期可有疼痛，睡眠不良，食欲下降，伴有消瘦、贫血；病变部位可发生溃烂，并发感染、发热，导致恶病质。恶性骨肿瘤常发生转移，如骨肉瘤常转移到肺脏，出现呼吸系统症状，甚至呼吸衰竭。

三、治疗

骨肿瘤的治疗原则是早发现、早诊断、早治疗。良性骨肿瘤及瘤样病变，仍以手术治疗为主，选择好适应证，在保存功能的前提下，要求彻底切除，防止复发。恶性骨肿瘤则以延长生命为主，尽可能保留或重建肢体，恢复一定功能，"先保命，后保肢"是必须恪守的原则。治疗

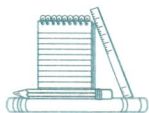

以手术加中药、化疗、放疗、免疫等综合治疗为主。

1.中医辨证论治　中医治疗骨肿瘤，不但重视局部，更重视整体，临证时应根据具体情况采用先攻后补，先补后攻，或攻补兼施。如肿瘤早期，正气充实，应综合各种抗癌疗法，以攻为主，攻中兼补，同时抓紧手术，彻底切除，提高治愈率。肿瘤中期，正盛邪实，或肿瘤切除术后，则应攻补兼施，或以补为主，目的是调动机体内在的积极因素，增强患者的抗病能力，抑制肿瘤细胞生长或消除术后残留的癌细胞。肿瘤晚期，多属正虚邪实，故应先补后攻，增强患者体质，提高抗病能力，延长患者的生命。中药黄芪、灵芝、人参、党参、女贞子、山慈菇、半枝莲、白花蛇舌草、水蛭、蜈蚣等，对各类骨肿瘤有一定疗效。

（1）正虚邪侵　体虚胸闷气短，神疲乏力，面色无华，局部包块，微微作痛，皮色不变，舌淡苔薄白，脉沉细无力。治宜扶正祛邪。方药：补中益气汤或十全大补汤加减。

（2）气血瘀阻　肢体肿痛，局部包块坚硬漫肿色暗，肿块及周围刺痛压痛，痛有定处，固定不移，舌质紫暗或瘀斑，苔少，脉弦或涩。治宜行气活血，化瘀止痛。方药：身痛逐瘀汤加减。

（3）血凝气滞　包块局部困顿胀痛，时轻时重，遇寒加重，肢体漫肿，按之绵软，皮色不变，皮温不高，舌质淡胖，苔薄白，脉滑或濡数。治宜温阳化痰，行气通滞。方药：阳和汤加减。

（4）肝肾亏虚　局部包块漫肿，轻度疼痛压痛，按之凹陷，腰膝酸软，四肢无力，面色无华色暗，夜尿频多，舌质淡，苔薄白，脉沉细。治宜补益肝肾。方药：左归丸加减。

2.化疗　化疗和手术是治疗恶性骨肿瘤两种最基本的方法。化疗的应用，尤其是新辅助化疗（术前化疗＋手术＋术后化疗）的临床普及推广，使以骨肉瘤为代表的恶性骨肿瘤的疗效有了明显提高。基本原则：强调术前化疗的重要性，增加术前化疗次数，一般为6次或更多，术前化疗时间都在8周以上。理由：术前充分化疗可以尽快地、更有效地扑灭肺内微小转移瘤灶，提高生存率；化疗后原发瘤坏死、缩小、瘤周反应性水肿消退，可为保肢疗法提供一个更安全的切除缘，减少复发；对于保肢疗法，切除缘缩小，可保留更多的肌肉，术后患肢功能好；局部手术条件改善，可扩大保肢疗法的适应证，降低截肢率；化疗期间有充分时间准备假体等，增加术前化疗次数，推迟手术时间，这是治疗观念上的一个重大转变和更新。切除的肿瘤做坏死率检查，肿瘤坏死率在90%以上者为优，90%以下者为差。这项检查是判断术前化疗效果的最可靠的依据，对预后和指导术后化疗有重要意义。根据肿瘤坏死率高低，决定术后化疗方案。坏死率在90%以上者，继续术前化疗方案，坏死率在90%以下者需更改术前化疗方案方法，如增加药物品种或加大药物剂量，或二者兼顾，或更改给药途径，并且增加化疗次数。

新辅助化疗的临床意义：在杀灭原发肿瘤细胞的同时，杀灭微小转移灶；使肿瘤周围软组织的反应性水肿消失，肿物缩小，边缘清晰，有利于保肢手术的完成；并且可以对肿瘤标本行肿瘤细胞坏死率的计算，评价化疗疗效并指导术后化疗方案的应用。

3.放射治疗　放射治疗是向机体组织投射电离辐射以治疗良恶性肿瘤。其主要应用于：某些对放疗敏感的骨肿瘤（尤因肉瘤）和转移性骨肿瘤；恶性骨肿瘤行广泛性切除术后，局部辅助放疗；肿瘤失去手术时机，放疗仅为姑息性治疗，如放疗可减轻局部疼痛；某些手术难以彻底切除的部位，如脊柱肿瘤术后可辅助放疗。但应注意放疗后部位的手术切口愈合困难，不能轻易手术。

4.介入治疗　骨肿瘤介入治疗分为经血管性及非血管性两种。前者主要是经动脉化疗、栓塞治疗；后者包括局部经皮穿刺注射药物治疗、经皮肿瘤切除术、经皮椎体成形术、组织间放射性粒子植入术和经皮肿瘤射频消融术等。

5.手术治疗　骨肿瘤最主要的治疗方法是手术治疗。常用的手术方法有：

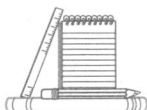

（1）刮除植骨术　将病变组织彻底刮除干净，用苯酚、酒精等涂抹骨髓腔壁，消灭残余肿瘤细胞，然后植骨或用骨水泥等填充骨缺损区。适用于溶骨性或混合性的良性骨肿瘤，如骨囊肿、内生软骨瘤、良性骨巨细胞瘤等。

（2）切除术　在健康的骨质处，完整地切除肿瘤。适用于成骨型骨内和骨外生长的良性肿瘤，如骨软骨瘤、骨瘤等。

（3）瘤段切除术　将肿瘤所在部位的一段骨骼，连同肿瘤一起整体切除。适用于低度恶性肿瘤或对化疗反应良好的高度恶性肿瘤。

（4）截肢术　适用于化疗疗效欠佳的高度恶性骨肿瘤。

四、预防与调护

积极预防骨肿瘤的发生，尽可能避免接触一些有可能诱发骨肿瘤的因素和环境，如减少 X 线辐射，避免接触有毒化学物质（铅、汞、砷、苯等），不要在有污染的地方过多停留，尽可能少食用有农药残留的蔬菜、粮食等。对骨肿瘤要提高警惕，早发现、早治疗，防止良性骨肿瘤向恶性转变，防止恶性骨肿瘤发展、扩大及转移，减少劳累及损伤，防止发生病理性骨折，保障肢体功能，提高生存率。给予心理治疗增强患者信心，针对患者的性格、心理状态、生活环境等因素，采用适当的疏导、安慰、暗示等方法，使患者保持良好的心态。加强营养，增强食欲，改善不良生活习惯，如忌烟忌酒等，进行运动，有利于肿瘤治疗与康复。

项目二　良性骨肿瘤

【学习目标】

掌握：良性骨肿瘤的主要临床表现及治疗方法。

熟悉：良性骨肿瘤的鉴别诊断。

了解：良性骨肿瘤的病因病理。

知识链接

在关节镜下切除良性骨肿瘤可最大限度地减少深部组织创伤，操作安全、创伤小，避免了因显露病灶而造成的骨关节周围解剖结构和组织的广泛剥离造成的创伤，最大限度地保护了病灶周围的正常解剖结构与关节功能。另外，必须严格选择适应证，并非所有良性骨肿瘤都能采用关节镜微创治疗，对于易复发或者具有恶变倾向的良性骨肿瘤，则改用切开手术方法，决不能为追求微创导致巨创。

一、骨瘤

骨瘤（osteoma）系骨膜内化骨的良性肿瘤，因骨膜性成骨异常，形成完全是骨性组织的肿瘤。本病一般在儿童时期发病，生长缓慢，随人体的生长发育而生长，在骨骼发育成熟后，骨瘤也停止生长。本病的发病年龄在 10 ～ 79 岁，大多在 30 ～ 50 岁；男性发病为女性的 2 倍；最

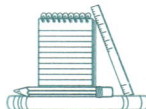

常见的发生部位是颅骨外板的表面和下颌骨。

（一）西医病因病理

本病病因不明。骨瘤来源于骨髓腔内成骨的间充质细胞，瘤骨组织与正常骨组织相同。骨瘤主要是在骨外膜下形成，有时亦可产生在骨内膜下，将骨膜顶起，向外或髓腔内生长，形成半球形骨性包块，虽然病变与其下骨密质紧密接触，但不破坏骨密质。

（二）临床表现

骨瘤生长缓慢，表现为位于骨表面的无痛性肿块，常无症状。大多是由于可见的皮内骨性突起而就医，少部分可因骨瘤生长部位特殊，刺激、压迫或阻塞了某些组织，从而引起相应症状。生于颅骨表面者可见皮下丘状突起，皮肤颜色正常，骨性硬度，无压痛，肿瘤与皮下无粘连，巨大者可引起面部不对称畸形。位于额窦、上颌窦的骨瘤可引起鼻窦炎、鼻溢液、鼻腔梗阻而影响呼吸。骨瘤靠近眼眶可引起突眼、复视、视力减退，甚至失明。位于下颌骨的骨瘤，导致颌骨增大，可使牙齿松动。少数向颅内生长者可引发局灶性癫痫和头晕头痛。

（三）诊断与鉴别诊断

1. 诊断

（1）症状和体征　无痛性肿块，或刺激、压迫、阻塞而引起相应症状。

（2）影像学检查

1）X线检查　表现为位于骨表面的光滑半球形，高密度致密影，其下的骨密质破坏。颅骨骨瘤常起自颅骨内板或外板，表现为内板或外板扁平状或山丘状骨性隆起，与骨板相连而不能分离，边缘光滑，瘤体基底部较宽（图6-2-1）。鼻窦骨瘤常表现为边缘整齐的细小圆形致密骨块，较大的可呈密度均匀的分叶状骨块，骨小梁结构显示不清，但无骨破坏，窦壁完整。

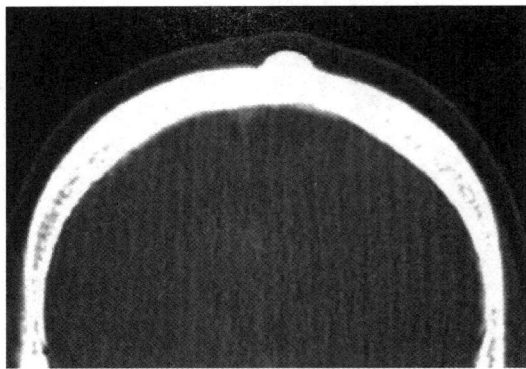

图 6-2-1　颅骨骨瘤 X 线表现

2）CT检查　可见与正常骨密质相连续的、与骨密质密度一致的骨性肿块。位于松质骨的骨瘤，CT值稍低于密质骨。

3）MRI检查　T_1WI 像及 T_2WI 像上均呈低信号。

2. 鉴别诊断

颅骨骨瘤发生于鼻窦、下颌骨者，多无诊断困难。而发生于颅骨内板者，需与颅骨内板增生症等相鉴别。

（1）颅骨内板增生症　多见于停经后妇女，常以头痛、眩晕、耳鸣、复视就诊，偶尔合并尿崩症和糖尿病症状。X线检查表现为颅骨内板或额骨内板波浪状骨质增生，严重者增生厚度可达2cm以上，外板不受影响，增生骨密度低于骨瘤。

（2）骨软骨瘤　多见于四肢长骨的干骺端、骨盆及肩胛骨，为无痛肿块，外形不规则，皮质和其内的骨小梁与原位骨骼相连续，瘤体顶端有软骨帽覆盖。

（四）治疗

骨瘤至今未见有恶变的报道。对于无症状而又不继续生长的骨瘤，不需任何治疗。有下列情况可行手术治疗：有明显压迫症状，局部有明显畸形，生长较快或成年后继续生长。手术方式可行囊内或边缘切除，术后少有复发，预后良好。

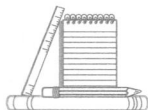

二、骨样骨瘤

骨样骨瘤（osteoid osteoma）系骨内病变，是骨组织来源的一种良性骨肿瘤，以持续性疼痛为主要症状。病灶为一个小的孤立瘤巢，骨样组织代替正常骨组织。本病青壮年人多见，生长缓慢，多见于胫骨和股骨，一般为单发。本病可以自愈。骨样骨瘤占骨肿瘤的 2%～3%，好发年龄为 10～35 岁，男性多于女性，男女之比为（2～4）：1。根据瘤巢在骨骼的位置，可分为皮质型、髓腔型（松质骨型）和骨膜下型。

（一）西医病因病理

本病病因不明。有学者认为，本病与感染，或与血管动静脉发育异常有关。

（二）临床表现

骨样骨瘤发病缓慢。持续的局限性疼痛是本病的最主要症状，且出现较早，往往在 X 线检查出阳性病损前数月就已存在。常为钝痛或刺痛，夜间或劳累后加重，逐渐发展为持续性重度疼痛，影响睡眠，服用阿司匹林能迅速缓解疼痛，这是本病的重要特征性表现，具有诊断性治疗价值。随病程延长，疼痛加重，药物不能缓解。邻近关节的病变，因疼痛可使关节活动受限。病变位置较浅者，可触及反应性骨形成的局部隆起，并有局限性压痛。当瘤体发生于椎骨时，因疼痛和肌肉痉挛可出现脊柱侧凸。骨样骨瘤可引起肢体的传导性疼痛，位于下肢者可出现神经方面的症状和体征，如痛性跛行、坐骨神经痛、肢体失用性肌萎缩、肌腱反射减退和不同程度的感觉丧失。

（三）诊断与鉴别诊断

1. 诊断

（1）症状和体征　持续的局限性疼痛，服用水杨酸类及非甾体抗炎药物可以使疼痛暂时缓解。关节活动受限，可触及反应骨形成的局部隆起。

（2）影像学检查

1）X 线检查　X 线检查的特点是"瘤巢"，为圆形或椭圆形透光阴影，一般直径小于 1cm，周围被均匀的硬化骨带所环绕。位于骨干者，骨密质上可见致密阴影，整段骨干变粗致密，其间有小透亮区。病变中期，在密度减低的透亮巢内，出现点状钙化或骨化，形成特征的靶环样改变，称为"鸟眼"征，为典型的骨样骨瘤表现。位于松质骨者，仅见小透亮区，周围有少许致密影。特殊部位的 X 线检查表现常不典型，关节内的骨样骨瘤因有骨膜而不会出现皮质硬化带。骨膜下骨样骨瘤在 X 线检查显示类似骨膜炎性改变（图 6-2-2）。

2）CT 检查　薄层（1mm 层厚扫描）扫描是检查骨样骨瘤的最佳方法。瘤巢显示为低密度 CT 值的透光区，巢内可见钙化，周围显示有高密度 CT 值的硬化骨。

3）MRI 检查　有利于观察瘤巢和周围反应带，对发现髓内或关节周围的病变及病变周围水肿有效。

2. 鉴别诊断

（1）局限性骨脓肿（Brodie 脓肿）　二者均可出现局部疼痛，但局限性骨脓肿的疼痛较轻，局部红肿热痛和压痛等炎性表现较明

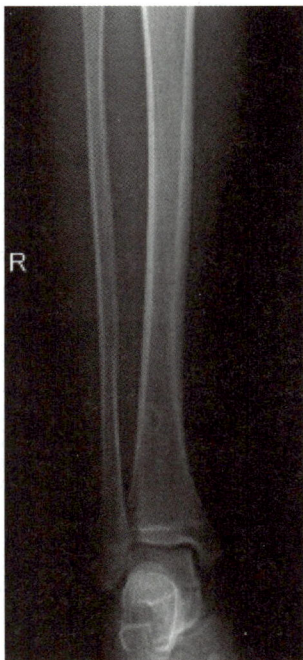

图 6-2-2　胫骨骨样骨瘤 X 线表现

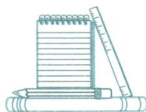

显，为化脓菌感染所致。影像学检查二者均有低密度的病灶及其周围骨的增生硬化，但局限性骨脓肿位于髓腔或松质骨内，病灶穿刺有脓液，抗生素治疗有效。

（2）硬化性骨髓炎　硬化性骨髓炎病程绵长，疼痛程度较轻，夜间休息痛不明显，阿司匹林不能抑制疼痛，可伴有红肿热痛的局部炎症表现。二者均可出现骨硬化和骨膜下新骨形成，但硬化性骨髓炎病变范围广，骨干皮质广泛增生硬化，髓腔闭塞，有瘤巢形成。

（四）治疗

部分骨样骨瘤为自愈性疾病。对于少部分症状轻微，或病灶邻近重要神经、血管，手术风险较大的患者，可以等待其病灶局限或缩小消失，可口服水杨酸类及非甾体抗炎药物缓解疼痛。

骨样骨瘤以手术治疗为主。理想的手术方式是将瘤巢连同周围硬化骨完整切除，不主张采用刮除术。彻底切除病灶后，症状很快消失，术后很少复发。如果病灶切除不彻底，疼痛症状会持续存在或术后很快复发。病灶切除较大，影响肢体强度时，应同时植骨。发生于脊柱等难以切除部位的骨样骨瘤，可采用刮除术，术后局部放射治疗。

骨样骨瘤是良性肿瘤，预后良好。至今尚无恶变报道。

三、骨软骨瘤

骨软骨瘤（osteochondroma）又称外生骨瘤，是发生在骨外表面的骨性突起。骨软骨瘤是最常见的骨肿瘤之一，占骨肿瘤总数的 12% ～ 25%，约占原发良性骨肿瘤的 35%。本病通常发生于骨骺未闭合前的软骨化骨的骨骼，分为单发和多发两种。多发性者又称为骨软骨瘤病，女性患者有明显的遗传性，为常染色体显性遗传性疾病。本病常见于儿童及青少年，男性多于女性，全身骨骼均可发病，常见于生长最活跃的长骨干骺端，如股骨下端、胫骨上端和肱骨近端，也可累及骨盆、肩胛骨、尺桡骨等。

（一）西医病因病理

骨软骨瘤确切病因不明。

（二）临床表现

本病临床症状多不明显，肿瘤生长缓慢，多数是被偶然发现的。本病局部可见生长缓慢、无痛、坚硬、固定的包块，与周围组织不粘连，无压痛，表面可以光滑也可呈分叶状，凹凸不平。疼痛是由于肿瘤刺激压迫周围组织，如肌肉、肌腱、神经、血管或附近的骨质等。肿瘤恶变也可引起疼痛，其表现为瘤体生长停止后又出现增大，或短期内增大明显、疼痛较明显。在骨软骨瘤与周围组织之间，可因摩擦而产生滑囊。多发者常可见多处骨端包块，严重者伴有骨骼发育障碍，特别当一骨多发时，可造成骨骼短缩、弯曲扭转畸形。

（三）诊断与鉴别诊断

1. 诊断

（1）症状和体征　临床症状多不明显。局部可见生长缓慢、无痛、坚硬、固定的包块，与周围组织不粘连，表面可光滑，也可以凹凸不平。

（2）影像学检查

1）X 线检查　在骨表面有与主骨相延续的不规则骨性隆起，根据形状和基底的大小，可分为带蒂型和广基底型。带蒂型底较小，形如柿蒂；广基底型相对矮圆，基底宽大。基底与骨密质相连，中心部可见有骨小梁通过。多数背离关节面或垂直于骨干生长。软骨帽厚度及钙化程度不一。当软骨帽钙化密度减低，边界不清，有骨密质的破坏缺损，甚至波及基底部，或停止生长后又开始增大，则提示有恶性变的可能（图 6-2-3、图 6-2-4）。

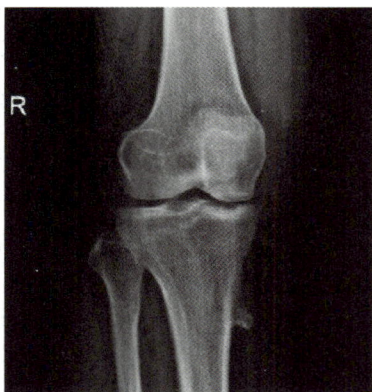

图 6-2-3　胫骨骨软骨瘤 X 线表现

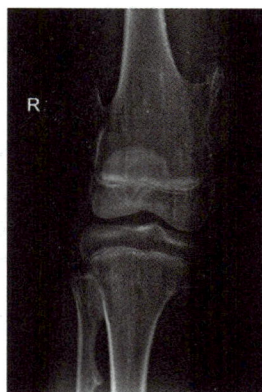

图 6-2-4　多发骨软骨瘤 X 线表现

2）CT 检查　表现为肿瘤骨的皮质骨和松质骨与主骨的皮质骨和松质骨相连续，CT 值相同。表面覆有软骨，其内可见不规则的钙化和骨化影像。

3）MRI 检查　可从多个角度显示肿瘤与受累骨的关系，表现为主骨髓腔与病变呈连续性，并能确定软骨帽厚度。软骨帽在 T_1WI 像为低信号，在非 WI 像为高信号。

2. 鉴别诊断

（1）骨旁骨软骨瘤性增生　骨旁骨软骨瘤性增生通常发生于手足骨，起病慢，一般无临床症状。影像学检查肿瘤呈团块状、蘑菇样高密度影，附着于骨密质，与主骨髓腔不相通；病变表层为不规则的骨与软骨结构，深层则是蜂窝状纤维组织，内含不规则骨组织及被纤维组织分割的小叶状软骨。

（2）骨旁骨肉瘤　骨旁骨肉瘤是与骨表面相邻的软组织原发恶性肿瘤。患者绝大多数为年轻人，女性略多见。影像学检查早期在病灶与正常骨之间可有一狭窄的透亮缝隙，肿瘤骨与主骨髓腔不相通。镜下肿瘤表面无软骨膜，缺乏骨软骨瘤典型的三层结构，并且肿瘤组织往往边界不清，向周围软组织及髓腔内浸润性生长。

（四）治疗

对无症状、体积小、不影响功能的骨软骨瘤，可以不必治疗，但应密切观察。如有以下情况需手术治疗：肿瘤较大，影响外观；肿瘤生长增大明显，尤其是有恶变倾向影响关节活动时；压迫邻近骨骼、神经、血管出现症状。手术应整块切除，范围包括蒂或基底周围的部分正常骨组织、软骨帽盖及被膜。对于广基底型骨软骨瘤，很难确定肿瘤与正常骨的界限，有可能造成正常骨切除过多，影响骨骼坚固，甚至造成骨折，应引起警惕。若手术切除不彻底则有可能复发。文献报道术后复发率为 2%～5%。单发骨软骨瘤恶变机会较小，恶变率为 1% 左右，主要是转变为软骨肉瘤，个别转变为骨肉瘤。多发的骨软骨瘤恶变率为 3%～5%，高于单发，一般骨盆、脊柱高于四肢。

四、内生软骨瘤

内生软骨瘤是发生于骨内的一种良性透明软骨肿瘤，由分化良好的软骨小叶组成。内生软骨瘤发病率较高，占全部原发性骨肿瘤的 3%～17%，仅次于骨软骨瘤，居良性骨肿瘤的第二位。本病发病年龄以 10～30 岁最为常见，男女比例无显著差异。本病常见于四肢短管状骨，尤以近节指骨最为常见，其次为掌骨，大部分为孤立性，偶尔可累及 1 个以上的骨或同一骨的多个部位。

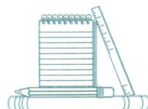

（一）西医病因病理

本病确切病因不明，可能是一种起始于软骨的错构瘤。一般认为肿瘤是发生在生长板结构不良的软骨细胞的异常区域，这些异常病灶不能进行正常的软骨内骨化而沉积在于骺端，随着骨骼的生长，逐渐移至骨干，并继续生长，直到骨成熟。当骨成熟后，肿瘤停止生长，逐渐骨化。起源于骨中心髓内的称内生软骨瘤，也称中心性软骨瘤，是软骨瘤中最多见的一种类型。偏心向外突出生长的称骨膜下软骨瘤。起源于骨外膜的称骨密质旁软骨瘤，或称外周性软骨瘤。软骨瘤仅发生于单骨者称为单发性软骨瘤，较为常见。多骨发生或一骨多处发生则为多发性软骨瘤，有较高的恶变率。多发性软骨瘤合并有肢体畸形的，称为 Ollier 病。多发性软骨瘤同时伴有多发性血管瘤的，称为 Maffucci 综合征。

（二）临床表现

内生软骨瘤生长缓慢，可以长期没有任何临床症状；主要临床表现是局部无痛性肿胀，当肿块逐渐长大可有轻度酸痛胀痛；常因轻微外力发生病理性骨折或其他原因就诊拍片时才被发现。发生于四肢长骨或不规则骨的内生软骨瘤，往往因瘤体增大，刺激或压迫周围组织，引发相应临床症状或发生病理性骨折。掌、指骨的内生软骨瘤很少恶变，但四肢长骨、躯干骨和扁骨的内生软骨瘤，如 Ollier 病、Maffucci 综合征，若出现肿瘤生长过快，疼痛且逐渐加重，往往提示有恶变可能。

（三）诊断与鉴别诊断

1. 诊断

（1）症状和体征　单发的内生软骨瘤，表现为局部无痛或轻度酸痛肿胀，可引起压迫症状或发生病理性骨折。发病部位浅表者，可触及局部肿块，质地较硬，有轻压痛，皮温不高。多发性内生软骨瘤，可出现多部位肿胀包块，往往同时合并肢体弯曲短缩等发育畸形，影响功能。当瘤体肿块增大，生长增快，局部疼痛加重时，应警惕肿瘤恶变的可能。

（2）影像学检查

1）X 线检查　内生性软骨瘤表现为边界清楚的中心性或偏心性局限溶骨性破坏，与周围骨有明显界限，无骨膜反应，病灶内有散在的沙砾样钙化点。肿瘤病变区较大或发生于手足短管状骨，可出现骨密质膨胀性变薄（图 6-2-5）。

图 6-2-5　管状骨软骨瘤 X 线表现

2）CT 检查　可见骨质呈膨胀性改变，髓腔内圆形或椭圆形低密度区，周围可有菲薄的硬化骨包绕，瘤区内可见斑点状、片状钙化。

3）MRI 检查　能精确显示髓腔内侵犯范围。

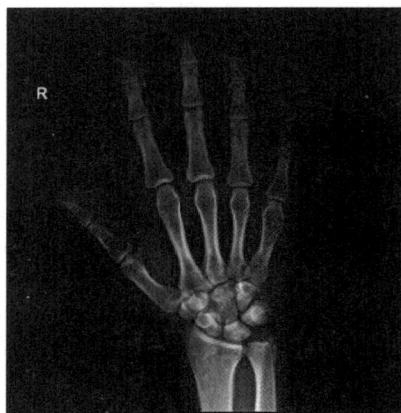

2. 鉴别诊断

（1）软骨肉瘤　内生软骨瘤与低度恶性的软骨肉瘤在临床上很难鉴别。软骨肉瘤多见于老年人，多发于四肢长骨，手足骨很少发生，早期位于骨密质较厚的区域。临床表现多有肿痛。影像学检查肿瘤边界不清，骨密质增厚，如果出现骨密质破坏，软组织肿块，骨膜反应，即为恶性表现。

（2）骨巨细胞瘤　骨巨细胞瘤一般发生在长骨骨端，极少发生在指骨和掌骨，临床表现局部多有酸胀或疼痛。病变呈偏心性膨胀性生长，更加贴近骨端关节面骨，病灶破坏呈多房性

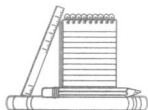

"肥皂泡样"，由于瘤体内无软骨组织，所以几乎不会出现钙化，一般无硬化边缘。长骨端的内生软骨瘤与骨巨细胞瘤鉴别较难，尤其是当内生软骨瘤没有钙化和骨化时。长骨的内生软骨瘤一般生长缓慢，膨胀性生长较轻，病灶主要居于骨的中心且比较局限，距离骨端关节面稍远。病理检查易于鉴别。

（四）治疗

孤立性内生软骨瘤很少恶变。短管状骨病灶很小并且没有临床症状，或已钙化的内生软骨瘤，可以保守治疗，定期观察。在手部的内生软骨瘤可行刮除植骨术，在长骨者可行切除植骨术。手术中应将硬化缘一并切除，以减少术后复发。对于复发病例，可再次手术行广泛的切除。对于生长快、病变范围较大、怀疑恶变的内生软骨瘤，应及时行广泛性手术切除。位于骨盆、肩胛骨及脊柱等躯干骨的内生软骨瘤，往往生长比较活跃，恶变率高，术后容易复发，所以，需要术前活检评估，制订恰当的外科治疗计划，及早手术，广泛性切除。

内生软骨瘤预后较好，很少的复发病例有恶变为软骨肉瘤的可能。

五、软骨母细胞瘤

软骨母细胞瘤（chondroblastoma）又称成软骨细胞瘤，由于其好发于二次骨化中心，也称为良性骨骺软骨母细胞瘤，是一种少见的良性骨肿瘤。本病多发于青少年，10～25 岁发病者占 90%，男性多于女性。本病以四肢长骨的骨端和骨突部为好发部位，股骨远、近端，胫骨、肱骨近端最为常见，髋臼、髂骨、肩胛骨也可见到。

（一）西医病因病理

本病发病原因不明，可能是起始于继发的软骨内骨化中心，主要学说有起源于软骨胚芽细胞或原发于生长期的骨端板残留。

（二）临床表现

本病病程缓慢，主要症状为局部间断性疼痛，疼痛时间数周到数年不等。由于本病瘤体多位于骺端，邻近关节，可导致软组织肿胀、关节僵硬、关节积液、活动受限和局部压痛等。表浅者可触及肿块。

（三）诊断与鉴别诊断

1. 诊断

（1）症状和体征　局部间断性疼痛，疼痛时间长短不等。关节部位软组织肿胀、积液、活动受限和局部压痛等。

（2）影像学检查

1）X 线检查　软骨母细胞瘤的 X 线检查特征表现：四肢长骨骨端中心性或偏心性生长的类圆形或椭圆形密度减低的溶骨性破坏区，边界清楚，周围有明显的硬化边缘，骨密质膨胀变薄，病灶内可见点状、团状、条状或絮状钙化，少有骨膜反应。如肿瘤膨胀穿破骨密质，可出现骨膜反应，多表现为与骨干平行的层状骨膜反应。

2）CT 检查　显示边界清楚的溶骨性骨质破坏区，还可显示病灶的内部结构、钙化情况、向干骺端及关节内侵袭的情况，可了解病变范围。

3）MRI 检查　能很好地显示病灶范围及是否累及软组织。在 T_1WI 加权像呈等、低信号强度为主，T_2WI 像呈不均匀的中等信号。

2. 鉴别诊断

（1）骨巨细胞瘤　两者发病部位相同，但发病年龄不同，骨巨细胞瘤发生在骨骺闭合后的成

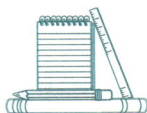

年人，而软骨母细胞瘤发生在骨骺闭合前的骨骼生长期。影像学检查软骨母细胞瘤为边界清楚的溶骨性骨质破坏区，病灶边缘有薄层硬化带，骨密质膨胀变薄，病灶内可见钙化，骨膜反应很少。而骨巨细胞瘤膨胀性生长更加明显，病灶溶骨破坏，无软骨组织，故无钙化，病灶周围无硬化边缘，是本病的显著特征。病理检查镜下细胞组成不同，骨巨细胞瘤细胞边界不清，无软骨基质。

（2）缺血性骨坏死　位于股骨头或肱骨头的缺血性坏死可类似软骨母细胞瘤，可出现圆形低密度透亮区和轻度硬化的边缘。但缺血性坏死在影像学上无膨胀生长，病灶内无钙化。从疾病发展变化过程中观察，各个时期的缺血性坏死有不同的特点，与软骨母细胞瘤易于鉴别。

（四）治疗

本病治疗方法以手术为主。软骨母细胞瘤生长缓慢，多为良性肿瘤，手术彻底刮除病灶、灭活后植骨多可治愈。为减少术后复发，彻底消除病灶后残腔应进行灭活处理，可以采用液氮冷冻或化学烧灼（酚酞等），然后残腔可植骨或骨水泥填充。近年来文献报道，采用射频消融有一定疗效。软骨母细胞瘤侵入关节和周围软组织，皮质骨有破坏，应考虑恶变可能，应节段性切除或行假体置换治疗。部分病例复发，复发率可达10%～30%，需再次手术。位于骨盆、脊柱、肩胛骨等中轴骨的软骨母细胞瘤发生恶变的概率可达10%～25%，应行更加广泛的切除。侵袭性软骨母细胞瘤易侵犯关节腔和邻近骨与软组织，可出现肺部转移，预后不良。本病对放疗和化疗不敏感，尤其禁忌放疗，可致肿瘤恶变。

六、滑膜软骨瘤病

滑膜软骨瘤病（synovial chondromatosis）又称滑膜性骨软骨瘤病、关节内外生软骨病和滑膜软骨化生，是一种少见的良性肿瘤，发生于关节囊滑膜、滑膜囊和腱鞘滑膜组织，由软骨结节性增殖而形成。滑膜软骨瘤病多发于25～50岁成年人，男女发病之比约为2∶1。好发部位为膝关节，其次是髋、肘和肩关节。绝大多数为单关节发病，很少侵犯多数关节。

（一）西医病因病理

本病发病原因不明。病变范围主要是关节滑膜，由滑膜下结缔组织钙化或骨化形成软骨结节。由于软骨细胞的增殖导致关节腔内游离体变大，可摩擦损伤关节软骨。

（二）临床表现

本病发病缓慢，病程可达数月至数年，初始关节内瘤体小、逐渐结节增大，关节疼痛，活动受限。本病主要表现为关节肿胀、包块，偶可触及游离体，有交锁感，关节活动受限，有时关节内可出现积液。

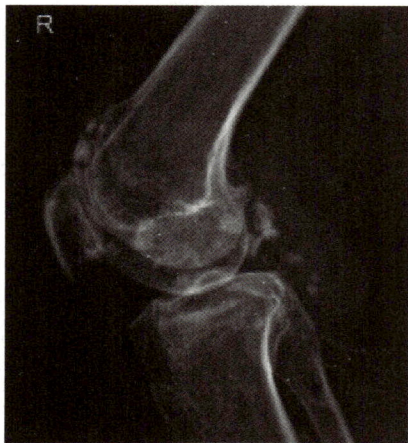

图6-2-6　右膝滑膜软骨瘤病X线表现

（三）诊断与鉴别诊断

1.诊断

（1）症状和体征　关节疼痛，包块绞锁感，关节活动受限，关节内积液。

（2）影像学检查

1）X线检查　节内有多发的钙化或骨化，大小近似的圆形或椭圆形游离体。游离体可聚集成团，亦可散在分布。可以发现关节腔狭窄，关节面磨损不平，软骨下骨质硬化，或局限性骨质疏松（图6-2-6）。

2）CT检查　平扫可证明游离体位于关节内，可见钙化或骨化的游离体。

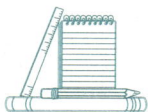

3）MRI 检查　可以显示关节积液呈非高信号，关节滑囊内有软骨结节呈低信号，可观察骨质侵蚀情况。

2. 鉴别诊断

（1）滑膜肉瘤　早期与滑膜软骨瘤病相似，尤其是发生于早期或肿瘤处于静止时期，都表现为无症状性肿块，临床与影像鉴别十分困难。滑膜肉瘤发生于关节滑膜，关节腔内的滑膜生长较快，因为是实体肿瘤，所以关节饱满肿胀较明显，而关节腔内积液较少，活动关节时可有"揉面样"的特殊感觉，较早出现骨组织破坏并伴有软组织肿块。

（2）色素绒毛结节性滑膜炎　两者症状相似，由于滑膜的侵蚀，所以关节软骨破坏较早发生，软骨下骨硬化少见，很少出现骨化或钙化，关节内的充盈缺损较为集中但不清晰。关节穿刺可抽出酱油色关节积液。MRI 所有序列上由于含铁血黄素沉着，表现为滑膜局灶性信号减低。

（四）治疗

本病关节镜下游离体摘除、滑膜清理，或辅助射频消融，已是常规手术，尤其对解除嵌顿交锁效果良好。手术切除滑膜取出游离体的同时应修整关节软骨。若切除不彻底有可能复发，但很少恶变。对于关节破坏严重的患者，需要进行关节置换术。

总的来说，滑膜软骨瘤病是一种良性病变，通常被认为是自限性的，但有少数病例在长时间病史的前提下发生恶化，转化为滑膜肉瘤。

项目三　恶性骨肿瘤

【学习目标】

掌握：恶性骨肿瘤的主要临床表现和治疗方法。

熟悉：恶性骨肿瘤的诊断和鉴别诊断。

了解：恶性骨肿瘤的病因病理。

知识链接

随着新辅助化疗的进展和外科重建手术的进步，保肢手术已经成为治疗肢体恶性骨肿瘤的主要方式。由于患者术前、术后大剂量使用化学药物治疗，以及恶性骨肿瘤广泛切除创面大，恶性骨肿瘤保肢术后患者易发生假体感染。人工关节置换是最常用的保肢方法。

一、骨肉瘤

骨肉瘤（osteosarcoma）是恶性骨肿瘤中最具代表性的肿瘤，发病率高，恶性度大，好发于 10～25 岁青少年，男女比例约为 2：1，发病于股骨远端、胫骨近端、肱骨近端的占 80%。本病另一个突出的特点是转移极早，在临床上做出骨肉瘤的诊断时，其中 80% 以上的患者已经发生了肺转移，而且就诊越晚转移率越高。

（一）西医病因病理

骨肉瘤的病因现在尚未完全清楚，但是化学物质慢性刺激、电离辐射、病毒感染及遗传因

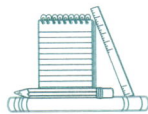

素等与骨肉瘤发病有关。同时，骨肉瘤也可继发于其他疾病，如畸形性骨炎、骨纤维异样增殖症或其他良性肿瘤恶变。

（二）临床表现

本病好发部位在膝关节周围。早期症状为局部疼痛，日渐加重为持续性剧痛，夜间尤甚，逐渐出现肿胀，并有硬度不一的肿块，可迅速增大。患处皮肤表面静脉扩张，皮温升高。如肿瘤体积较大并邻近关节，可影响关节功能。大部分患者就诊时，已有其他部位如肺部转移。少数患者因溶骨性骨肉瘤侵蚀骨密质而导致病理性骨折。

（三）诊断与鉴别诊断

1. 诊断

（1）症状和体征　局部疼痛呈持续性，逐渐加重，夜间尤重，压痛明显。肢体局部肿块质地韧硬，皮温升高，浅表静脉怒张，可有病理性骨折。邻近关节时可引起关节疼痛，活动受限。可伴有全身症状，如低热、贫血、乏力、消瘦等恶病质表现。骨肉瘤常转移至肺部，早期无临床症状，晚期可出现咳嗽、咯血、胸闷及呼吸困难等。

（2）影像学检查　骨肉瘤主要成分为瘤性成骨细胞、瘤性骨样组织和肿瘤骨。

1）X线检查　应拍摄发病部位、肺部X线片，大多数病例可获得初步诊断。

溶骨型以骨质的侵蚀性、虫蚀样溶骨性破坏为主，自内而外发展迅速，故骨膜反应、瘤骨不易形成。肿瘤穿破骨密质进入软组织形成软组织肿块，一般软组织肿块较大，显示梭形、圆形、棉絮状、云片状界限不清的软组织阴影。在软组织内，也可出现不规则的骨化区，即在软组织内形成瘤骨。由于骨质破坏严重，易发生病理性骨折（图6-3-1）。

成骨型则有大量瘤骨形成，早期均匀的磨砂玻璃样密度增高，继成絮状、片状或团块状阴影，也可以出现反应性骨硬化、Codman三角骨膜反应，或"日光放射线状"瘤骨形成，同时伴有程度不一的溶骨性破坏（图6-3-2）。

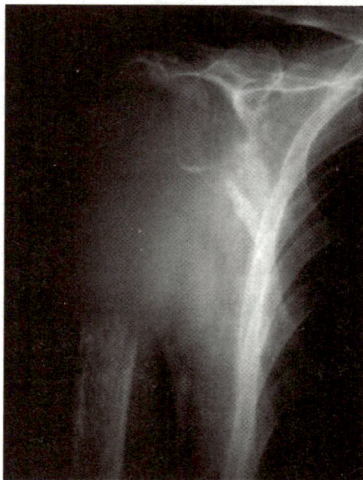

图6-3-1　右肱骨近端骨肉瘤X线表现

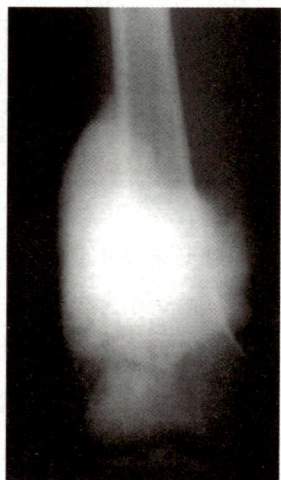

图6-3-2　右股骨远端成骨性骨肉瘤X线表现

实际上，骨肉瘤以成骨和溶骨共同存在的混合型最多见，在病程的某一阶段以成骨为主，另一阶段以溶骨为主。骨破坏和瘤骨形成总是不断交替和重叠进行（图6-3-3）。

2）CT检查　特别是对骨破坏区域的病变范围能有全面的了解，能清晰地显示发生在骨端及髓腔内的高密度硬化灶，以及增强后血供丰富的明显强化区和缺乏血供的坏死及出血无强化区。供应肿瘤的周围异常血管也可不同程度地显示。①骨质破坏：松质骨呈虫蚀状或斑片状缺

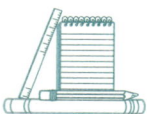

损，缺损区为中等密度肿瘤组织所充填，边缘多无高密度硬化。骨密质破坏呈虫蚀状、大块样缺损或不规则变薄，边缘不规则，偶尔可见轻度膨胀。②肿瘤骨：位于肿瘤组织内，可呈点状、斑片状、针状及大片状钙质样高密度。③骨膜反应：常为平行于骨密质的弧线样钙质样高密度影，略低于正常骨密质密度。CT 可直接显示横断面方向上出现的骨膜三角。④软组织肿块：位于骨破坏区和骨外软组织内，均匀或不均匀。增强扫描见有圆形、类圆形或不规则形无强化区。⑤跳跃性病灶：可单发或多发，为圆形、类圆形中等密度灶。

图 6-3-3　左胫骨近端混合型
骨肉瘤 X 线表现

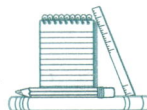

3）MRI 检查　能更清楚和真实地显示肿瘤组织在髓腔内或周围软组织内的浸润范围。显示肿瘤跳跃病灶，以及肿瘤与肌肉、神经、血管等正常结构的关系。多数骨肉瘤在 T_1WI 像呈不均匀低信号，非 WI 像呈不均匀高信号。其中，骨密质破坏在 T_2WI 像显示最好，呈低信号，其内可见含有高信号的肿瘤组织。

4）ECT 检查　主要用于全面了解全身骨与关节情况，早期发现骨转移和跳跃性病灶。

5）实验室检查　一般患者的血红蛋白降低，血沉增快。碱性磷酸酶对判断骨肉瘤生长状态最有意义，成骨型骨肉瘤碱性磷酸酶升高尤为明显。

2. 鉴别诊断

（1）软骨肉瘤　软骨肉瘤的生物活性较骨肉瘤低，生长相对缓慢，临床症状较轻。软骨肉瘤瘤组织内有大量环状或颗粒状钙化，侵蚀性溶骨性骨破坏较少且轻，骨膜反应少见。若继发性软骨肉瘤则有边缘模糊的溶骨性破坏，密度不均。

（2）尤因肉瘤　发病年龄较骨肉瘤轻，发生在儿童时首先考虑是尤因肉瘤。本病好发于长管骨的骨干，虫蚀样骨质破坏区的周围呈"葱皮样"骨膜反应是特征性的 X 线表现。骨肉瘤则好发于骺端。尤因肉瘤对放疗非常敏感。

（四）治疗

诊断明确后，强调早期综合治疗，即尽早根治性切除肿瘤段。手术前后辅助大剂量化疗和放疗，能显著提高骨肉瘤患者的 5 年生存率。

1. 中医辨证论治　术前术后使用中医辨证治疗，可提高患者自身免疫力，有效减轻化疗不良反应。

2. 化疗　骨肉瘤患者就诊时 80% 发生了肺转移，因而首先采取的治疗，最好是既能扑灭肺转移瘤挽救患者的生命，又对原发瘤有效而挽救患者肢体。这种能兼顾全身和局部的疗法，目前只有骨肉瘤的规范大剂量综合化疗，且疗效显著。如果忽视全身化疗，那么无论多好的局部治疗也不能控制肺转移瘤的发展，也不能提高生存率。"先保命，后保肢"是必须恪守的原则。如今对于骨肉瘤治疗的重点，是必须努力提高骨肉瘤患者的生存率。

术前化疗可以尽快地使原发肿瘤坏死、缩小，瘤周反应性水肿消退，为保肢手术提供一个更安全的切除边缘，同时减少局部的复发。化疗可选用超高剂量的甲氨蝶呤、阿霉素、顺铂等多种方案及化疗药物，术前化疗治疗时间大多在 6 ～ 10 周。术后对切除的肿瘤应做坏死率测定，若坏死在 90% 以上，可续术前化疗方案；若低于 90%，则应更改化疗方案。

3. 放疗　骨肉瘤对放射治疗不敏感。近年来有人使用快速中子照射，取得了一定疗效，剂量可高达 1.300 ～ 1.500rad。经照射后，有希望保存肢体，但周围正常组织的放射性损伤增加了

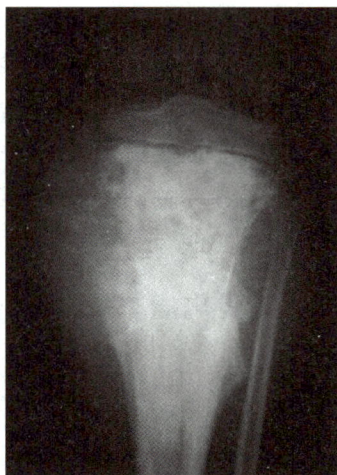

保肢术的难度，故须慎用。

4. 手术治疗　保肢治疗是在多学科共同努力下完成的，包括新辅助化疗、保肢手术和辅助化疗等一系列治疗，是骨肉瘤的标准治疗方法及有效的基础治疗手段。90% 的患者可以实施保肢治疗，保肢成功率可达 60% ～ 80%。保肢手术是整个治疗体系的重要环节，必须严格遵守肿瘤外科的手术原则，建立无瘤组织面，在广泛切除肿瘤的前提下，进行肢体重建，最大限度地恢复肢体功能。

二、软骨肉瘤

软骨肉瘤（chondrosarcoma）发生于软骨细胞和间胚叶组织，是仅次于骨肉瘤的恶性骨肿瘤。男女之比约为 3 ∶ 2，好发年龄在 30 ～ 60 岁，好发于长管状骨和髂骨，大多位于干骺端，如股骨、胫骨、肱骨等的近端。

根据发病情况，本病一般可分为原发性和继发性：原发性是指开始就有肉瘤特性；继发性是指继发于射线照射后、骨纤维结构不良、孤立性骨囊肿、软骨母细胞瘤、软骨黏液样纤维瘤等疾病。按部位可分为中央型、边缘型和骨密质旁型；按细胞分化程度可分为低度恶性、中度恶性和高度恶性；按细胞组织学特点可分为透明细胞软骨肉瘤、间质细胞软骨肉瘤等。

（一）西医病因病理

软骨肉瘤的病因不明。本病是从软骨细胞或间胚叶组织发生，并起源于躯体任何软骨内化骨的骨骼，可能与染色体的异常有关。

（二）临床表现

本病病程缓慢，可持续 1 ～ 2 年，患者早期自述患处不适，逐渐出现肿胀及肿块，也可出现静脉曲张，局部皮肤温度升高及充血发红，关节周围疼痛，最初是间歇性疼痛，钝痛，逐渐加重，夜间更为明显，止痛药无效，关节活动受限，部分患者会出现关节积液，甚至出现病理性骨折。原发性软骨肉瘤以钝性痛为主，由间歇性逐渐转为持续性，邻近关节者可出现关节活动受限，局部可触及肿块，周围皮肤伴有红热现象。继发性软骨肉瘤患者疼痛不明显，周围皮肤无红热现象，邻近关节时可引起关节肿胀、活动受限，压迫神经则可引起放射性疼痛、麻木等。

（三）诊断与鉴别诊断

1. 诊断

（1）症状和体征　查体可发现有压痛的硬性肿块，局部皮温升高，关节可出现活动受限，骨盆肿瘤可因脏器受压迫而出现相应临床症状。高度恶性软骨肉瘤生长迅速，疼痛症状重，晚期可出现全身症状。

（2）影像学检查

1）X 线检查　①中央型：一般出现位于长骨干骺端中心或偏心性低密度阴影。在软骨类肿瘤的诊断中，钙化是非常重要的，软骨肉瘤也不例外，病变区内可见斑点状或不规则块状钙化。病变区域骨密质侵蚀破坏，膨胀变薄，很少有骨密质穿破现象，骨膜反应少见。肿瘤突破骨密质可出现放射样骨针。②周围型：多继发于骨软骨瘤恶变，早期表现为软骨帽增大，钙化组织边界不规则、不清楚；局部形成软组织肿块和斑点状、线状或块状、环状及半环状钙化为本病特征。

2）CT 检查　对于中央型和边缘型软骨肉瘤均有作用，可以了解和确定肿瘤的范围：小中央型软骨肉瘤，表现为髓内高，低混杂密度灶，呈溶骨性或膨胀性破坏，病灶边缘清楚，有硬化边，骨密质侵蚀变薄或破坏中断；周围型软骨肉瘤，多数可见残存的骨软骨瘤基底，肿瘤顶部有软组织肿块，其内密度不均，常有钙化，骨密质呈侵蚀性或压迫性骨质破坏。

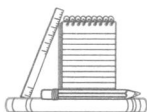

3）MRI 检查　中央型肿瘤多呈分叶状，病变实质内常见分隔。恶性程度高者其信号强度更低。高度恶性肿瘤信号强度不均匀。瘤软骨钙化 T_1WI 像、非 WI 像均呈低信号。边缘型表现为软骨帽增大（> 2cm），进而形成软组织肿块，T_1WI 像呈不均匀低信号，T_2WI 像为高、低混杂信号（图 6-3-4）。

图 6-3-4　股骨软骨肉瘤 MRI 表现

2. 鉴别诊断

（1）骨肉瘤　骨肉瘤发病年龄以 15 ～ 25 岁多见，发病部位以四肢长骨干骺端多见，病情进展快，可见肿瘤骨，骨膜反应多见。软骨肉瘤发病年龄较大，以 30 ～ 60 岁多见，发病部位以长骨和扁骨多见，病情进展缓慢，常 1 ～ 2 年，可见瘤软骨钙化，骨膜反应少见。病理检查可鉴别。

（2）骨巨细胞瘤　骨巨细胞瘤在长骨骨端偏心性膨胀生长，破坏区密度低、无钙化，内见残存骨小梁形成的间隔而呈"肥皂泡样"，无骨膜反应，病变与周围组织界限清晰。

（四）治疗

软骨肉瘤对化疗和放疗不敏感。软骨肉瘤恶性程度低于骨肉瘤，应在明确诊断和外科分期的基础上制订手术方案。同时要根据病变部位确定相应的手术，参照骨肉瘤的手术原则进行。四肢骨干软骨肉瘤仍以广泛切除的保肢手术为主，手术需彻底，否则容易复发，复发后的软骨肉瘤侵袭性更强。

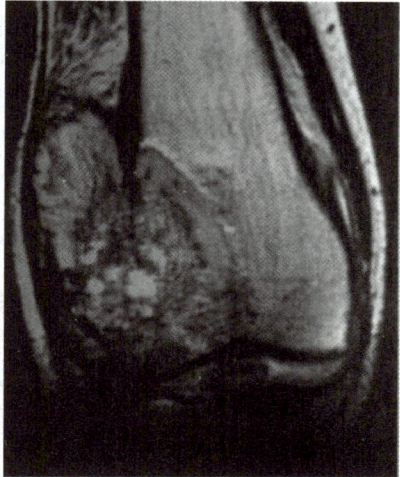

三、骨巨细胞瘤

骨巨细胞瘤（giant cell tumor，GCT）是由骨髓间质细胞分化而来，以单核瘤样细胞和多核巨细胞为主要成分的侵袭性肿瘤。目前认为，本病为具有低度恶性或属潜在恶性肿瘤。本病发病率高，约占所有原发性骨肿瘤的 4%；男女发病率相近，多见于 20 ～ 40 岁者，15 岁以下者极少；好发于长骨骨端，其中股骨下端最多，胫骨上端次之。

（一）西医病因病理

曾有人提出本病发病与外伤有关，但确切病因目前仍不是很清楚。

由于瘤体组织有丰富的血液供应，其质软而脆，似肉芽组织，有纤维机化区及出血区，按良性和恶性程度分为 3 度。Ⅰ度：为良性，巨细胞很多，少有细胞分裂。Ⅱ度：介于恶性和良性之间，间质细胞较多，巨细胞较Ⅰ度为少。Ⅲ度：为恶性，间质细胞多，细胞核大，形态如肉瘤，细胞分裂多，巨细胞少而小，核数目也少。Ⅰ度、Ⅱ度可转化为Ⅲ度。

（二）临床表现

本病发病较缓慢，疼痛多为酸痛或钝痛，偶有剧烈疼痛及夜间痛，部分病例有局部肿胀或包块；病变穿破骨密质侵入软组织时，局部可见明显包块。肿瘤邻近关节可出现关节活动受限，易误诊为"关节痛"。若肿瘤较大，骨质结构破坏明显，易合并病理性骨折。如肿瘤侵袭脊柱可压迫神经引起下肢剧痛、截瘫等；压迫直肠，可造成排便困难等。

（三）诊断与鉴别诊断

1. 诊断

（1）症状和体征　大部分患者有明显的临床症状和体征，少数患者可触及肿块，触诊时有

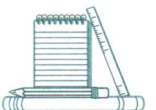

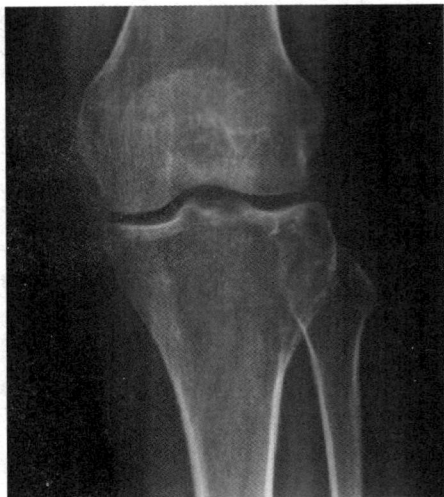

图 6-3-5　胫骨近端骨巨细胞瘤 X 线表现

按压"乒乓球"的感觉，同时伴有压痛，局部皮温略增高。

（2）影像学检查

1）X 线检查　早期多为偏心性溶骨变化，皮质有不同程度膨胀、变薄或破裂，呈"肥皂泡样"改变，一般无骨膜反应。溶骨区可呈多房、单房，边缘多呈筛孔状。发展较快者整个骨端有破坏，常合并病理性骨折。明显恶变者除上述表现外，肿瘤多向髓腔内蔓延，肿瘤可穿破皮质向软组织内浸润。X 线检查可初步诊断，但对骨髓内、骨密质及软组织的侵犯情况不易做出准确的判断，故 CT、MRI 逐渐应用于骨巨细胞瘤的诊断及术前评估（图 6-3-5）。

2）CT 检查　典型表现为四肢骨端偏心性的溶骨性、膨胀性骨质破坏，骨密质变薄，可有或无软组织肿块形成，少见有骨膜反应，肿瘤的边界清晰，周围正常的骨质可有不同程度的硬化；肿瘤呈分叶状；大部分关节组成骨的病灶可见肿瘤达关节面下的软骨下骨。骨密质虽然连续性中断，但常无软组织肿块突出，可见非骨性的、密度较高的、纤维组织样密度的边界。部分可有高密度的出血区或液—液平的出现。增强扫描可以帮助进一步了解肿瘤的骨外侵犯与周围神经及大血管的关系，还可以显示肿瘤内的坏死区，有助于经皮穿刺活检时确定活检的部位（图 6-3-6）。

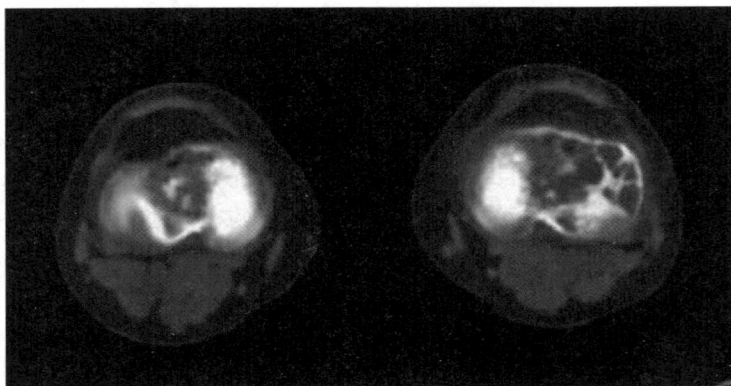

图 6-3-6　胫骨近端骨巨细胞瘤 CT 表现

3）MRI 检查　表现为位于长骨骨端关节软骨下骨偏心性异常信号区，T_1WI 像为中等信号或低信号区，非 WI 像为中、高信号混杂，形成"卵石征"。大部分病例其肿瘤的边缘有低信号线状影，主要由周围骨质硬化引起。

2. 鉴别诊断　骨巨细胞瘤表现有时差异性较大，临床上应与以下疾病鉴别。

（1）骨囊肿　多见于儿童和少年，临床症状轻，以肱骨和股骨近侧干骺端好发，并有向骨干移行的趋势，而膝关节周围相对少见。X 线检查表现为边界清楚、稍有硬化，多无骨质破坏区，无"皂泡征"。CT 显示为水样密度值，骨密质变薄、完整，有硬化，无软组织肿块。大体标本很容易鉴别。

（2）动脉瘤样骨囊肿　患者多属青少年，好发于椎体或长骨的干骺端、骨干的髓腔内。X 线检查显示透亮的破坏区，呈气球样囊状膨胀，囊腔内充满血液。CT 和 MRI 有助于鉴别诊断，动

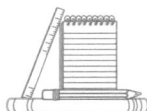

脉瘤样骨囊肿无软组织肿块形成，而骨巨细胞瘤常有不规则的组织强化。

（3）骨纤维结构不良 在各个年龄段都可发病，以儿童、青少年多见，多位于骨干或干骺端，较少侵犯至关节的软骨下骨。X线检查显示病变区域密度相对较高，表现为毛玻璃样改变；CT显示病灶边缘常有明显的硬化，多无骨密质蛋壳样变薄；MRI显示 T_1WI 像呈均匀低信号，非WI像呈高信号。

（四）治疗

本病诊断明确后以手术治疗为主，化疗无效，放疗对骨巨细胞瘤有抑制作用。Ⅰ度、Ⅱ度骨巨细胞瘤可行刮除植骨术；Ⅲ度为恶性，应个体化设计手术方案，行截除重建术。刮骨植骨术是最早采用的治疗方法之一，但复发率较高，可达40%。后来，改良的刮除术式明显降低了复发率。采用保肢手术治疗，目前常用的方法是异体关节移植或人工关节置换手术，但假体松动及其他并发症的发生率较高。高度恶性肿瘤的局部复发率也较高，约为10%。

四、尤因肉瘤

尤因肉瘤起源于骨髓间质细胞，由含糖原的小圆细胞所组成。尤因肉瘤占原发骨肿瘤的5%，占恶性肿瘤的9.17%，发病年龄多在10～20岁，男女之比约为2∶1，多见于股骨、胫骨、肱骨与骨盆。

（一）西医病因病理

本病病因不明。发病早期肿瘤仍局限于骨内，质地较坚实。如破坏骨密质，肿瘤将侵犯软组织，则质地变柔软而脆弱。肿瘤外观为具有光泽的融合性圆形结节，呈灰白色，后期可呈紫红色或因坏死而呈黄色。变性严重时可形成囊腔，内含液化的坏死组织。

（二）临床表现

肿瘤生长快速，并有广泛的炎性反应，酷似急性骨髓炎症状。主要表现为局部疼痛、肿胀，并进行性加重，夜间尤甚。局部广泛压痛，肢体功能障碍，病程较快。发生在脊柱可产生下肢的放射痛、无力和麻木感。患者往往伴有全身症状，如体温升高、周身不适、乏力和贫血等。

（三）诊断与鉴别诊断

1. 诊断

（1）症状和体征 位置表浅者，局部软组织明显肿胀，有压痛、皮温高，患肢功能障碍。全身症状明显，常伴有发热，贫血，白细胞计数升高，血红蛋白降低，血沉增快等。发在脊柱者常有神经症状和膀胱症状。尤因肉瘤发展迅速，早期可发生广泛转移，肺转移最多见，骨和淋巴结也是常见的转移部位。本病的发病年龄普遍较骨肉瘤年轻，局部症状突出，病程进展迅速，是本病的明显特征。

（2）影像学检查

1）X线检查 表现为广泛的溶骨性和浸润性骨破坏，发生在长骨者早期可见斑点状密度减低区，骨密质内膜模糊，呈虫蚀样破坏，骨密质不同程度变薄，骨膜增生，呈"葱皮样"改变，有时可见 Codman 三角和放射性针状骨。可见对称性梭形软组织肿胀或软组织肿块。发生在扁平骨的尤因肉瘤则出现溶骨性、硬化性或两者并存的骨破坏。有时出现膨胀性改变，也可出现放射性针状骨。

2）CT检查 可见虫蚀样不规则骨质破坏，骨密质变薄、边缘骨质略硬化，周围可见软组织肿块，中央可见低密度坏死区，可见葱皮样骨膜反应和放射状骨针形成，增强扫描呈明显强化。

3）MRI检查 能敏感地显示骨髓腔内的早期浸润，肿瘤在 T_1WI 像上常表现为低信号，在

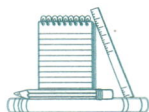

T_2WI 像上表现为等高混杂信号影。MRI 对于疾病的早期诊断具有重要意义。

2. 鉴别诊断

（1）急性化脓性骨髓炎　起病急，全身症状重，极易与尤因肉瘤相混，早期 X 线检查表现几乎相似。但急性骨髓炎更倾向于幼儿，早期软组织肿胀明显，新生骨增生随病程延长而逐渐明显，骨内外膜及松质骨增生一致，无针状新生骨及软组织肿块。尤因肉瘤骨干侵蚀性骨破坏更甚，几乎没有骨形成，更没有硬化死骨形成。骨髓炎抗生素治疗后症状明显改善。

（2）骨肉瘤　好发于四肢长骨干骺端，膝关节周围即股骨下端、胫骨和腓骨上端，骨破坏与尤因肉瘤相似，Codman 三角和放射性针状瘤骨更明显，局部症状以疼痛为主，缺少红肿发热及全身症状。

（四）治疗

尤因肉瘤恶性程度高，对放疗非常敏感，小剂量照射后，肿瘤迅速缩小，局部疼痛明显减轻或消失。但由于尤因肉瘤易早期转移，单纯放疗远期疗效差。按照保肢疗法的原则，采用放疗加化疗加手术或不加手术的综合治疗，本病的生存率可得到提高。

项目四　转移性骨肿瘤

【学习目标】

掌握：转移性骨肿瘤的临床表现与治疗方法。

熟悉：转移性骨肿瘤的诊断与鉴别诊断。

了解：转移性骨肿瘤的中西医病因病机。

知识链接

任何器官或组织的恶性肿瘤都可以发生骨转移，其中最易发生骨转移的恶性肿瘤以乳腺癌为最多，其次为肺癌、前列腺癌、甲状腺癌、膀胱癌、肾癌、黑色素瘤等。在所有的癌症患者中，约有 1/4 会出现骨转移，好发于中老年，以 40 岁以上者居多，男性多于女性。转移部位以躯干骨居多，以脊柱、骨盆、肋骨为主。在四肢骨中，多见于肱骨和股骨的骨干或干骺端，较少发生于肘、膝以下。有些骨转移部位与原发癌瘤位置有关。如乳腺癌常转移至胸椎和肱骨近端，甲状腺癌多转移至颈椎和颅骨，宫颈癌和前列腺癌多转移至腰椎和骨盆，肺癌则常转移到肋骨等。

转移性骨肿瘤是指原发于某器官或组织的恶性肿瘤，大部分为癌，少部分为肉瘤，通过血液循环（极少数通过淋巴系统）等途径转移至骨组织并继发生长，形成子瘤。由骨邻近的软组织肿瘤直接侵犯骨骼而发生的继发性骨损害者，不属于转移性骨肿瘤。

一、病因病机

1. 中医病因病机　通常认为骨转移瘤是由正气亏虚，脏腑功能失调，加之邪气侵袭所致。

（1）正气亏虚　正气亏虚是发病的内在基础。正气不足，机体抵御外邪的能力下降，使得

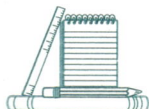

癌毒易于侵袭人体。

（2）脏腑功能失调　脏腑功能失调也是重要因素。如肾主骨生髓，肾虚则骨失所养；肝主筋藏血，肝郁则气血不畅；脾为后天之本，脾虚则气血生化无源，不能濡养筋骨。

（3）癌毒侵袭　癌毒侵袭则是关键的致病因素。癌毒具有猛烈、顽固、流窜、易复发等特点，一旦侵入骨骼，阻碍气血运行，导致瘀血凝滞，经络闭阻，不通则痛。

2. 西医病因病理　任何恶性肿瘤均可能发生骨转移。有些恶性肿瘤易发生骨内转移，如乳腺癌、肺癌、前列腺癌、甲状腺癌、肾癌等，称为亲骨性肿瘤，其中乳腺癌、肺癌、前列腺癌的骨转移率可高达85%。而皮肤癌、口腔癌、食管癌、胃癌、结肠癌等很少在骨内发生转移，称为厌骨性肿瘤。转移途径主要是动静脉，少数是直接侵犯。

根据骨病变的特征可分为溶骨型、成骨型和混合型三种类型。骨转移肿瘤多以局部骨质破坏为主，溶骨型的病变发生骨破坏更为明显；成骨型转移具有明显的骨量增加表现。实际上，许多骨转移肿瘤合并存在溶骨型和成骨型病损，即混合型。

二、临床表现

骨转移瘤的临床表现因原发肿瘤的类型、转移部位和生长速度而异。早期仅表现为局部疼痛或反射性疼痛，疼痛轻，为间歇性。服止痛药可缓解疼痛，故易误诊为风湿痛或腰腿痛。随着病变进展，晚期疼痛剧烈，呈持续性，休息和制动不能缓解。麻醉药物仅能暂时缓解。根据疾病的发展程度，还可能出现神经压迫症状、病理性骨折、高钙血症等。

三、诊断与鉴别诊断

1. 诊断

（1）症状和体征　发生于表浅部位的转移瘤，局部出现肿块。甲状腺癌、肾癌的转移瘤多呈膨胀性生长，或突破骨质侵入软组织形成肿块而误诊为原发性骨肿瘤。脊柱转移瘤常发生压缩性骨折，压迫神经根、脊髓，引起剧烈疼痛和肢体麻木、活动无力、二便障碍等，甚至截瘫。转移至肋骨和胸骨者，还可发生环状疼痛。多发性骨转移者，常伴有严重贫血、体重减轻和恶病质等。约有1/4的患者并发病理性骨折，患者常以病理性骨折为首发症状而就诊。

（2）影像学检查

1）X线检查　X线检查仍是诊断骨转移瘤的重要手段，可分为溶骨型、成骨型及混合型三类，以溶骨型多见。溶骨型转移瘤的X线表现为不规则溶骨，很少有骨膜反应，骨质破坏多呈穿凿样或虫蚀样骨缺损，边界不清晰，边缘不规则，周围无硬化，溶骨区内可见到残余骨小梁和骨皮质；可以单发，也可以多发。骨质破坏严重时，可发生病理性骨折。椎体转移性骨肿瘤可使椎体变扁或呈楔形，但相邻的椎间隙保持正常。成骨型转移瘤常呈斑点状和块状密度增高的阴影，其间骨小梁杂乱、增厚和粗糙，瘤体内可见硬化骨。混合型则兼有上述两种类型X线特征（图6-4-1）。

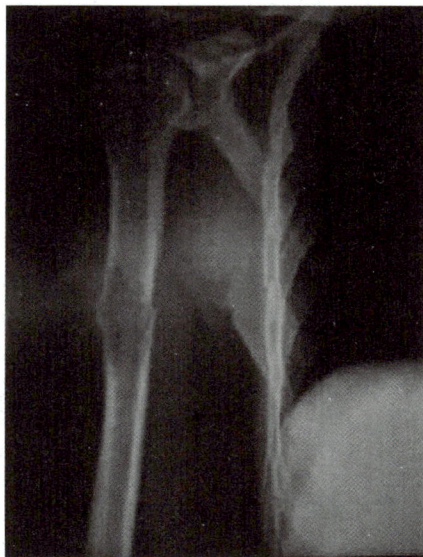

2）CT检查　CT扫描可显示骨破坏和软组织肿块

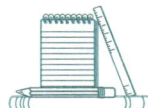

图6-4-1　肱骨转移性骨肿瘤X线表现

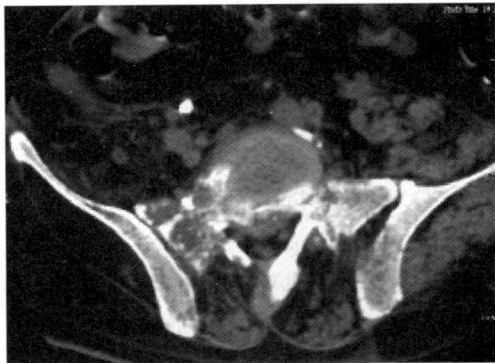

图 6-4-2　肾癌骨转移 CT 表现图

病灶，其显示骨质破坏的敏感性明显优于 X 线片。成骨型骨转移呈斑片状或大片状高密度影。螺旋 CT 多维成像能在全方位观察骨质病变，剪切遮挡病变的组织结构，使病灶得以清晰显示，尤其适用于结构复杂的脊柱、骨盆肿瘤的诊断（图 6-4-2）。

3）MRI 检查　诊断骨转移瘤比 X 线、CT、ECT 更敏感。由于它的成像原理是 H 元素的改变，当肿瘤骨髓腔内生长时，即使没有明显的骨破坏也会显示骨髓内占位性病变。MRI 扫描对骨转移导致的脊髓压迫症的诊断敏感性高，不仅能确定肿瘤病变范围，而且还能了解肿瘤压迫脊髓的程度。

4）ECT 检查　对转移瘤的诊断价值较大，目前已将 ECT 全身骨显像作为诊断骨转移瘤的首选方法。ECT 可以发现早期的骨转移癌，可比 X 线检查提前 3 ~ 6 个月发现骨转移瘤的存在。对 ECT 全身骨显像出现异常的患者，再针对骨转移处的可疑部位进行 X 线、CT 或 MRI 检查，以确诊骨转移。

5）PET-CT 检查　具有定位精确、定性准确的特点。PET-CT 是一种灵敏度高、准确性好、无创伤的高端影像检查技术，对早期寻找恶性肿瘤转移病灶以及不明原发灶检测，具有重要的诊断价值。全身 18F-FDG PET 扫描可用于骨转移的诊断，检测代谢增高区域，主要检查溶骨性病变，对于成骨性转移敏感性较差，因此与常规同位素扫描诊断骨转移有一定互补性，但是价格昂贵。

（3）实验室检查　血液检查常见贫血、白细胞增高、血沉增快、血浆总蛋白下降、A/G 比值倒置等表现。约 10% 的乳腺癌、肺癌、肝癌和肾癌骨转移患者血钙升高，血磷降低；前列腺癌骨转移时酸性磷酸酶增高；在成骨性转移瘤时碱性磷酸酶升高；在溶骨性转移瘤中血清钙、磷增高。尿本周蛋白（BJP）在多发性骨髓瘤中阳性率较高。另外，与肿瘤相关的各种抗原、肿瘤标记物也具有引导、佐证诊断的意义。

（4）病理检查　疑为骨转移灶时可进行病理活检，这是明确诊断最直接的方法。临床上有专用粗穿刺抽（钻）取和切开检查两种，推荐前者作为首选。术前病理活检对明确病变诊断、确定转移来源、制订化疗方案等意义重大，应严格按照病理检查的原则和方法。

2. 鉴别诊断　多发性转移性骨肿瘤应与多发性骨髓瘤、甲状旁腺功能亢进症等相鉴别。单发性转移性骨肿瘤需与骨肉瘤、骨嗜酸细胞肉芽肿、骨网织细胞肉瘤或骨巨细胞瘤相鉴别。脊椎转移瘤早期应与老年性骨质疏松症鉴别。

（1）骨肉瘤　好发于青少年，病变多位于四肢长管状骨。X 线片中可见骨质破坏较广泛，骨膜反应及软组织肿块也较明显。

（2）骨嗜酸性肉芽肿　患者多为儿童或青少年，一般情况良好，实验室检查多属正常。

（3）骨网织细胞肉瘤　患者年龄多在 30 岁以上，X 线征象以溶骨性破坏为主，与发生在长骨干骺端的单发性骨转移肿瘤相似。但后者血钙、血磷或碱性磷酸酶可能升高，发展快，预后差。而网织细胞肉瘤症状轻，发展慢。有时需靠活组织检查进行鉴别。

（4）甲状旁腺功能亢进症　本症也有单发性溶骨破坏，但伴有全身骨质疏松。实验室检查有血钙和碱性磷酸酶升高，甲状旁腺激素（PTH）升高，血磷降低等可鉴别。

（5）骨质疏松症　属骨转换紊乱，发生于绝经后妇女和老年人。脊椎骨质疏松时，容易合并病理性骨折，病程较长，周身情况良好。X 线片随诊变化不大，无进行性骨质破坏，且经抗骨

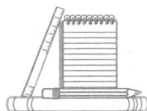

质疏松治疗后可逐渐好转。

转移性骨肿瘤的治疗目前尚无根治疗法。治疗的目的是以减少患者的痛苦、保存一定的功能、提高生存质量、延长患者寿命为主，故一般采用综合治疗。

四、治疗

（一）中医治疗

1. 中药内服　根据患者的具体病情和体质，开具具有扶正祛邪、化瘀通络、软坚散结等功效的中药方剂。常用的中药有黄芪、党参、白术等扶正药物，以及桃仁、红花、丹参等活血化瘀药，还有鳖甲、牡蛎等软坚散结药。

2. 针灸治疗　通过针刺穴位来调节经络气血，缓解疼痛和改善机体功能。常选取的穴位有肾俞、命门、足三里、阿是穴等。

3. 中药外敷　将具有活血化瘀、消肿止痛作用的中药制成药膏或药粉，敷于疼痛部位，以缓解症状。

中医治疗骨肿瘤应以辨证施治为原则，强调辨证与辨病相结合，正确掌握祛邪与扶正、局部与整体的关系，做到辨证论治。

（二）西医治疗

西医针对原发癌和转移瘤可采用化疗、靶向治疗、内分泌治疗、放射治疗、双膦酸盐类药物等治疗。在个别情况下，骨转移癌需要行手术治疗，根据不同的病情和部位，可采取相应的手术措施。对脊柱的转移性肿瘤早期可做固定手术，防止截瘫的发生；合并脊髓压迫症状时，可早期行椎管减压术；四肢肿瘤并发病理性骨折时，应切除病灶同时内固定，用骨水泥填充缺损或行人工假体置换术。对难以耐受疼痛的，必要时可以行姑息性截肢。

五、预防与调护

1. 积极治疗原发肿瘤　对于已确诊的肿瘤患者，应遵循医生建议，按时接受规范的治疗，控制原发肿瘤的发展，降低转移的风险。

2. 定期复查　包括影像学检查、肿瘤标志物检测等，以便早期发现转移迹象。

3. 保持健康的生活方式　均衡饮食，摄入富含营养的食物，如蔬菜、水果、全谷物、优质蛋白质等；适量运动，增强体质，但要避免过度劳累；保持良好的睡眠，有助于提高免疫力。戒烟限酒，减少接触放射性物质和化学毒物。

4. 疼痛管理　密切观察患者疼痛的部位、程度和性质。按照医生的指导，给予止痛药物，同时配合中医学的针灸、推拿等方法缓解疼痛。

项目五　瘤样病变

【学习目标】

掌握：瘤样病变的临床表现与治疗方法。

熟悉：瘤样病变的诊断与鉴别诊断。

了解：瘤样病变的中西医病因病机。

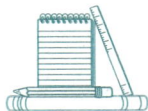

骨瘤样病变是指发生在骨骼系统中，具有类似骨肿瘤的临床表现、影像学特征，但本质并非真性骨肿瘤的一类疾病。

常见的骨瘤样病变包括骨囊肿、动脉瘤样骨囊肿、骨纤维结构不良等。

一、骨囊肿

骨囊肿（bone cyst）是一种发生于髓内、通常是单腔的、囊肿样局限性瘤样病变，又名孤立性骨囊肿，并非真正的囊肿。囊壁为一层纤维包膜，囊内为黄色或褐色液体。其发病原因可能与外伤、感染、破骨细胞异常增殖、骨组织细胞病变有关，预后良好。本病常为单发，偶为多发；好发于5～15岁儿童，少见于成人；好发于肱骨近端、股骨近端、胫骨近端和桡骨远端。随着年龄的增长，囊肿逐渐向骨干方向移动，常合并病理性骨折。

（一）病因病机

1. 中医病因病机

（1）正气不足　先天禀赋薄弱或后天失养，导致正气亏虚，使机体抵御外邪的能力下降。

（2）气血失调　气血运行不畅，瘀滞于骨，阻滞经络，久则形成囊肿。

（3）痰湿凝滞　脾失健运，水湿内停，聚而成痰，痰湿流注于骨，凝结不散。

（4）肝肾亏虚　肝主筋，肾主骨生髓。肝肾不足，筋骨失养，易受外邪侵袭，气血瘀阻而发病。

（5）外邪侵袭　如风、寒、湿等邪气侵袭人体，留滞于骨，影响气血运行，导致局部脉络瘀阻。

2. 西医病因病理　本病的发病原因可能与外伤、感染、破骨细胞异常增殖、骨组织细胞本身病变有关。目前，大多认为与骨内血循环障碍，使压力增高有关。

（二）临床表现

本病一般无明显症状，有时局部有隐痛或间歇性不适或劳累后出现酸痛。多数因病理性骨折，出现疼痛或局部肥厚而就诊，摄X线片后才发现此病。

（三）诊断与鉴别诊断

1. 诊断

（1）症状和体征　一般无阳性体征，主要靠影像学和病理学检查进行诊断。

（2）影像学检查

1）X线检查　长骨干骺端或骨干圆形或椭圆形溶骨破坏，溶骨质内呈单房或多房的囊状阴影，边界清楚，周围可见薄层硬化带，骨皮质膨胀变薄，表现出轻度扩张性，但无骨膜反应。合并病理性骨折时，可见"冰裂样"变。骨皮质碎片向囊内移位，称"碎片陷落征"。该征象有助于鉴别诊断。病损为界限清楚的透亮区，外有一薄层骨硬化边缘。由于囊肿膨胀性生长，造成骨皮质不规则变薄，X线片常呈假分叶状表现，向上扩展接近骨骺，囊中可有骨嵴假象（图6-5-1）。

2）CT检查　骨囊肿多呈圆形、卵圆形低密度骨质缺损，边缘清

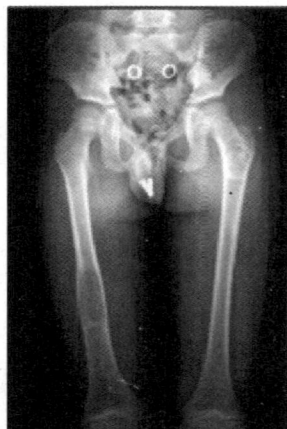

图6-5-1　左股骨中段骨囊肿X线表现

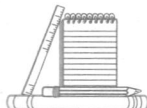

晰，无硬化。局部骨皮质变薄呈囊性膨胀。增强扫描，囊内无强化。少数囊肿内可见骨性间隔（图 6-5-2）。

3）MRI 检查　表现为长骨干骺端病灶呈圆形或椭圆形，其长轴与长骨纵轴一致。病灶于 T_1WI 上多呈低或中等均匀信号，T_2WI 呈明显均匀高信号。若囊液内有出血或含胶样物质则 T_1WI 和 T_2WI 上均呈高信号。多房改变时 T_2WI 上可见低信号纤维间隔。病灶周边骨质呈圆圈样低信号，边缘清晰。局部骨皮质变薄，无骨膜反应。常伴病理性骨折（图 6-5-3）。

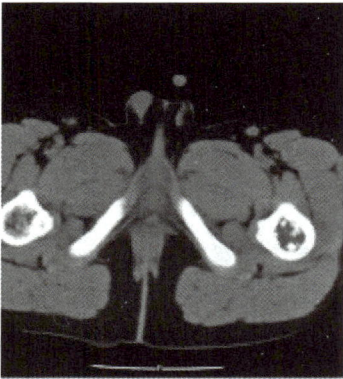

图 6-5-2　左股骨上段骨囊肿 CT 表现　　　图 6-5-3　右股骨骨囊肿 MRI 表现

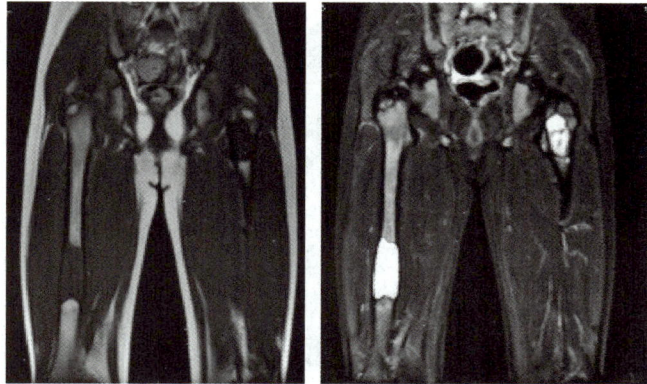

（3）病理检查

1）大体所见　囊肿有包膜，内充满清液。

2）镜下所见　见包膜为结缔组织结构，有丰富血管。

2. 鉴别诊断　骨囊肿诊断根据临床表现及 X 线片，一般可确诊。MRI 增强扫描不强化，必要时可进行穿刺活检。骨囊肿需与骨巨细胞瘤、动脉瘤样骨囊肿相鉴别。

（1）骨巨细胞瘤　多见于 20 岁以上者，好发于骨端而非干骺端，病变区膨胀更明显。X 线片表现为偏心性膨胀性溶骨性破坏，病变多为房性、"肥皂泡样"改变。

（2）动脉瘤样骨囊肿　膨胀明显，病变偏心发展，具有侵蚀性，可穿破骨皮质包壳，边缘呈虫蚀状，骨皮质呈气球样膨胀。

（四）治疗

单纯性骨囊肿具有自限性，可自愈，因此对于无病理骨折风险的患者，可只进行临床和影像学随访。囊腔内注入甲泼尼龙，可取得良好疗效。骨囊肿注射治疗后可恢复正常骨结构。保守治疗后，若囊肿仍存在，可做刮除并行植骨术，刮除应彻底，防止复发。

二、动脉瘤样骨囊肿

动脉瘤样骨囊肿（aneurismal bone cyst）由于骨质局部破坏性病损，同时外周有骨膜反应、骨沉积，类似动脉瘤样膨胀而得名。本病是一种从骨内向骨外膨胀性生长的骨性血性囊肿，其内充满血液和包含成纤维细胞、破骨细胞型巨细胞及反应性编织骨的结缔组织分割。动脉瘤样骨囊肿好发于青少年，年龄为 10～20 岁，女性发病率高于男性；好发于长骨干骺端，如肱骨近端和脊柱。

（一）病因病机

多数学者认为，本病的发病机制是骨内动脉与静脉异常吻合，致内压增高，骨质破坏、出血而形成的血性塞腔。近年来，不少学者将本病分为原发性和继发性两类。所谓原发性是指除

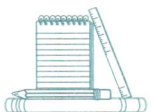

动脉瘤样骨囊肿的病变以外，没有发现其他伴随病变。继发性是指本病常伴随其他良性肿瘤或瘤样病损，甚至可与恶性肿瘤并存。

（二）临床表现

本病病程较长，以疼痛、肿胀，局部压痛为主要症状，可合并关节活动受限。若患处较为表浅，可触及肿物，局部皮温高，有压痛。大的动脉瘤样骨囊肿可闻及杂音；病变邻近关节时，可出现关节运动障碍。侵袭脊柱则可引起腰背疼痛和局部肌肉痉挛，瘤体持续长大或椎体塌陷，会出现脊髓和神经根的压迫症状。

（三）诊断与鉴别诊断

1. 诊断

（1）症状和体征　一般无阳性体征，病理性骨折是部分患者就诊的首发症状。骨病灶穿刺可以抽出血性液体。

（2）影像学检查

1）X线检查　病变通常位于长骨干骺端，呈偏心性溶骨性改变，病变区膨胀呈蜂窝状，骨皮质变薄，多数病变内有不规则、不完整的骨性分隔。部分病变位于长骨的中央，向骨的两侧扩张膨胀，呈对称性。发生于椎体的病变呈膨胀性囊状透亮区，内有粗而模糊的骨小梁。如果发生病理性压缩骨折，则以上特征会变得不明显。

2）CT检查　显示病变呈囊状膨胀性骨破坏，骨皮质变薄，可有骨性分隔，病变区域内可见多个囊腔，囊内无钙化，可显示出病变内的液体平面，显示特征性的"液－液平面"征象。增强扫描可见有异常分布的供血血管。

3）MRI检查　T_1WI、T_2WI在不同时期信号不同，但T_1WI多为低信号，T_2WI可以为高信号、等信号或低信号，周围水肿T_2WI为高信号。

4）ECT检查　可显示肿瘤周边区域核素浓聚。动脉瘤样骨囊肿由于病变发生部位和时期不同，影像学表现不完全相同，应当给予重视，以免误诊。

（3）病理检查

1）大体所见　骨皮质变薄，切面呈暗红色的纤维组织间隔的海绵状囊腔，囊腔内壁光滑，囊腔内充满血性液体和质脆的血凝块。

2）镜下所见　囊腔内充满血液，海绵状囊腔之间纤维结缔组织分隔，纤维分隔内含未成熟的编织骨小架，含有含铁血黄素的巨噬细胞、成纤维细胞和毛细血管等。

2. 鉴别诊断　动脉瘤样骨囊肿需要与骨囊肿、骨巨细胞瘤相鉴别。

（1）骨囊肿　与干骺端中央的动脉瘤样骨囊肿难以鉴别。骨囊肿骨质膨胀程度轻，病变呈圆形或椭圆形，多为单房性改变，囊肿内液体呈透明淡黄色或淡血色，常因病理性骨折而就诊；而动脉瘤样骨囊肿临床主要表现为进行性局部疼痛和肿胀，病变呈多房性"肥皂泡样"膨胀，感觉有"张力"感，骨皮质菲薄，有偏心性生长态势，囊内体呈血性。

（2）骨巨细胞瘤　X线片表现与动脉瘤样骨囊肿有相似之处，为膨胀性生长，病变多呈球形，内为"肥皂泡样"影。但是动脉瘤样骨囊肿CT及MRI检查可以显示特征性的"液－液平面"征象，病理检查囊腔内充满血性液体和血凝块。骨巨细胞瘤的发病年龄较动脉瘤样骨囊肿更大些。对于影像学难以鉴别的病例，为明确诊断，应做病理活检以确诊。

（四）治疗

本病的治疗方法取决于病变发生部位和破坏程度。大多病例采用手术治疗，包括刮除、边缘切除或广泛切除等手术方法。如果采用病变刮除进行治疗，刮除局部病变后，用液氮冷冻疗

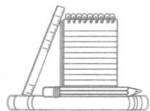

法可以减少复发率。关节破坏严重的患者，可以考虑进行人工关节置换术，以达到恢复患肢运动功能的目的。手术治疗可能导致出血较多，要根据病情判断出血程度，做好充分准备，术前DSA 栓塞对减少出血很有价值。术中止血要充分。对于手术难以达到的部位可以采用放疗进行治疗，小剂量放疗可有很好的反应，但放疗有一定诱导恶变的可能。动脉瘤样骨囊肿为良性病变，其中原发性动脉瘤样骨囊肿预后较好，治疗后有一定的复发率。继发性动脉瘤样骨囊肿的预后与伴随病变的性质有关，因动脉瘤样骨囊肿病变会不断生长，如果患者得不到及时治疗，局部骨质将会被广泛破坏，影响预后。

三、骨纤维异样增殖症

骨纤维异样增殖症（fibrous dysplasia of bone）是一种良性骨组织被增生的纤维组织替代的纤维性骨质病变，又称骨纤维结构不良。本病发病原因不明，一般无家族史和遗传史；可发生于任何骨，根据受累骨的数量，分为单发型和多发型。本病好发于青少年和中年，多发生在 10 ～ 25 岁骨骼生长阶段，在单发型中男女发病无明显差别，在多发型中女性明显多于男性。

本病可分为三种类型：①单发型，病变单发一骨，以肋骨、上颌骨最多，其次为长管状骨，可侵犯骨的一端或整个骨干。②多发型，病变侵犯数骨，常偏于一侧肢体，双侧患病时也不对称，发病部位以股骨、胫骨、髂骨为主，掌骨、跖骨次之，躯干以肋骨居多，颅面骨同时受累者并不少见。③合并内分泌紊乱者，称 Albright 综合征，骨病变的范围更大，并发症更多、更严重；合并纤维黏液瘤者，称为 Mazabraud 综合征，骨病变与多发型相同。

（一）西医病因病理

本病可能是骨骼的一种错构，骨小梁被纤维组织代替；也有人认为是骨小梁停留在编织状态；还有人认为与内分泌有关。一般无遗传史或家族史。

（二）临床表现

本病病程进展较慢，病变早期无明显症状，偶然由于其他原因进行 X 线检查时发现；也可由轻度外伤引起病理性骨折后出现疼痛、肿胀、功能障碍而就诊。病理性骨折为最常见并发症，约 2/3 患者发生，近半数为多次骨折。骨折多见裂纹样，移位很少，但可加重畸形，骨折愈合大都不受影响。Albright 综合征患者的躯干和四肢近端有明显的棕褐色色素沉着，称为"牛奶咖啡"斑。

（三）诊断与鉴别诊断

1. 诊断

（1）症状和体征　病变部位表浅者可出现畸形或肿块。如累及脊椎和肋骨时可出现胸部不对称，局限性突起；四肢长骨受侵时呈膨胀弯曲畸形；掌跖骨受侵者肢端隆起。病变部位较深者早期很难发现。由于弯曲畸形和骨骺早期闭合，患肢短缩，多发者则身材矮小。如颅面骨受累，出现颜面不对称。若病损伴有皮肤咖啡色色素沉着和内分泌紊乱，特别是性早熟，称为Albright 综合征，主要发生在儿童，特别是女孩。

（2）影像学检查

1）X 线检查　受累骨骼膨胀变粗，密质骨变薄，典型特征是呈磨砂玻璃样改变，界限清楚，无骨膜反应。股骨近端病损可使股骨颈弯曲，酷似"牧羊人手杖"（图 6-5-4）。

2）CT 检查　对病骨内的囊变、破坏、钙化和骨化显示较 X 线片敏感准确。①硬化型：见于颅面骨，颅板增厚，内外板距离增宽，呈磨砂玻璃样或象牙样改变，密度不均匀，可见囊状

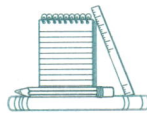

低密度灶，病变区内髓腔变形缩小或闭塞，皮质变薄，骨小梁消失。②膨胀型：主要见于四肢骨，患骨膨胀，呈磨砂玻璃样改变，可见边界清楚的囊状低密度影，有时可有不规则硬化改变。

3）MRI 检查　表现为不同信号强度，有些病变在 T_1WI、T_2WI 均表现为低信号强度；而有些病变在 T_1WI 为低信号，T_2WI 则表现为低信号、高信号或混杂信号（图 6-5-5）。

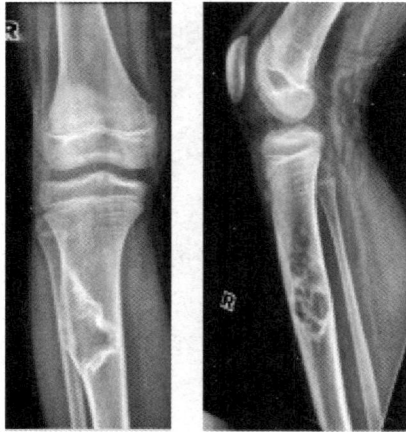

图 6-5-4　胫骨上段骨纤维异样增殖症 X 线表现　　图 6-5-5　胫骨上段骨纤维异样增殖症 MRI 表现

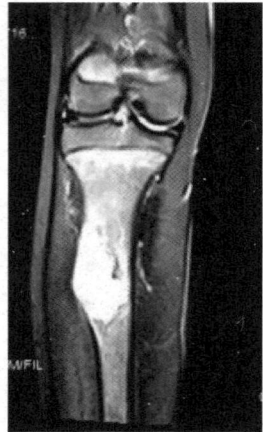

（3）病理检查　单发型与多发型病理改变一致。

1）大体所见　呈灰白色，骨皮质膨胀变薄，切面有沙砾感。

2）镜下所见　见正常骨质结构消失，病变由增生的成纤维细胞和不成熟编织骨小梁组成，纤维组织和其产生的胶原纤维所形成的骨小梁是纤维骨，不能形成板层骨，胶原纤维多而致密，血管组织较少，血管基质内的纤维排列杂乱而无定向，周边无骨母细胞。胶原纤维呈束状或旋涡状，其间杂有散在新生骨小梁，呈棒状、弧状。病变内可见黏液变性和多核巨细胞。

2. 鉴别诊断　单发性者应与骨囊肿、内生软骨瘤相鉴别，多发性者需与甲状旁腺功能亢进症、神经纤维瘤、畸形性骨炎鉴别。

（1）骨囊肿　多呈中心型，位于骨干或长骨干骺端，呈椭圆形溶骨性破坏区，多无膨胀性改变及囊骨间隔，周边多有线状致密硬化带，合并病理骨折时可见特征性的骨片陷落征。骨囊肿如果骨折导致游离骨片落入囊腔内，则形成典型的"落叶征"；如果骨折片没有完全游离，则出现"折叶征"。

（2）内生软骨瘤　常见于手、足短管状骨。X 线影像显示为膨胀性密度减低区，内有散在钙化灶。

（3）骨巨细胞瘤　多见于青壮年，好发于骨端。X 线片呈典型的"肥皂泡样"溶骨性低密度改变，无骨膜反应及骨质增生硬化现象。

（4）甲状旁腺功能亢进症　可引起广泛的骨质疏松，颅骨板障模糊呈棉絮状，指骨骨膜下骨吸收，长管状骨可有皮质增厚与囊性变混杂出现，无骨新生或硬化。血钙增高，血磷降低，碱性磷酸酶升高，PTH 升高。

（四）治疗

大多数病变偶因 X 线检查而被发现并且没有症状，这类病变没有发生病理性骨折或畸形的风险，不引起功能障碍，因此仅行观察即可，但应预防病理性骨折的发生。对于已经发生病理性骨折、畸形明显的患者，可以采用手术治疗。对于病灶局限，骨质破坏少者可做病灶刮除植骨术，必要时采用内固定。畸形严重者，则行病灶刮除术加截骨矫形术。

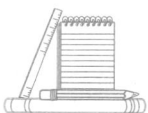

四、骨嗜酸细胞肉芽肿

骨嗜酸细胞肉芽肿（eosinophilic granuloma）也称朗格汉斯组织细胞肉芽肿病，是指局限于骨的组织细胞增生，属于组织细胞增殖症的一种类型。本病好发于青少年，好发部位为颅骨、肋骨、脊柱、肩胛骨等，长骨病损多见于干骺端和骨干，单发病灶较多。

（一）西医病因病理

本病以骨质破坏、组织细胞增生和嗜酸性细胞浸润为主要特点。溶骨性病损内含有组织细胞和嗜酸性粒细胞聚集。

（二）临床表现

任何年龄均可发病，在 5～10 岁的男性儿童中更为常见。全身骨都可发病，但以颅骨、肋骨、下颌骨和四肢长骨多发。长骨病损多见于骨干或骨端，单发或多发，或多骨多发，以单发者多见。

本病临床起病缓慢，症状轻，体征不明显，仅有局部疼痛、压痛或肿胀，可伴有病理性骨折。

（三）诊断与鉴别诊断

1. 诊断

（1）症状和体征　病变局部轻度酸痛不适，无明显全身症状，病变浅表者可有压痛部位，仅有少数患者伴有病理性骨折，主要靠影像学和实验室检查进行诊断。

（2）影像学检查

1）X 线检查　主要为局限性界限清楚的骨缺损，可出现卵圆形多房溶骨区，髓腔扭曲，皮质膨胀变薄，有轻微骨膜反应，新骨形成。椎体病变可表现为"铜钱样"扁平椎体，而椎间盘及椎间隙正常。

2）CT 检查　通常在显示骨皮质受侵犯的程度、软组织肿块的范围和骨膜反应方面有较大的价值，特别是 CT 能清晰显示骨质破坏所造成的死骨。

3）MRI 检查　骨嗜酸性粒细胞肉芽肿病灶在 T_1WI 上通常呈低信号，在 T_2WI 上呈略高信号。但由于病灶发生的部位、时间及病理方面的差异较大，可导致 MRI 表现不一致。

（3）病理检查

1）大体所见　病变位于髓腔，为肉芽样组织，切面呈灰色、灰红色或黄色，质软而脆，局限性骨质破坏的边缘有骨硬化。

2）镜下所见　肉芽肿内大量毛细血管增生，或纤维细胞、炎性细胞浸润，以嗜酸性粒细胞最明显，并有不等量的淋巴细胞、泡沫细胞和浆细胞。

（4）实验室检查　可有白细胞和嗜酸性粒细胞增多。血清钙、磷及碱性磷酸酶正常。

2. 鉴别诊断

（1）慢性化脓性骨髓炎　慢性化脓性骨髓炎多由急性骨髓炎发展而来。X 线片同时存在骨破坏、不规则死骨和骨修复增生表现，是慢性骨髓炎的特征。另外，嗜酸细胞肉芽肿病灶较局限，而慢性化脓性骨髓炎病变范围较大。

（2）骨巨细胞瘤　以成人多见，好发部位在长骨骨端，X 线影像显示肿瘤呈膨胀性生长的低密度溶骨区，典型的"肥皂泡样"改变。

（3）尤因肉瘤　疼痛明显，初为间歇性，迅速发展为持续性剧痛，病变进展快。X 线表现出髓腔及周围骨皮质虫蚀样破坏，边界不清，可见葱皮状骨膜增生，增生的骨膜断裂处可出现细小放射状骨针。

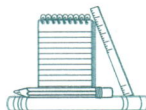

（4）骨纤维异样增殖症　四肢长骨可表现为囊状膨胀性、毛玻璃样改变，骨皮质变薄，骨膨胀及变形，周围无骨膜反应增生及软组织肿块影。

（四）治疗

刮除植骨术或放射疗法均为本病有效的治疗方法。对单发性局限性病变刮除后植骨即可治愈。对于多发病变可行化疗。对于不宜手术的患者，可行放射治疗，或术后辅助放射治疗。椎体病变虽呈变扁"铜钱"样，日后通过自身修复，绝大部分能够恢复正常。

项目六　软组织肿瘤

【学习目标】

掌握：软组织肿瘤的分类、临床表现与治疗方法。

熟悉：软组织肿瘤的诊断与鉴别诊断。

了解：软组织肿瘤的中西医病因病机。

知识链接

软组织肿瘤种类繁多，包括良性和恶性。良性软组织肿瘤常见的有脂肪瘤、血管瘤、纤维瘤等，生长缓慢，一般不转移，手术切除后通常预后良好。

恶性软组织肿瘤如脂肪肉瘤、滑膜肉瘤、横纹肌肉瘤等，具有侵袭性生长、易复发和转移的特点。

一、概论

软组织肿瘤主要指来源于胚胎发育期间，能形成结缔组织的间充质组织的肿瘤。源于纤维组织、脂肪组织、平滑肌组织、横纹肌组织、滑膜组织、血管淋巴管组织等的肿瘤，属软组织肿瘤，而造血结构组织和网状内皮组织等，虽也源于间叶组织，却不属于软组织肿瘤范畴。周围神经系统和自主神经系统，虽非源于间叶组织，但常与间叶组织来源的组织交织生长，故也列入软组织肿瘤中。凡发生在以上组织中的实体瘤，统称为软组织肿瘤。软组织肿瘤又可笼统地分为软组织良性肿瘤和肉瘤。

大多数软组织肿瘤为良性，病史多较长，病变局限，治疗比较简单，切除后多不复发、不转移。软组织肉瘤的发病率约 3/10 万，占所有恶性肿瘤的 1%。肉瘤的发病率无明显地理差异。

良性肿瘤中多为脂肪瘤，其次为纤维组织细胞肿瘤、血管肿瘤、周围神经肿瘤。肿瘤的类型、症状、部位与患者的年龄性别相关。软组织恶性肿瘤是一多样性肿瘤，男性稍多见，可发生在任何年龄、身体的任何部位，好发部位为肢体，其次为躯干、腹膜后、头部及颈部。

（一）病因病理

1. 中医病因病机

（1）正气不足　正气亏虚是发病的内在因素。先天禀赋不足或后天失养，导致人体正气虚

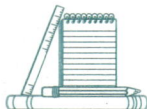

弱，抵御外邪的能力下降，邪气乘虚而入，积聚于经络、脏腑，形成肿块。

（2）情志失调　长期的情志不舒，如忧郁、恼怒、思虑过度等，可导致肝气郁结。肝郁气滞，气血运行不畅，瘀阻脉络，久则结块。

（3）饮食不节　过食肥甘厚味、辛辣炙煿之品，或饮食不洁，损伤脾胃。脾胃运化失常，水湿内停，聚湿生痰，痰浊与气血相搏，结聚成块。

（4）外邪侵袭　风、寒、暑、湿、燥、火等外邪侵袭人体，留滞经络、肌肉、筋骨，导致气血凝滞，痰瘀互结，形成肿瘤。

（5）脏腑功能失调　脏腑功能紊乱，如肝失疏泄、脾失健运、肾失气化等，可导致气血津液代谢失常，产生痰浊、瘀血等病理产物，相互胶结，发为肿瘤。

2. 西医病因病理　软组织肉瘤并不是由良性软组织肿瘤恶变而来。大多数良性和恶性软组织肿瘤的发病原因尚不清楚。在少数病例中发现遗传因素、环境因素、辐射、病毒感染以及免疫缺陷等，通常与恶性软组织肿瘤的发生发展有关。大多数软组织肉瘤表现为特发性，无明显的致病因素。

（二）临床表现

多数良性病变位于浅表软组织（真皮或皮下），如脂肪瘤，而恶性病变好发于深部软组织。不同类型的肿瘤有各自的好发部位。如脂肪肉瘤好发于臀部及大腿。纤维肉瘤约 1/3 发生于肢体，其余依次在胸壁、腹壁、头颈及腰背等处。滑膜肉瘤好发于肢体的大关节周围，但很少累及关节腔内。恶性纤维组织细胞瘤的发生部位除肢体和躯干外，也可发生于内脏器官。

良性肿瘤表现为局部缓慢生长的无痛性肿块，也无功能障碍，少数良性肿瘤可伴有疼痛和触痛，如血管球瘤、血管脂肪瘤和血管平滑肌瘤。发生于深部的良性肿瘤，尤其是位于重要器官附近，如位于纵隔、气管旁、食管旁和血管旁者，可压迫周围组织或使正常结构移位而产生胸痛、咳嗽、呼吸困难和吞咽困难等症状。发生在周围神经的良性肿瘤，可产生疼痛和神经麻痹症状。

恶性肿瘤通常表现为生长迅速的无痛性或痛性肿块，体积多较大，在局部形成浸润性和破坏性生长，可伴有出血、坏死和继发感染，容易复发和发生远处转移，严重者可表现为恶病质。恶性肿瘤出现转移时，可因转移部位的不同而出现相应症状。

（三）诊断与鉴别诊断

1. 诊断

（1）症状和体征　一般良性软组织肿瘤以无痛性包块多见，活动度好。恶性软组织肿瘤可有疼痛，且有明显肢体功能障碍，预后较差。

1）体表温度　良性肿瘤皮肤温度正常。低度恶性脂肪肉瘤，虽体积较大，但由于其脂肪组织传导热量较慢，其表面温度与邻近的正常组织相仿，而恶性程度高的多形性和圆形细胞脂肪肉瘤，即使其体积很小，它们的表面温度也较高。

2）水肿和浅静脉怒张　临床上常见一些巨大的软组织肉瘤，其深部的大血管受肿瘤压迫，回流受阻，可引起肿瘤表面皮下静脉怒张。如淋巴管受阻，则可出现肿瘤表面及周围组织的凹陷性水肿，继发感染者皮肤可呈现急性炎症表现等。

3）肿块质地和活动度　一般而言，肿瘤内含上皮样细胞或圆形细胞，血管分布丰富者，其质地较柔软。肿瘤含梭形细胞多者，质地较硬或坚韧。高分化的纤维肉瘤因含有大量的梭形细胞，故质地都比较硬；而低分化的纤维肉瘤、横纹肌肉瘤的硬度因其细胞异形性改变，又经常伴有坏死组织而较软。活动度与其发生部位的深浅、肿瘤体积和肿瘤与周围组织的关系有关。

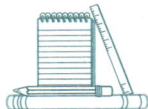

常见良性肿瘤和低度恶性肉瘤生长部位表浅则活动度大。深达肌层内，累及筋膜或肌间隙以及侵犯骨膜或破坏骨质的软组织肉瘤都很固定。横纹肌肉瘤即使体积较小，当肌肉出现收缩时也很固定，一旦肌肉放松，则沿肌肉的垂直方向可活动。发生于腹膜后和骶前、盆腔内的肉瘤都很固定。高度恶性的肉瘤多是浸润性生长，一般都比较固定。

4）区域及远隔转移　良性肿瘤无区域淋巴结肿大和远隔转移。软组织肉瘤多由血行转移到肺，也有些肉瘤通过淋巴系统转移，因此，临床上常见到区域性淋巴结肿大的体征。根据解剖学淋巴回流途径，位于头部和上肢的肿瘤可向颈部和腋窝淋巴结转移；下肢、臀部及会阴部的肿瘤可向同侧髂腹股沟淋巴结转移；腰部及腹壁者既可向上方转移至腋窝淋巴结，又可向下转移到腹股沟淋巴结。远隔转移多在晚期出现，以肺、脑、肝等部位较多见，同时伴有相应脏器的症状。

5）其他　胸腔积液多由胸膜或心包膜发生间皮瘤引起，有些发生于颈部、腋窝、胸背部的横纹肌肉瘤、恶性纤维组织细胞瘤、平滑肌肉瘤、脂肪肉瘤等穿过胸壁累及胸膜时，也可产生胸腔积液。临床上常见许多软组织肉瘤发生肺转移者，严重时可出现胸腔积液，常为浆液性或血性。腹水多见于腹膜间皮瘤的患者，容量较大，常为草黄色。腹膜后的肿瘤、肝血管肉瘤等均可引起腹水。腹水量多时可出现双下肢水肿、排尿量少等症状。肉瘤出现胸腔积液、腹水，常表明病情已属晚期。腹膜后、盆腔软组织肿瘤，可压迫或刺激腰骶丛神经出现下肢放射痛，或大小便障碍，临床极易误诊为腰椎病变。

（2）影像学检查

1）X线检查　X线片常只显示肿瘤区域非特异性肿块，由于软组织肉瘤易发生远处转移，且80%发生于肺、纵隔，故常规胸部摄片非常重要。局部X线片可了解病变与周围脂肪、肌肉、骨骼之间的关系，有无骨侵犯，判断外压性改变还是直接浸润。如出现骨破坏，常提示为高度恶性肉瘤。钙化点常表示肿瘤曾有出血及坏死，无诊断特异性，常见于滑膜肉瘤、脂肪肉瘤、恶性纤维组织细胞瘤。如肿瘤有透亮区，则提示脂肪源性肿瘤。

2）CT检查　能清晰显示肿块全貌，以及与邻近骨、血管的关系。不同类型的肉瘤，密度可呈现各自的特点。多数软组织肉瘤的密度略低于正常肌肉。CT用于检查胸、腹部的肉瘤较好。因为空气、组织界面或粪便产生的假象通常会降低MRI的质量，故用CT来评价肺、腹和骨盆原发肿瘤或转移瘤。CT可用于引导局部肿块穿刺活检，用于不能接受磁共振成像的患者，如过敏反应、有动脉瘤夹层或心脏起搏器等患者的检查。

3）MRI检查　能将肿瘤组织与邻近的肌肉和脂肪区分开，且能确定与重要神经血管丛的关系，因此是检测、描述及对软组织肿瘤进行分期的重要检查手段。MRI检查可指导活检、制订手术计划、评估化疗反应、分期及观察局部复发情况。根据MRI影像特征，可确定肿块的位置、与邻近组织的关系。MRI可准确确定肿瘤大小，肿瘤与肌间隔、筋膜、骨及神经血管之间多个层面的关系，还可提供出血、坏死、水肿、囊性变、黏液样变和纤维化等病理信息，在辨别正常与异常组织方面优于其他方法。

4）超声检查　可以鉴别肿瘤是实质性，还是不均质性或囊性等，更主要的是可以了解肿瘤体积范围和边界，以及瘤体内部肿瘤组织的回声，从而区别良性或者恶性。恶性者体积大，边界不清，回声模糊，如横纹肌肉瘤、滑膜肉瘤、恶性纤维组织细胞瘤等。多普勒超声可根据血管的搏动区分出动、静脉与肿瘤的关系，有无瘤栓等，均可用于手术参考。另外，超声检查能引导深部肿瘤的针吸细胞学检查，同时也是术后随访简便实用且经济的检查手段。

5）ECT检查　核素扫描的敏感性高，特异性差，多用于判断软组织肿瘤是否有骨侵犯，诊

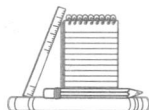

断骨的多发性病变，如多发性骨转移、骨髓瘤等。

6）PET-CT 检查　目前 PET-CT 检查也开始应用于软组织肿瘤的诊断，以及寻找原发灶和转移灶，同时用于全身化疗后疗效的评估。

（3）病理检查

1）光镜检查　光镜检查是病理检查的基本方法，诊断应包括组织学类型、手术标本切线及基底有无肿瘤残留，以明确邻近骨与关节、神经、血管以及淋巴结有无肿瘤侵犯。

2）免疫组织化学技术　软组织肉瘤病理诊断较困难，分类繁多，常难以明确肿瘤起源及诊断。近年应用免疫组织化学技术，利用极微量的组织抗体检测标记软组织肉瘤的组织来源，可以弥补肿瘤病理形态学诊断的不足。

3）肿瘤细胞的增殖活性检测　肿瘤细胞增殖活性是指肿瘤组织的增殖状态，是反映肿瘤良恶性程度的重要指标。常用的方法有 DNA 含量测定、Ki-67 标记染色、核仁组成区嗜银蛋白（AgNORs）技术等。

4）软组织肿瘤的活检　正确诊断对软组织肿瘤的治疗和预后判断具有重要意义。活检能够确定肿瘤的恶性程度、评价组织学分级及明确肉瘤的特殊组织类型。根据活检情况可设计治疗方案，为新辅助化疗提供支持。因此，当考虑病灶可能为恶性时有必要实施活检术。

2. 鉴别诊断　具体见表 6-6-1。

表 6-6-1　良性、恶性软组织肿瘤鉴别诊断

分类	良性	恶性
体表温度	与正常肤温相近	肤温较高
质地与活动度	质地偏软、活动度好	质地偏硬、固定，活动度小
水肿和浅静脉	一般无水肿，浅表血管无明显异常	组织水肿，浅静脉怒张
远隔转移	无	可向周边及远处转移
影像学检查	边界清楚，瘤内组织回声均匀	边界不清，回声模糊

（四）治疗

对于软组织肿瘤的治疗，应做到早期发现、早期诊断、早期治疗。

1. 中医辨证论治　中医治疗原则要扶正与攻邪相结合、治标与治本相结合、局部与整体相结合、辨证与辨病相结合。治疗方法有活血化瘀、清热解毒、软坚散结、扶正固本等。中医药可以减轻放化疗反应，发挥增效减毒作用。

2. 化疗　化疗分为术前辅助化疗及术后辅助化疗。体积较大、恶性程度高的软组织恶性肿瘤宜于术前化疗，可使瘤体缩小，提高切除率，减少截肢。在治疗高度恶性软组织肉瘤中，应在手术后短期内即开始应用化疗，可减少远处转移，提高生存率。

3. 放疗　利用放射线治疗肿瘤，可以制订术前、术中、术后放疗方案。术前放疗可使体积大的肿瘤缩小，将以往认为不能手术切除的肿瘤变为可以切除。术前放射需掌握剂量及选择时机，以免影响切口愈合。术中放疗是指手术切除大体肿瘤后，将瘤床周围正常组织推开，对瘤床及肿瘤残留区进行放疗，可减少胃、肠、肝等正常组织损伤，提高肿瘤区剂量，增加局部控制率。术后放疗的优点是对肿瘤的病理类型、恶性程度、侵犯范围、与周围结构的关系等都有了充分了解，利于放疗方案的制订。对于手术中因为各种原因残存的肿瘤，术后放疗能起到杀灭作用，使之达到更好的局部控制效果。

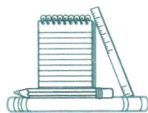

4. 介入治疗 介入治疗具有创伤小、见效快、并发症少等优点，被广泛应用于术后复发的软组织肿瘤治疗中。常用的介入治疗方法有选择性瘤体动脉栓塞术、氩氦超低温冷冻治疗术、局部内放射粒子置入术等。

5. 手术治疗 软组织肿瘤最主要的治疗方法是手术治疗。具体手术方法有瘤体切除术、截肢术、人工假体置换术等。应根据肿瘤的性质及侵犯范围制订具体手术方案，并同时配合其他治疗。

（五）预防与调护

1. 保持健康的生活方式 均衡饮食，增强体质，提高免疫力。多摄入蔬菜、水果，减少高热量、高脂肪、高糖和加工食品的摄入。规律作息，保证充足的睡眠。选择适合自己的运动，将体重控制在正常范围内。

2. 避免接触有害物质 尽量减少接触化学毒物、放射性物质等可能致癌的因素。戒烟限酒，吸烟和过量饮酒都与多种肿瘤的发生有关。在工作和生活环境中，做好防护措施。

3. 定期体检 有助于早期发现肿瘤，及时进行治疗。

4. 病情观察 密切观察患者的症状，如肿块的大小、质地、疼痛程度等，以及有无发热、乏力等全身症状。如果患者有疼痛症状，可按照医嘱给予止痛药物，或采取其他缓解疼痛的方法，如热敷、按摩等。

5. 术后护理 对于接受手术治疗的患者，要注意伤口的清洁和护理，防止感染。同时，指导患者进行适当的康复训练，促进肢体功能恢复。

6. 放疗和化疗护理 如果患者接受放疗或化疗，要注意观察治疗的不良反应，如恶心、呕吐、脱发等，并给予相应的护理措施。

7. 定期复查 按照医生的建议定期复查，以便及时发现肿瘤的复发或转移。

二、脂肪瘤

脂肪瘤是体表常见的一种良性肿瘤，由正常脂肪细胞集积而成，占软组织良性肿瘤的 80% 左右。本病多发生于皮下，也可发生在内脏等深部组织，如肌间隔、肌肉深层及腹膜后等部位。脂肪瘤常呈局限性，有一层极薄的结缔组织包膜，内中即为脂肪细胞。脂肪瘤通常无症状，生长缓慢，为圆形或者盘状的柔软包块。通常，脂肪瘤活动性好，在活动时伴随皮肤的凹陷。深部或表浅脂肪瘤也可以引起临床症状，取决于肿瘤所在的部位及其大小。

（一）西医病因病理

本病发病原因尚不明确，一般认为可能与炎症刺激结缔组织变形、脂肪组织代谢异常有关。约 1/3 多发脂肪瘤患者有家族史。

（二）临床表现

本病多见于 40 ～ 60 岁人群，儿童较少见，常见于肥胖人群；可以发生在身体的任何部位，小如花生米，大如鸡蛋，甚至更大。脂肪瘤好发于肩、背、颈、乳房和腹部，其次是四肢近段（如上臂、大腿、背部等）。一般来说，脂肪瘤可以单个或多个同时存在。大多数脂肪瘤表现为皮下肉中生肿块，触摸时可感觉包块质地柔软，边界清楚，活动度良好，一般无疼痛。发生在皮下、可以自己触摸到的脂肪瘤属于浅表脂肪瘤。发生在肢体深部和肌腹间的属于深部脂肪瘤。

（三）诊断与鉴别诊断

1. 诊断

（1）症状和体征 质地软而有弹性，有假性波动感，与表面皮肤无粘连；基底部则较广泛，

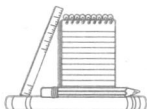

有时可打得分叶状态，但无粘连。

（2）影像学检查 影像学对脂肪瘤的诊断非常有益。脂肪瘤是可透过射线的球形包块，轮廓清楚，其密度比周围组织低。CT 扫描可显示皮下脂肪瘤的外观，同脂肪一样，其密度比脂肪肉瘤要均匀得多。在 MRI 上，良性和恶性脂肪肿瘤均在 T_1WI 上表现为高信号（图 6-6-1）。

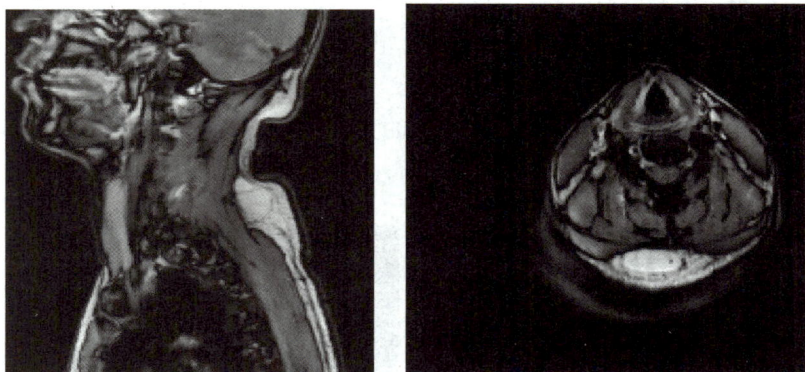

图 6-6-1 颈项部脂肪瘤 MRI 表现

（3）病理检查

1）大体所见 皮下脂肪瘤通常为质软、界限清楚、包膜包裹的类圆形肿块。横断面上，脂肪瘤从淡黄色到赤黄色，表面含脂均匀，呈不规则的小叶状结构。

2）镜下所见 低倍镜下，肿瘤由成熟脂肪细胞构成，被薄的成熟的纤维结缔组织分割成小叶；高倍镜下，呈现均一圆形的、印戒样脂肪细胞，胞核位于细胞周边，无异常的细胞学特点。

2. 鉴别诊断

（1）脂肪肉瘤 通常脂肪肉瘤体积较大，位置比较深，常发生于下肢、腹膜后、肩部等处，瘤体无包膜，是一种恶性肿瘤，可根据病理学检查鉴别。

（2）表皮样囊肿 多见于易受外伤或磨损部位，如臀部、肘部。

（四）治疗

治疗脂肪瘤的唯一有效方法是手术切除，有包膜者切除较易，无包膜者则较难与正常组织识别，不易彻底切除。脂肪瘤是良性的，可以局部复发，局部切除的复发率不超过 5%。脂肪瘤的恶变很罕见。深部脂肪瘤复发率高，可能与难以达到完整的外科切除有关。无明显症状者或多发性脂肪瘤，则可不予处理。

三、腱鞘巨细胞瘤

腱鞘巨细胞瘤也称腱鞘滑膜巨细胞瘤（tenosynovial giant cell tumor）或结节性腱鞘滑膜炎（nodular tenosynovitis），是一种由圆形单核细胞和破骨样巨细胞组成的肿瘤，起自关节和滑囊内，或沿腱鞘生长，肿瘤内常含有黄色瘤细胞、淋巴细胞和含铁血黄素。按肿瘤的生长方式和生物学行为，可分为局限型和弥漫型两种。

（一）西医病因病理

本病病因尚不明确。

（二）临床表现

本病可发生于任何年龄，发病高峰期为 30 ～ 50 岁，女性多见；上肢多于下肢，均发生在肌腱周围，并沿其走行扩展，可包裹邻近血管神经束，也可侵入关节囊，症状轻，局部肿胀，可

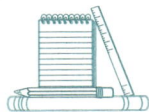

有局部神经肌腱受压、关节活动受限等症状；病程较长，初期瘤体侵犯软组织，后期可出现骨质破坏，呈外压性囊性破坏。

（三）诊断与鉴别诊断

1. 诊断

（1）症状和体征　本病起病缓慢，临床表现不典型，多表现为局部生长缓慢的无痛性包块，临床上易误诊为表皮囊肿、腱鞘囊肿、血管瘤、滑膜炎等；体检时显示肿瘤多固定于深部的组织结构，与表皮无粘连。

（2）影像学检查　B超可见位于足、踝等处的实质或囊性肿物；CT及MRI表现为与骨皮质关系密切的肿物（图6-6-2）。

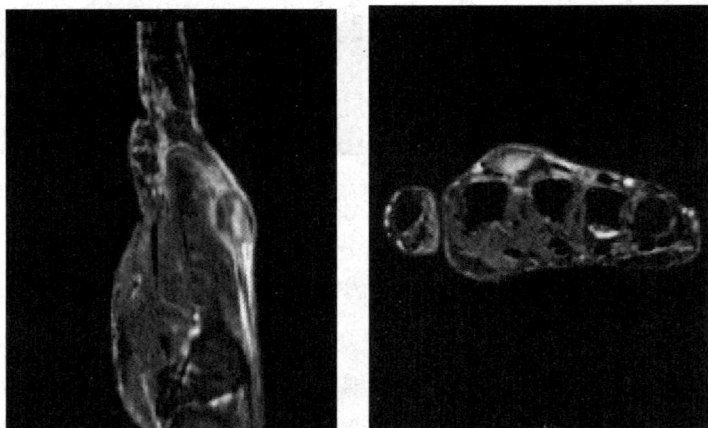

图6-6-2　手背部腱鞘巨细胞瘤MRI表现

（3）病理检查　肉眼病变常侵犯腱鞘附近的肌膜、韧带及骨质。肿瘤为卵圆形或分叶状，有完整包膜，剖面可呈灰黄色或红棕色，质坚韧，为含铁血黄素所致。镜下以小结节增生聚集融合为基础。细胞为圆形泡沫细胞，细胞核小，胞浆内充满颗粒状类脂小体，伴有大量多核巨细胞，并可见不同程度的胶原纤维形成。

2. 鉴别诊断

（1）腱鞘纤维瘤　也称腱鞘滑膜纤维瘤，是一种附着于手指腱鞘或者是肌腱的致密性纤维性结节。本病属于反应增生性肿瘤还是实质性肿瘤，目前尚不十分清楚。本病多发生于手部，好发于肢端，如手指、手掌、腕、足等，尤其以拇指多见。

（2）腱鞘囊肿　是发生于关节部腱鞘内的囊性肿物，是由于关节囊、韧带、腱鞘中的结缔组织退变所致的病证。囊内含有无色透明或橙色、淡黄色的浓稠黏液，多发于腕背和足背部。

（四）治疗

本病可以考虑手术治疗，但由于肿瘤与骨皮质紧连，有时肿瘤基底与肌腱相连，往往手术难以彻底切除。本病系良性肿瘤，但易复发，复发率为10%～20%。尽可能完整切除，是防止本病复发的有效办法。

四、血管平滑肌瘤

血管平滑肌瘤（angioleiomyoma）是皮下或真皮深部的血管和平滑肌组织增生所形成的良性肿瘤，肿瘤内成熟的平滑肌束位于血管周围或穿插分布于血管之间，是一种相对常见的肿瘤。几乎所有的血管平滑肌瘤均为孤立性病变。

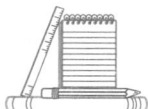

（一）西医病因病理

本病病因不明，可能与遗传因素有关。

（二）临床表现

本病发病年龄一般为 30 ～ 60 岁，女性多见，但位于上肢和头部的病变更常见于男性。大多数血管平滑肌瘤发生在四肢，尤其是下肢，其次是头部和躯干。肿瘤一般位于皮下或真皮深部。

（三）诊断与鉴别诊断

1. 诊断

（1）症状和体征　大部分血管平滑肌瘤表现为小的、缓慢生长的肿块，病程一般为数年，约半数患者有疼痛症状。某些病例在受风、受凉、受压、妊娠或月经期疼痛加重。肿瘤质地硬韧边界清楚，表面光滑，活动度好。

（2）影像学检查　超声多表现为皮下圆形或椭圆形的低回声结节，边缘光滑锐利，内部血流较丰富，具有一定的特征性。

（3）病理检查　女性患者下肢或躯干、男性患者上肢或头部出现缓慢生长的皮下小肿块，病程一般为数年，伴有疼痛症状，临床可以考虑诊断为血管平滑肌瘤，结合病理可明确诊断。

1）大体所见　血管平滑肌瘤为界限清楚、球形、灰白色或褐色结节，质地较硬，切面呈苍白、白色透明外观，直径大多小于 2cm。

2）镜下所见　根据主要组织结构，血管平滑肌瘤可分为三种亚型：实性型、静脉型和海绵型。实性型的平滑肌束紧密交叉排列，血管数量多，但一般为小的裂隙状血管。静脉型内有静脉血管，管壁肌层厚，病变内平滑肌束排列不甚紧密，血管壁外层平滑肌与血管间平滑肌束相混合。海绵型由扩张的血管和少量平滑肌构成，血管壁平滑肌与病变内交织的平滑肌束难以区分。

3）免疫组织化学技术　大多数细胞 a-SMA、结蛋白、波纹蛋白和 Ⅳ 型胶原阳性。根据相关研究，半数以上肿瘤包膜内和间质中的小神经纤维 S-100 和 PGP 9.5 阳性，特异性疼痛可能由这些神经纤维所致。

2. 鉴别诊断

（1）平滑肌瘤　一般边界不清，缺少血管腔，平滑肌与管壁不融合。

（2）血管肌脂肪瘤　该病由成熟脂肪组织、平滑肌和血管构成。

（四）治疗

手术边缘切除即可。局部单纯切除可治愈，切除后复发罕见。

五、平滑肌肉瘤

平滑肌肉瘤（leiomyosarcoma）是由具有明确平滑肌特点的细胞构成的恶性肿瘤，大约占所有软组织肉瘤的 10%。平滑肌肉瘤发生部位较广，最常见的发病部位是腹腔和腹膜后区。在肢体上，该肿瘤通常起源于大血管壁，多见于静脉，也可发生于皮肤和皮下组织内，在这种情况下肿瘤与血管的关系则更不清楚。

（一）西医病因病理

本病病因尚不明确，发病可能与遗传有关，是一种由平滑肌细胞或向平滑肌细胞分化的间充质细胞所组成的恶性肿瘤。其发生与 Epstein-Barr 病毒感染有关，另在 HIV 病毒感染和接受器官移植的患者中发病率较高。

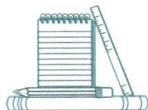

（二）临床表现

本病好发于中老年人，也可见于青年人，甚至儿童。患者性别比例因肿瘤部位而异，绝大多数腹膜后和下腔静脉的平滑肌肉瘤见于女性，但发生在其他部位的平滑肌肉瘤无此特点。

（三）诊断与鉴别诊断

1. 诊断

（1）症状和体征 平滑肌肉瘤一般表现为局部肿物，发生于腹膜后者可有疼痛。下腔静脉平滑肌肉瘤的症状与肿瘤的部位有关。位于下腔静脉上部的肿瘤阻塞肝静脉，引起巴德－恰里综合征（Budd-Chiari 综合征），表现为肝大、黄疸和腹水等；位于中部的肿瘤可阻塞肾静脉，使肾功能受损；而发生于下腔静脉下部和下肢大静脉的肿瘤可引起下肢水肿。

（2）影像学检查 CT 和 MRI 检查显示平滑肌肉瘤表现为非特异性软组织肿块，但 CT 和 MRI 检查有助于显示肿瘤与周围组织的关系，尤其是发生于腹膜后的肿瘤。静脉造影可显示静脉平滑肌肉瘤血管腔内成分（图 6-6-3）。

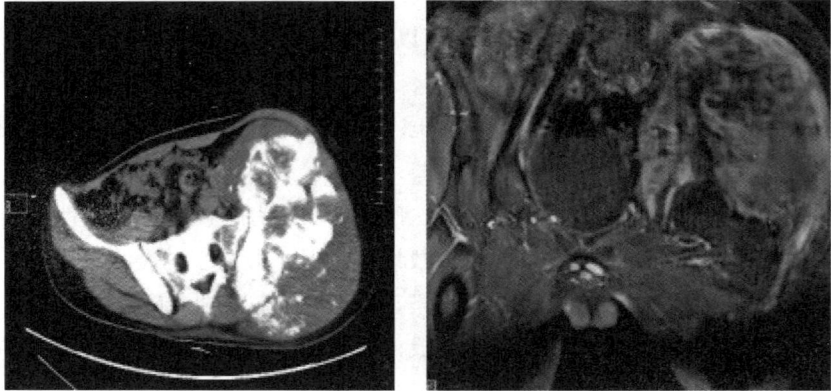

图 6-6-3 平滑肌肉瘤影像学表现

（3）病理检查 本病没有特异性临床表现和影像学表现，而且肿瘤所在部位不同，临床表现各不相同，影像学也只能确定肿瘤的位置及毗邻，最终需要依靠病理确定诊断。

1）大体所见 平滑肌肉瘤典型者为肉质感肿块，颜色为灰色、白色或褐色，可有一定的漩涡状结构。较大病变常有出血、坏死或囊性变。本病常边界清楚，也可有明显侵袭性。腹膜后病变可浸润周围器官（图 6-6-4）。

2）镜下所见 平滑肌肉瘤组织学结构为界限清楚的梭形细胞束交织排列，某些肿瘤此种结构不典型，偶尔有局灶性编席状、栅栏状或血管外周细胞瘤样结构。核常显著深染并有多形性，一般易见分裂象，有时少见或片状分布，常见非典型性核分裂。胞质明显嗜酸性或淡染，嗜酸性胞质常为纤维性。常有明显的胞质空泡，横切面尤其明显。部分区域常见上皮样细胞、多核破骨细胞样巨细胞、明显的慢性炎症细胞、胞质颗粒状的细胞。

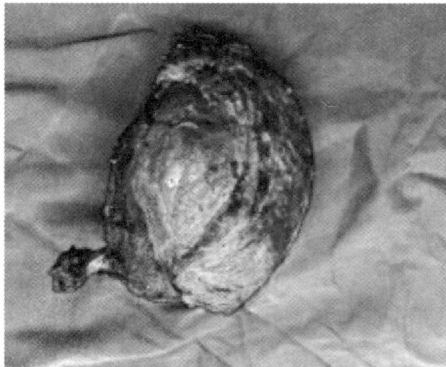

3）免疫组织化学技术 大多数软组织平滑肌肉瘤 SMA、结蛋白和 H-caldesmon 阳性，但这些标记物均不具有平滑肌特异性，其中两种阳性比一种阳性更支持平滑肌肉瘤。"去分化"区域可以 SMA 和结蛋白阴

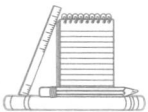

图 6-6-4 平滑肌肉瘤肿瘤大体观

性，但肿瘤全部区域均阴性时应对平滑肌肉瘤的诊断持有巨大怀疑。至少病灶阳性的标记物有角蛋白、EMA、CD34 和 S-100 蛋白。如果不具备形态特征，不能只根据免疫组织化学技术的结果诊断软组织平滑肌肉瘤。

2. 鉴别诊断

本病应与平滑肌瘤相鉴别。平滑肌瘤是皮肤平滑肌细胞的良性肿瘤，多发于背部、颜面及四肢伸侧，以 30 岁以上者多见，病久可有敏感性疼痛。

（四）治疗

手术是本病的主要治疗手段，根据肿瘤外科分期施行根治性切除或截肢手术。术后可配合全身化疗，必要时也可配合局部放射治疗。由于肿瘤具有侵袭性，易于复发和转移，预后差。

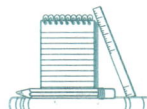

模块七 骨代谢性疾病

项目一 概述

知识链接

据流行病学研究显示，2021 年中国骨质疏松症患病人数约为 9000 万人。这一数字表明，骨质疏松症在中国已成为一个严重的公共卫生问题。

骨质疏松症在 50 岁以上的人群中尤为常见，其中女性的患病率显著高于男性。具体来说，50 岁以上患病人群中约有 30% 的女性和 20% 的男性会遭受骨质疏松性骨折。

骨代谢性疾病，顾名思义指因骨代谢异常，导致骨的结构、形态、生物力学性能等改变的一类疾病。骨的生长发育和骨重建与骨代谢息息相关，而骨代谢又受全身各种内分泌激素、生物活性因子的调控和影响。因此，骨代谢性疾病往往是全身性疾病或某器官疾病在骨骼系统的集中体现。骨骼作为内分泌激素或生物活性因子的靶器官是全身性的，所以骨代谢性疾病通常也是全身性的，但其中有些疾病可局限在一个骨或多骨。与骨代谢密切相关的激素主要有维生素 D、甲状旁腺激素、甲状腺素、肾上腺皮质激素、性激素等，参与代谢的主要矿物质是钙、磷、镁等。

一、病因病机

1. 中医病因病机

骨质疏松症、佝偻病、甲状旁腺功能亢进是最常见的骨代谢性疾病。特别是绝经后骨质疏松，与雌激素水平降低有密切关系，而性腺功能低下者（如卵巢早衰、男性性腺发育不良）也常伴有骨质疏松，说明骨质量的改变确与性激素水平有关，与中医学"肾为先天之本，肾主骨生髓，主生殖"的理论是一致的。绝大多数代谢性骨病是以骨丢失、骨质疏松为主要影像学表现，以腰脊不举、腰膝酸软疼痛、足软无力、肢体痿弱消瘦为主要临床症状，中医学认为，是

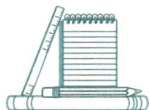

肾精亏虚、骨枯髓减、骨骼失荣所致，属中医学"骨痿"之病。《黄帝内经》有"痿证"，骨痿是其中之一（皮痿、脉痿、筋痿、肉痿、骨痿）。《素问·痿论》曰："肾主身之骨骼……肾气热，则腰脊不举，骨枯而髓减，发为骨痿。""肾者水脏也，今水不胜火，则骨枯而髓虚，故足不任身，发为骨痿。"宋代《三因极一病证方论·五痿论》中的"痿躄证属内脏气不足之所为也"，更加明确地指出痿证（骨痿）是因内脏疾病或功能障碍所致，与西医学的认识相同。这类疾病或因先天不足，或因年事已高，皆属肝肾亏虚，不能生髓充骨，以致髓枯骨痿；亦可因后天脾胃虚弱，饮食不节，后天失养，气血化生无源，内不能温煦五脏六腑，外不能营卫经脉，筋骨肌肉不得濡养而发本病。其基本的共性为髓枯骨痿，属于中医学的"骨痿""骨蚀""五迟"等。

2. 西医病因病理

导致骨代谢性疾病的具体原因目前仍有争议，主要包括以下因素。

（1）遗传因素　基因突变、染色体异常等遗传因素可导致骨骼结构异常和代谢障碍。

（2）营养因素　钙、维生素 D 等营养素缺乏或过剩，均可影响骨骼的正常发育和代谢。

（3）内分泌因素　激素分泌异常，如甲状旁腺素、降钙素、性激素等，对骨骼代谢有重要调节作用，其失衡可引发骨代谢性疾病。

（4）代谢性疾病　糖尿病、慢性肾病等代谢性疾病可影响骨骼的营养和代谢，导致骨骼病变。

（5）外伤与感染　骨折、关节炎等外伤性疾病，以及骨骼感染，如骨髓炎等，均可直接损害骨骼结构和功能。

二、临床表现

骨代谢性疾病往往可以追溯到内脏疾病。从本质上说，本病是一种内分泌疾病，其发病大都直接或间接与成骨细胞、破骨细胞的生物活性、骨的形成 – 吸收重建平衡和钙、磷代谢有关。有些疾病的确切病因已经明确（如甲状旁腺功能亢进、绝经后骨质疏松症），有些尚不明确，有些则与遗传因素相关（如畸形性骨炎、成骨不全、石骨症）。在诊断时，要注意寻找致病的根本原因，不能仅限于骨代谢性疾病的诊断。如甲状旁腺功能亢进引起的继发性骨质疏松，要注意发现甲状旁腺功能亢进的原发病，是甲状旁腺增生，腺瘤，还是恶性肿瘤？更不能被骨痛、骨折等表象所迷惑或误导。当患者的临床表现不能被运动系统疾病充分解释时，就应当想到代谢性骨病的可能。此类疾病的临床表现相似，但各自的病理机制却不相同，在诊断时应将每种疾病独特的发病规律、临床表现和实验室检查作为突破口，并与其他疾病相鉴别。虽然代谢性骨病往往以骨痛、骨畸形、骨折为突出或首发症状，但诸如发育迟缓、高血压、消化道溃疡、泌尿系结石、神经系统症状、电解质紊乱、酸碱平衡失调等，看似与骨病关系不大的病症，恰恰可能是这类疾病的重要临床表现。

三、预防与调护

骨痿之证，其治则当以补肝肾、健脾胃为要，兼以活血通络。积极锻炼，改善饮食，营养均衡，克服不良生活习惯，以及适量补充钙剂、维生素 D，或应用双磷酸盐等药物。原发病的治疗，以及及时治疗骨痿引起的脆性骨折，亦应得到高度重视。

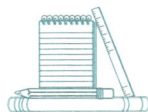

项目二　骨质疏松症

【学习目标】

掌握：骨质疏松症的诊断和治疗。

熟悉：骨质疏松症的病因病机。

了解：骨质疏松性骨折的基本情况及康复理疗方案，骨质疏松症的预防调护。

骨质疏松症是一种以骨量降低，骨组织微结构损坏，导致骨脆性增加，易发生骨折为特征的全身性骨病。

中医学认为，"肾主骨"，肾精的盛衰与骨骼的生长代谢有着密切关系，肾精足骨髓充则骨骼坚强，肾精虚骨髓枯则骨骼痿脆。《素问·上古天真论》中的"女子七岁，肾气盛，齿更发长……七七，任脉虚，太冲脉衰少，天癸竭，地道不通"，"丈夫八岁，肾气实，发长齿更……八八天癸绝，精少，肾脏衰，形体皆极"，阐明了年龄与肾精盛衰和机体功能的关系。由此可见，骨质疏松是老年人普遍存在的病理生理状态，也是一种增龄性疾病。《素问·逆调论》曰："肾不生，则髓不能满。"《素问·痿论》曰："肾主身之骨髓……肾气热，则腰脊不举，骨枯而髓减，发为骨痿。"《灵枢·经脉》曰："足少阴气绝，则骨枯。"《备急千金要方·骨极》曰："若肾病则骨极，牙齿苦痛，手足疼，不能久立。"由此可见，骨质疏松症与中医古籍中的骨痿、骨枯、骨极相似，从病位、病性而言，名以骨痿更为准确。

一、病因病机

1. 中医病因病机

（1）肝肾亏虚　年老天癸衰竭，阴阳失和，肝肾精气亏虚，精不充髓，骨失所养，乃致髓减骨枯。明代王肯堂《医统正脉全书·类证活人书》曰："此老年精气不足，髓枯骨痿之证。或久病之体，或病后虚人，或房劳多欲，证必腰膝无力，悠悠隐隐酸软而痛，嗜卧懒坐，步立不胜，腰中喜暖。"

（2）脾肾两虚　先天不足且后天失养，发为脾肾两虚；或饮食不节，饥饱无常，过服克伐药物；又或久病卧床，四肢少动，乃致脾气虚衰运化失调，气血无从化生，先天之精气无以后续滋养，则髓枯骨痿，筋脉失和。刘完素《素问病机原病式》曰："五脏六腑，四肢百骸，受气皆在于脾胃。"

（3）气虚血瘀　年老体衰，阳气渐微，气虚无力帅血运行，乃致瘀血渐生，瘀血既生更会阻碍气血运行，不通则痛；或久病正虚，卫外不固，外邪入络，瘀血痹阻，肢体失养，痿痹失用。

2. 西医病因病理　

本病的发生是由多种因素、多重复杂机制引起的，主要有以下几个因素。

（1）绝经　绝经后骨质疏松症主要是由于绝经后雌激素水平降低，雌激素对破骨细胞的抑制作用减弱，破骨细胞的数量增加、凋亡减少、寿命延长，导致人体骨吸收功能增强。尽管成骨细胞介导的骨形成亦有增加，但不足以代偿过度骨吸收，此时骨转换的速度快，称为高转换型骨质疏松症。骨重建活跃和失衡致使小梁骨变细或断裂，皮质骨孔隙度增加，导致骨强度下降。雌激素减少降低骨骼对力学刺激的敏感性，使骨骼呈现类似于失用性骨丢失的病理变化。

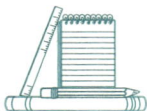

（2）年龄　老年性骨质疏松症由于增龄造成骨重建失衡，骨吸收／骨形成比值升高，导致进行性骨丢失。另外，增龄和雌激素缺乏使免疫系统持续低度活化，处于促炎性反应状态。炎性反应介质可诱导多种信号通路表达，刺激破骨细胞，并抑制成骨细胞，造成骨量减少。老年人常见维生素 D 缺乏及慢性负钙平衡，雄激素生成减少、生长激素 - 胰岛素样生长因子轴功能下降、肌少症和体力活动减少造成骨骼负荷减少，也会使骨吸收增加。虽骨形成和骨丢失都呈低下状态，但骨吸收大于骨形成，导致骨的负平衡，由于骨转换速度慢，故称为低转换型骨质疏松症。

（3）营养缺乏　蛋白质及钙摄入过低或吸收不足，影响骨基质合成，新骨生成下降且矿化不足，骨质疏松会加快出现。

（4）缺乏运动　成骨细胞活性需要机械应力刺激，运动量大、肌肉发达则骨骼强壮，缺乏运动或肢体失用则成骨细胞活性减弱，破骨细胞活性相对增强，于是发生骨质疏松。

（5）日照不足　维生素 D 合成减少，肠钙吸收不良易致低钙血症，骨矿化不足再加上动员骨钙释放，则骨丢失益甚。

（6）遗传因素　骨质疏松多见于白种人、黄种人，尤其女性的骨峰值受其母亲的遗传因素影响较大。

（7）其他　如酗酒、嗜烟等不良生活习惯；如有其他疾病，或肾上腺皮质激素等药物作用，也会引起骨质疏松症，属于继发性。

骨质疏松的主要病理改变为全身骨量减少，一般同时具有皮质骨疏松和松质骨疏松。由于松质骨中具有更多的雌激素受体，绝经后雌激素快速降低后，对松质骨中的破骨细胞抑制能力更加减弱，故松质骨骨质疏松的发生更早、更明显。到了老年，皮质骨的骨吸收逐渐加重，就会呈现出骨皮质变薄，髓腔变大的征象，骨质量进一步下降，生物力学性能更加低下，骨折风险明显升高。

二、临床表现

本病多见于中老年人，女性多于男性。患者症状多不明显，甚至因发生骨折就诊时才被诊断出骨质疏松，因此有"静悄悄的病"和"隐性杀手"之称。

1.疼痛乏力　是最常见的症状，以腰背痛为主，占 70% ～ 80%，负荷增加时疼痛加重或活动受限，严重时翻身、坐起及行走均有困难。急性腰背痛常是骨质疏松导致的新发椎体压缩性骨折所致。除疼痛外，患者多数还感觉腰背酸软支撑无力，不耐劳作等症状。

2.脊柱畸形　是除疼痛以外的又一重要体征。由于胸腰椎椎体内主要为松质骨，骨质疏松更早，更易发生于此。长时间脊柱前屈或多次压缩骨折，可使身高变矮、驼背，导致胸廓畸形，影响心肺及胃肠功能。

3.骨折　患者常因轻微外力、日常活动而发生骨折。这种低能量性骨折称为脆性骨折，是骨质疏松的严重并发症。骨折最常见的部位为胸腰椎、髋部、桡骨远端和肱骨近端。

4.肌肉抽搐　也有部分患者以软组织抽搐痉挛（抽筋）为主要表现，其中多见小腿肌肉抽筋，严重者可出现双下肢、双手抽搐。

三、诊断

骨质疏松症的诊断基于全面的病史采集、体格检查、骨密度测定、影像学检查及必要的生化测定（图 7-2-1）。临床上诊断原发性骨质疏松症应包括两方面：确定是否为骨质疏松症和排除继发性骨质疏松症。

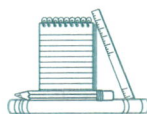

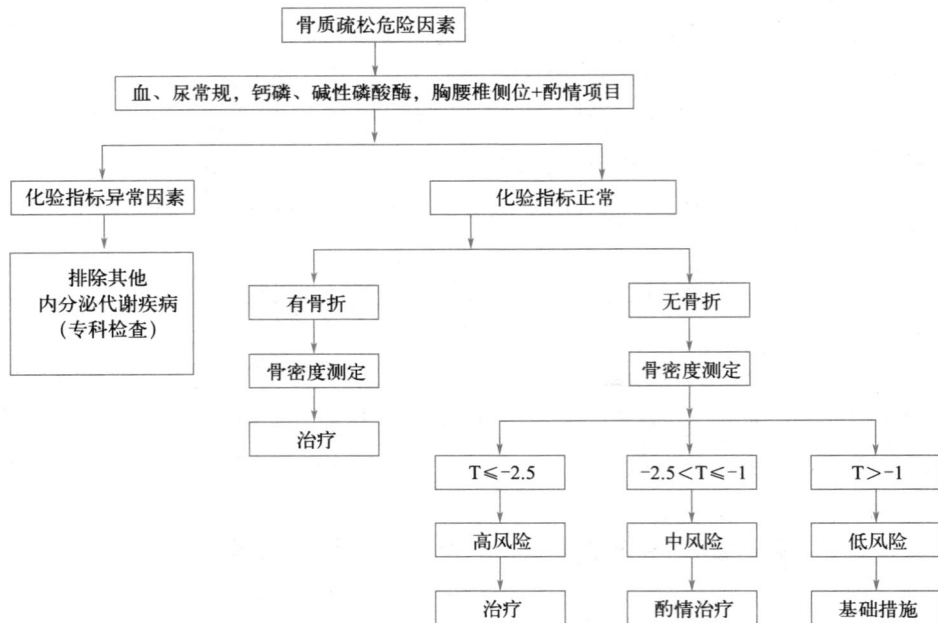

图 7-2-1　骨质疏松症诊断流程

　　临床骨质疏松症分为原发性和继发性两大类。原发性骨质疏松症又分为绝经后骨质疏松症（Ⅰ型）、老年性骨质疏松症（Ⅱ型）和特发性骨质疏松（包括青少年型）3 种。绝经后骨质疏松症一般发生在妇女绝经后 5 ～ 10 年；老年性骨质疏松症一般指老人 70 岁后发生的骨质疏松；而特发性骨质疏松主要发生在青少年，病因尚不明确。继发性骨质疏松症指由任何影响骨代谢的疾病或药物及其他明确病因导致的骨质疏松。

　　1. 原发性骨质疏松　患者多为中老年人，往往没有明确的病史，临床症状也缺乏特征性。临床上诊断原发性骨质疏松症应包括两方面：确定是否为骨质疏松症和排除继发性骨质疏松症。诊断依据则是在临床症状的基础上，主要基于 DXA 骨密度测量结果或脆性骨折。如发生脆性骨折，即使没有骨密度检查，或骨密度测定显示低骨量（-2.5 < T ≤ -1.0），也可诊断为骨质疏松症。

　　2. 骨密度测定　是目前诊断骨质疏松症、预测骨质疏松性骨折风险、监测骨质疏松自然病程，以及评价药物等干预措施疗效的定量指标。需要注意的是，骨密度仅能反映大约 70% 的骨强度。双能 X 线吸收检测法（DXA）是目前国际公认的骨密度检查方法，其测定值可作为骨质疏松症诊断的"金标准"。骨密度值低于同性别、同种族健康成人，骨峰值不足 1 个标准差属正常；降低 1 ～ 2.5 个标准差之间为骨量低下（骨量减少）；降低程度大于 2.5 个标准差为骨质疏松；骨密度减低程度符合骨质疏松诊断标准，同时伴有一处或多处脆性骨折时，为严重骨质疏松。需要注意的是，临床上许多骨密度低下的患者不一定是骨质疏松，而可能是骨软化或其他伴有骨矿化不全的疾病。不能仅凭骨密度来做骨质疏松的诊断，一定要结合患者病史、症状体征以及化验检查，尤其是钙磷、碱性磷酸酶、骨标志物结果，综合分析，排除其他可以降低骨密度的内科疾病。

　　3. X 线检查　X 线是判断胸腰椎压缩性骨折的首选检查方法。X 线片主要表现为骨小梁减少、稀疏或消失，骨皮质变薄，髓腔扩大，椎体呈双凹征，甚至多数椎体压缩性骨折及驼背畸形（图 7-2-2）。由于只有当骨量下降 30% 时，才可以在 X 线片中显现出来，所以其用于诊断骨质

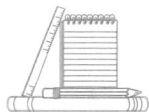

疏松的敏感性和准确性较低。

4. 定量 CT（QCT）　QCT 是在 CT 设备上，应用已知密度的体模（phantom）和相应的测量分析软件测量骨密度的方法。该方法可分别测量松质骨和皮质骨的体积密度，可较早地反映骨质疏松早期松质骨的丢失状况。QCT 测量也可用于骨质疏松药物疗效观察，且不受相邻组织的影响，具有较高的敏感性和准确性，是骨质疏松症早期发现、确诊的最有效方法。

5. 实验室检查　根据鉴别诊断需要，可选择性检测血常规，尿常规，肝肾功能，血糖、钙、磷，碱性磷酸酶，血沉，蛋白电泳，性激素，25-（OH）D$_3$ 和甲状旁腺激素等。这些标志物的测定有助于鉴别原发性和继发性骨质疏松、判断骨转换类型、预测骨丢失速率、评估骨折风险、了解病情进展、选择干预措施、监测药物疗效及依从性等。

图 7-2-2　胸腰椎骨质疏松骨折 X 线表现

6. 重视和排除继发性骨质疏松　原发性骨质疏松症的诊断是在排除继发性骨质疏松的基础上做出的，否则就会发生漏诊或误诊。继发性骨质疏松有相关原发性疾病史，如影响骨代谢的内分泌疾病（甲状旁腺疾病、性腺疾病、肾上腺疾病和甲状腺疾病等），类风湿关节炎等免疫性疾病，影响钙和维生素 D 吸收和代谢的消化系统和肾脏疾病、神经肌肉疾病、多发性骨髓瘤等恶性疾病，多种先天和获得性骨代谢异常疾病，长期服用糖皮质激素或其他影响骨代谢药物等，这些原发疾病或病史在诊断继发性骨质疏松时具有重要意义。

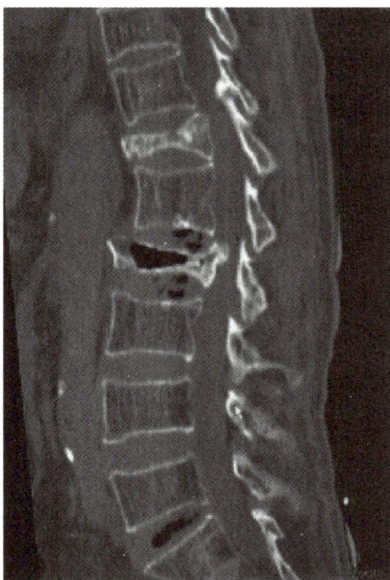

四、辨证施治

骨质疏松症的治疗，应建立预防是最好的治疗的理念，其防治应贯穿生命全过程。脆性骨折会增加致残率或致死率，因此，骨质疏松症的预防与治疗同等重要。要以中医天人相应、整体观念为指导，采用中西医综合措施，既要强调综合性，又要有个体化的针对性，立足于改善骨密度，提高骨强度，减轻临床症状，提高生活质量，最终是为了降低骨折发生率。对脆性骨折患者，应在采用稳妥有效的外治疗法基础上，遵循内外兼顾原则，积极治疗骨质疏松。

（一）中医分型论治

根据中医对本病病因病机的认识，将其分为肝肾亏虚、脾肾两虚和气虚血瘀 3 个证型。辨证中应分清主症、兼症，注意患者的体质类型，以证统法，以法统药。

1. 肝肾亏虚证　腰背疼痛，腰膝酸软，发脱齿摇，举动艰难，头晕耳鸣，精神不振，舌淡苔白，脉细弱。治宜滋补肝肾，填精壮骨。方用大补阴丸合二至丸。偏肾阳虚者，症见腰膝酸软冷痛，遇冷加重，面色㿠白，夜尿频多，舌淡苔白，脉沉细。治宜温补肾阳。方用左归丸、金匮肾气丸加减。偏肾阴虚者，可见腰膝酸痛，眩晕耳鸣，失眠多梦，五心烦热，咽干口苦，舌红少苔，脉细数。治宜滋阴降火。方用知柏地黄丸、右归丸加减。

2. 脾肾两虚证　倦怠嗜卧，腰背酸痛疲软、伸举无力，甚或肌肉萎缩，身渐伛偻，纳呆不食，面色不华，腹胀便溏，唇舌色淡，苔薄白，脉弱。治宜健脾益肾。方用参苓白术散合右归丸加减。若饮食不佳、胃脘不适者，可加焦三仙等。

3. 气虚血瘀证　老年之人，阳气渐衰，倦怠乏力，少气懒言，腰背疼痛，痛如针刺，痛有

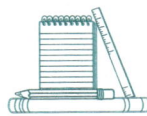

定处，舌质暗，脉弦或沉。治宜益气活血，通络止痛。方用补阳还五汤或身痛逐瘀汤加减。血瘀痹阻甚者，则肢体变形，麻木不仁，肌肤甲错。治宜宣痹祛瘀。方用活血祛瘀汤或蠲痹汤加减。

（二）西药治疗

1. 一般药物　每日应补充元素钙和维生素 D，具有提高骨密度、减少跌倒、降低骨折风险的作用；活性维生素 D 更适用于老年人、肾功能减退以及 1α 羟化酶缺乏或减少者。

2. 抑制骨吸收的药物　以抑制破骨细胞活性的双膦酸盐、降钙素类为主。双膦酸盐类是目前临床上应用最为广泛的抗骨质疏松症药物。双膦酸盐与骨骼羟磷灰石的亲和力高，能够特异性结合到骨重建活跃的骨表面，抑制破骨细胞功能，从而抑制骨吸收。肾功能异常的患者应慎用，肌酐清除率 < 35mL/min 者禁用。降钙素的另一特点是能够缓解骨痛，对于疼痛明显或有骨折疼痛的患者尤其适用。

3. 促进骨形成的药物　主要为重组人甲状旁腺素、维生素 K_2，能刺激成骨细胞活性促进骨形成，增加骨密度，改善骨质量，降低骨折发生风险。

（三）练功疗法

肌肉活动的力学刺激和负重能影响骨细胞的信号转导，诱导破骨细胞前体的迁移和分化，通过破骨 – 成骨偶联机制，促进成骨细胞分化，进而修复骨骼微损伤，避免微损伤累积和骨折。通过运动还能促进神经 – 肌肉 – 关节协调性，增强身体平衡能力，防止跌倒。运动包括负重运动、抗阻运动，以及行走、慢跑、太极拳、八段锦、易筋经、五禽戏等有氧运动。练功应根据自身特点和居所条件，循序渐进，持之以恒，尤其要避免不恰当、不正确练功造成的身体损害。

知识链接

骨质疏松性骨折

骨折是骨质疏松症的最主要并发症，是骨质疏松防治体系的主要控制目标。骨质疏松导致的骨折，是低能量或非暴力骨折，指在日常生活中未受到明显外力，或受到"通常不会引起骨折的外力"而发生的骨折，亦称"脆性骨折"。发生了脆性骨折，临床上即可诊断为骨质疏松。符合骨质疏松诊断标准，同时伴有骨折为严重骨质疏松。脆性骨折具有临床诊断率低、治疗率低、治疗依从性和规范性低、发病率高、致残致死率高、医疗花费高、多次反复发生的特点。骨折卧床制动后，会发生快速骨丢失，加重骨质疏松，骨折易发生延迟愈合、不愈合。在遵循骨折复位、固定、功能锻炼和内外用药的基本原则基础上，要强调抗骨质疏松治疗和基础疾病治疗的重要性，即内外兼治、标本兼治。针对不同部位骨质疏松性骨折的特点，选择外固定或内固定。对老年人有效治疗的目的在于尽早恢复活动和功能；采用有利于早期恢复和稳定骨折的有效固定方法，对骨折稳定性的要求比解剖复位还重要；选择有利于骨折稳定的内固定，因为骨的强度与矿化密度密切相关，采用内固定时要慎重；骨科手术要求尽量做到安全、有效、简便及减少手术时间和并发症。

五、预防与调护

骨骼强壮是维持人体健康的关键，骨质疏松症的防治应贯穿生命全过程，骨质疏松性骨折

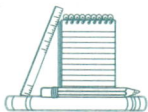

会增加致残率或致死率，因此骨质疏松症的预防与治疗同等重要。骨质疏松症的主要防治目标包括改善骨骼生长发育环境，促进成年期达到理想的峰值骨量；维持骨量和骨质量，预防增龄性骨丢失；避免跌倒和骨折。骨质疏松症初级预防指尚无骨质疏松但具有骨质疏松症危险因素者，应防止或延缓其发展为骨质疏松症并避免发生第一次骨折；骨质疏松症二级预防和治疗指已有骨质疏松症或已经发生过脆性骨折，防治目的是避免发生骨折或再次骨折。

从幼年时即应重视足量的钙摄入、均衡营养和积极体育锻炼，使成年骨峰值达到较高水平。骨质疏松症患者每日钙摄入量应为 1000 ～ 1500mg。充足日照以促进体内维生素 D 的合成，积极体育锻炼，避免过度吸烟、饮酒。情志调护，减轻焦虑沮丧情绪。预防跌倒的环境改善，能有效减少骨折发生。

项目三　营养性维生素 D 缺乏性佝偻病

营养性维生素 D 缺乏性佝偻病是由于儿童体内维生素 D 不足，使钙磷代谢紊乱而产生的一种以骨骼病变为特征的全身慢性营养性疾病。典型表现是儿童的长骨干骺端和骨组织矿化不全，多见于 3 岁以下小儿，以 6 个月 ～ 1 岁最多见。根据本病的临床特征，与中医学的"五迟""五软""背偻""鸡胸""龟背""解颅"等描述相似，属"骨痿"范畴。

一、病因病机

1. 中医病因病机

（1）胎中失养，先天不足　清代《医宗金鉴·幼科心法要诀》曰："小儿五迟之病，多因父母气血虚弱，先天有亏，致小儿生下即筋骨较弱，步行艰难，齿不速长，坐不能稳，皆肾气不足之故。"由于父母的因素，造成小儿先天禀赋不足，肾气亏虚，形成佝偻病。尤其是母亲在怀孕期间，起居失常，户外活动少，日光照射不足，或营养失调或患有痼疾，都会直接影响胎儿的营养和发育，致使先天肾气不足。

（2）调理不当，后天匮乏　主要与小儿起居卫生、饮食营养等失宜有关。如小儿户外活动少，日光照射不足，可削弱体质。《诸病源候论》曰："若常藏于帷帐之内，重衣温暖，譬如阴地之草木，不见风日，软脆不任风寒。"影响日光照射的因素，又与居处空气中烟尘多，云雾大，或冬季较长等有关。或饮食失节，喂养失调，损伤脾胃，脾胃运化功能失职，营养不良等原因，也可造成后天匮乏，促发佝偻病。

由于先天及后天因素，引起脾肾不足，日久不愈，影响其他脏腑，以致五脏虚弱。肾气不足，骨失髓养，生长发育迟缓，骨骼软弱。脾气不足，运化无力，水谷精微不能吸收，肌肉失养，纳差，肌肉松弛，虚胖。肝气不足，筋失濡养，则坐立、行走无力，肝风内动则惊搐。心气不足，神不守舍，则惊惕不安，精神恍惚，反应淡漠或语迟。肺气不足，卫外不固，则多汗

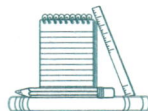

易感冒。后期主要责之于脾肾，病久则由虚变损，肾损则髓不养骨，骨骼不坚，引起成骨迟缓，骨骼变形，出现方颅、囟门晚闭、牙迟出、胸背变形、下肢弯曲等畸形。此时也可表现为脾气亏损，出现四肢乏力，形体消瘦，面色苍白和消化功能紊乱等。

2.西医病因病理　本病的发生主要与维生素 D 不足有关。婴幼儿体内维生素 D 的来源主要有三种：一是胎儿时期从母体获得并贮存体内，二是从食物中获取，三是通过皮肤的光照合成。营养性维生素 D 缺乏主要与以下因素有关。

（1）围生期维生素 D 不足　母亲妊娠期特别是妊娠后期维生素 D 营养不足、早产及多胎可使婴儿体内维生素 D 贮存不足。

（2）日照不足　如婴幼儿长期生活在室内，或高大建筑阻挡阳光照射，或大气污染如烟雾、尘埃吸收部分紫外线等，均影响内源性维生素 D 的生成。

（3）生长速度快，对维生素 D 需求量增加　如早产及多胎婴儿出生后其生长发育较快，维生素 D 需求量多，但其体内贮存的维生素 D 不足；婴儿早期生长速度较快，也易发生佝偻病。

（4）食物中维生素 D 补充不足　天然食物中维生素 D 含量少，即使纯母乳喂养，婴儿缺少户外活动和日光照射也易患佝偻病。

（5）疾病影响　胃肠道或肝胆疾病影响维生素 D 吸收，肝肾功能损害导致维生素 D 羟化障碍，药物作用的影响如抗结核药物、抗癫痫药物、糖皮质激素等，均可导致活性维生素 D 和钙缺乏，引发佝偻病。

本病的病理变化主要发生在生长最快的干骺端，如腕、踝、膝和肋骨前端等处。其主要病理改变是骨骺矿化不良，骺板软骨不能矿化，骺板加宽，软骨细胞柱状排列紊乱，正常结构消失。

畸形最早发生在骨端，如腕、踝等处，骨端膨大形成"手镯""脚镯"畸形，肋骨前端形成"串珠"畸形。以后，随骨骼继续生长，畸形移至骨干中部，股骨、胫骨等长骨出现弯曲畸形，胸部和骨盆也易发生畸形。

二、临床表现

1.初期　常见于 3 ～ 6 个月的婴儿，特别是 3 个月以内的小婴儿。骨骼变化不明显，多为神经兴奋性增高的表现，常表现为易激惹，烦躁不安，不喜玩耍，夜啼多汗，可出现枕部脱发导致的枕秃。

2.活动期（激期）　此期病情变化明显，继续加重。主要表现为骨骼变化和运动发育迟缓。6 个月以内的患儿以颅骨改变为主，前囟边较软，颅骨薄，可有按压"乒乓球"样的感觉。6 月龄以上患儿额颞部隆起，枕顶部扁平，呈方颅畸形，囟门延迟闭合。乳牙萌出迟缓，可迟至 10 个月，甚至 1 岁多才出牙，且易罹患龋齿。肋骨骨骺端膨大，在肋骨与肋软骨交界处形成"串珠"样畸形，以第 7 ～ 10 肋最明显。肋骨变软塌陷，胸骨相对隆起，呈鸡胸畸形，沿横膈附着处胸廓向内凹陷，形成横沟，即哈里逊沟（Harrison 沟）。四肢远端因骨样组织增生，使腕及踝部膨大形成钝圆形环状隆起，似"手镯""脚镯"畸形。全身肌肉松弛、乏力，肌张力降低，坐、立、行等运动功能发育落后，由于腹壁肌肉松软无力，形成"蛙状腹"。小儿开始站立与行走后，双下肢负重，可出现股骨、胫腓骨弯曲，形成"膝内翻"或"膝外翻"畸形，严重者可发生髋内翻，患儿行走时呈摇摆步态。脊柱发生后凸或侧凸畸形。下肢和脊柱的畸形可降低身高。

3.恢复期　经足量维生素 D 治疗后，患儿临床症状逐渐减轻或消失。

4.后遗症期　多见于 2 岁以上重度佝偻病患儿，可残留不同程度的骨骼畸形。

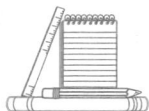

三、诊断

1. 病史　常见于 6 个月～ 3 岁儿童，患儿常有营养不良、胃肠道疾病、肾脏疾病等病史，多发生在冬季和日照较少的地区。

2. 临床表现　具有上述临床表现。

3. 实验室检查　血钙正常或稍偏低，后期或病情严重者血钙降低明显。血磷明显下降，碱性磷酸酶（ALP）中度升高，血 25-（OH）D$_3$ 下降。尿钙减少一般在 1.25mmol/24h，严重者尿钙不能测出。

4. X 线检查　特征性 X 线变化主要见于干骺端。早期 X 线片改变为长骨骨骺端的临时钙化带不规则，模糊、变薄，干骺端有一定程度的凹陷。随着病变的进展，临时钙化带消失，干骺端扩张增粗，中心部位凹陷呈杯口状，边缘模糊，并有毛刷状密度增高，自干骺端向骨骺方向延伸。骨骺出现迟缓，骺线增宽且不规则。骨皮质密度减低，骨小梁粗糙，横骨小梁减少，纵骨小梁持续存在（图7-3-1）。四肢长骨发生弯曲变形，呈"O"形或"X"形畸形，弯曲凹侧的骨皮质多增厚。恢复期，干骺端边缘清楚，规则，但干骺端仍宽阔粗大，骨骺相继出现，骨骺线逐渐变窄，横骨小梁再度出现，纵骨小梁逐渐变粗，但严重畸形者多难以恢复。

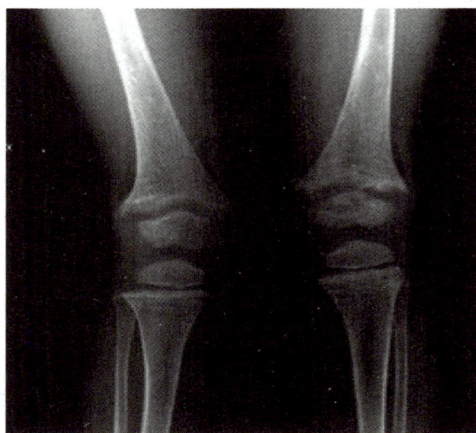

图 7-3-1　干骺端 X 线片表现

5. 鉴别诊断　临床诊断营养性维生素 D 缺乏性佝偻病时，需要注意与软骨营养不良、低磷性抗维生素 D 佝偻病、维生素 D 依赖性佝偻病、肝性佝偻病、肾性佝偻病进行鉴别诊断。

（1）软骨营养不良　属于遗传性软骨发育障碍，可见由于软骨内成骨缺陷导致的遗传性侏儒症状，表现为出生时头大，前额突出，四肢短小，腰椎前突，臀部后凸等。X 线检查可见长骨短而弯曲，骨皮质增厚，干骺端变宽，骨骺出现延迟。智力及钙磷代谢均正常。

（2）低血磷性抗维生素 D 佝偻病　为性连锁遗传性疾病，也可表现为常染色体显性或隐性遗传，为肾小管重吸收磷及肠道吸收磷的原发性缺陷。佝偻病的症状多发生在 1 岁以后，部分患儿具有家族史。临床可见佝偻病的各种表现，生长发育迟缓，身材矮小。血磷显著降低，尿磷增高，血钙、尿钙及甲状旁腺激素多正常，常规服用维生素 D 及钙剂治疗无效。

（3）维生素 D 依赖性佝偻病　又名低血钙性抗维生素 D 性佝偻病，较少见，属常染色体隐性遗传性疾病，分为两型：Ⅰ型为肾脏 1α- 羟化酶缺陷，25-（OH）D$_3$ 转化为 1,25-（OH）$_2$D$_3$ 障碍。患儿在出生时尚正常，通常 2 个月后逐渐出现肌无力、手足抽搐、惊厥和佝偻病的表现。血钙降低，血 1,25-（OH）$_2$D$_3$ 检测不到，25（OH）D$_3$ 正常或轻度升高，并可出现高氨基酸尿，需终身服用维生素 D 治疗。Ⅱ型为维生素 D 受体基因突变，1,25-（OH）$_2$D$_3$ 不能发挥作用。患儿通常 1 岁以内发病，严重者常有畸形和侏儒症状，半数患者有脱发，血钙低，血 25（OH）D$_3$ 正常而 1,25-（OH）$_2$D$_3$ 显著升高。

（4）肝性佝偻病　维生素 D 的 25- 羟化主要在肝脏中进行，肝功能不良时 25-（OH）D$_3$ 生成障碍，若伴有胆道阻塞不仅肠道吸收维生素 D 减少，还抑制钙的吸收，出现低血钙、抽搐及佝偻病的表现，常见于急性肝炎、先天性肝外胆管缺乏或其他肝脏疾病时。

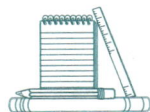

（5）肾性佝偻病　由于先天或后天原因所致的慢性肾功能障碍，导致钙磷代谢紊乱，血钙低，血磷高，继发性甲状旁腺功能亢进，骨质普遍疏松，骨骼呈佝偻病的表现，多于幼儿后期症状逐渐明显，形成侏儒状态。

四、辨证施治

对于营养性维生素 D 缺乏性佝偻病的治疗，应重视早期预防，目前绝大多数国家和地区已经采取有效的预防措施，包括：供给富含维生素 D 和钙、磷、蛋白质的食物；对人工喂养的儿童供给鱼肝油和钙片；多晒太阳或有指导地进行紫外线照射。长期患腹泻的儿童除增服钙剂外，还应定期肌内注射维生素 D。佝偻病的治疗目的为控制活动期，防止骨骼畸形。

（一）中医分型论治

本病的病因病机主要责之于脾肾亏虚，一般初起以脾肾虚弱为主，后期以肾气亏损为主，故健脾补肾、补肾壮骨为治疗本病的常法。

1. 脾肾虚弱　形体虚胖，神乏面㿠，多汗无力，易惊多惕，夜眠不安，肌肉松弛，头颅骨软，囟开而大，发稀色黄，枕秃，便溏，舌淡苔薄白，脉缓无力，指纹淡红。治以益脾补肾。方用扶元散加减。汗多者，加煅牡蛎、煅龙骨或用醋调五倍子粉，于睡前敷脐，次晨取下；夜惊者，加蝉蜕；便溏不化者，加山药、炒神曲。

2. 肾气亏损　形体瘦弱，面色不华，神情呆钝，语言迟发，齿生过缓，立迟行迟，头颅方大，肋骨串珠，甚至鸡胸、龟背、腹大如蛙、下肢弯曲等，舌淡苔少，脉迟无力，指纹淡。治以补肾壮骨。方用补益地黄汤或河车大造丸加减。偏肾阴虚者，方用六味地黄汤或知柏地黄丸加减；纳差者，加砂仁、茯苓；行迟者，加五加皮、杜仲；语迟者，加石菖蒲、远志；发迟者，加龟甲、何首乌；立迟者，加鹿茸；齿迟者，加骨碎补、补骨脂。

（二）西药治疗

治疗以口服维生素 D 为主，一般剂量为每日 2000～4000U，1 个月后改为预防剂量每日 400～800U。同时注意加强营养，适当补充钙剂，并接受阳光紫外线照射。口服困难或腹泻等影响吸收时，可采用大剂量突击疗法，即一次肌内注射维生素 D 15 万～30 万 U，1 个月后以每日 400～800U 维持。用药期间应定期复查血钙、血磷、碱性磷酸酶。

（三）中医外治法

1. 捏脊　适用于佝偻病兼有慢性腹泻，消化不良者。

2. 手法矫正　适用于 4 岁以下儿童，畸形较轻的膝内外翻者。

3. 外固定　适用于 4 岁以下儿童，膝内外翻畸形，经手法矫正后，夹板外固定。

（四）手术治疗

1. 闭合折骨术　适用于 4 岁以下儿童，主要畸形在胫腓骨者。可将小腿外侧中央放在用棉花垫好的楔形木块上，两手握紧小腿两端，然后用力垂直向下压，先折断腓骨，后折断胫骨，造成青枝骨折，纠正小腿畸形。折骨时应保护胫骨上、下端的骨骺，避免在折骨时损伤。术后用夹板或管形石膏固定 3 周或更长时间。

2. 截骨术　对于 4 岁以上患儿，弯曲畸形明显且持续存在的，或畸形最显著处位于关节附近的，可做截骨术矫正畸形。手术应在佝偻病治愈后，骨质已坚硬时进行。膝外翻行股骨下端截骨术；膝内翻行胫骨上端截骨术；严重的髋内翻也可做转子下截骨术，术后用石膏外固定。

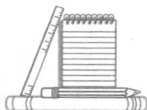

五、预防与调护

从孕期开始，注意晒太阳、加强营养，供给富含维生素 D 和钙磷蛋白质的食物。妊娠中期，出现手足麻木感，及时补充适量的维生素 D。小儿出生后，最好是母乳喂养，出生 1 个月后即可让婴儿经常晒太阳、户外活动，适当补充维生素 D（每日 400 ～ 800U），补充至 2 岁。随着生长发育的需要，及时增加辅助食物。对于早产儿、多胞胎、人工喂养和生长迅速的婴儿，更应及时补充钙和维生素 D（每日 1000U）。

佝偻病患儿体质虚弱，应注意养护，预防上呼吸道感染，勿使患儿过早、过多站立和行走，以免造成下肢骨骼的压力畸形。已经发生轻度弯曲畸形者，应限制站立或行走，睡眠时用夹板进行矫正。

项目四　骨软化症

【学习目标】

掌握：骨软化症的诊断和治疗。

熟悉：骨软化症的病因病机。

了解：骨软化症的预防调护。

骨软化症也称成人佝偻病，由于骨组织中新生的骨样组织矿物盐沉着不足，骨质钙化不良，骨样组织增加，骨质软化。本病发生于骨骺已闭合的成人，多见于居住条件差，环境阴暗和阳光较少的地区，同时饮食中又缺乏钙和维生素 D，目前我国少见。中医学文献无骨软化症这个病名，一般认为"骨痹""骨痿"是本病病程的两个不同发展阶段，"骨痹"与发病初期相似，"骨痿"与病程后期相似。

一、病因病机

1. 中医病因病机　本病初期多因久居阴冷之地，寒滞于骨；或先天禀赋不足，或久病不已，损伤脾肾；或多产多孕，肾精亏损，精血不足，骨失所养，经脉气血失和，故见骨重酸痛，发为骨痹。寒闭日久，化热伤阴，或精血亏虚，不能充养骨髓，髓减骨枯，形成骨痿，出现腰脊不举，甚而骨骼畸形。

2. 西医病因病理　西医学认为骨质软化症与佝偻病一样，最常见的原因是食物中维生素 D 和钙、磷等矿物质和蛋白质缺乏。多产多孕、肠道疾病、胃切除术后、肝脏疾病、胰腺疾病、长期服用抗惊厥药物、日照不足等，也与本病的发生有关。这些因素均使维生素 D 摄入不足或代谢发生障碍，不能产生具有生物活性的 1,25-$(OH)_2D_3$，以致肠道对钙的吸收减少和钙的骨转移减少，使骨样组织不能钙化和骨化，骨质痿软，强度降低。

本病的病理特点为全身普遍骨质疏松，骨皮质变薄且柔软。骨样组织大量取代正常骨组织，大量密质骨为松质骨所代替，松质骨的骨小梁纤细、稀少，松质骨内充满脂肪组织，破骨细胞活跃，骨陷窝扩大，骨髓腔逐渐增宽，哈佛管增大，并有幼稚结缔组织增生，骨的强度大为减弱，以致发生肢体多处压力畸形，甚至病理性骨折。

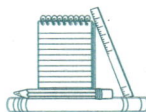

二、临床表现

骨软化症的最早表现为自发性、周身性骨痛和压痛，以腰痛和下肢疼痛最显著，严重时翻身及行走困难。若局部出现剧烈疼痛，多因发生病理性骨折所致，多见于股骨颈、转子间或转子下部。压痛主要在下部肋骨。

骨骼可因受压和肌肉拉力而产生畸形，以下肢和骨盆畸形常见，有髋内翻、股骨和胫骨的弯曲畸形、脊柱后凸畸形、骨盆上口呈三叶形畸形。

全身肌肉无力，下肢无力更加明显，表现为摇摆步态，上楼困难，蹲坐时起立、上下床困难。后期少数患者可出现手足搐搦。

三、诊断与鉴别诊断

1. 病史　有多产多孕、肠道疾病、胃切除、肝胰疾病等病史，或营养不良，饮食长期缺乏钙和维生素 D，或居住环境阴暗，日照不足。

2. 临床表现　具有上述典型的临床表现。

3. 实验室检查　血钙正常或偏低，血磷降低，碱性磷酸酶升高。

4. X 线检查　以骨质广泛疏松，压力畸形，路塞线（Looser 线）的出现为特点。横骨小梁消失，纵骨小梁纤细，骨皮质度薄。在股骨颈、耻骨支、坐骨支、肋骨和肩胛骨的盂下部分常见一线状透光带，横过上述骨骼，称为 Milkman 假骨折线或 Looser 线。此透明亮带常为对称性，可持续存在数月至数年。线两端可见骨膜下骨质隆起，治疗生效后，此线即愈合而消失。

因为骨质变软，在脊柱和下肢长骨常见压力畸形。如脊柱常见驼背和侧凸，椎体中部受压，呈双凹透镜形状，而椎间盘则相对扩大，与鱼类的脊椎体相似，故称鱼椎，有时可见椎体病理性压缩骨折。下肢长骨的压力畸形有髋内翻、膝内翻、膝外翻、腓骨或胫骨向外侧凸、骨盆变形、髋臼内陷、骨盆入口呈三角形。

5. 鉴别诊断　需与骨质疏松症、甲状旁腺功能亢进性骨病等鉴别。

（1）骨质疏松症　老年人和绝经后妇女多见；是骨矿物质和骨基质同时降低，单位体积内骨量减少所致，骨活检看不到骨样组织；通常血钙、血磷和碱性磷酸酶正常；早期无骨骼畸形，无 Milkman 假骨折线或 Looser 线。

（2）甲状旁腺功能亢进性骨病　甲状旁腺功能亢进，甲状旁腺素分泌过多，破骨细胞活性增加以致骨吸收加速，引发全身骨骼病变，最具特征的为囊性纤维性骨炎，主要表现为骨痛。由于成骨细胞的代偿活动而使碱性磷酸酶升高，血钙升高，血磷降低。X 线片可见骨膜下骨质吸收和牙槽硬板消失、颅骨板障模糊呈棉絮状。长骨中常见虫蚀样或多发囊肿样改变，中节指骨桡侧的骨膜下骨吸收形成凹迹。

四、辨证施治

（一）中医分型论治

针对肾精亏虚，骨失所养的病机，本病的治疗多从补益肝肾、填精壮骨着手，同时根据先天、后天的关系，结合具体证候，注意健脾益气。

1. 肾虚寒滞　久居阴冷潮湿，腰腿或全身骨骼疼痛，压痛，酸软无力，甚则畸形，行动困难，畏寒肢冷，夜尿频多，阳痿，舌淡胖，苔白，脉沉迟无力。治宜益肾温阳，散寒通脉。方用独活寄生汤加减。若痛甚，加制川乌、制马钱子；精亏神疲甚者，加鹿茸、狗脊；脾虚明显

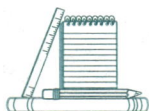

者，加黄芪、薏苡仁或合归脾丸。

2. 肾虚骨枯　腰腿或全身骨骼重困无力，畸形或疼痛，行动困难，手足搐搦，肌痿形削，头晕耳鸣，五心烦热，盗汗，舌红少苔，沉细数。治宜滋肾养阴，益精壮骨。方用左归丸加减。

（二）西医治疗

首先要消除和治疗导致骨软化的原发因素或疾病。针对骨软化主要是补钙和补充维生素 D。每日补充元素钙 600 ～ 3000mg，维生素 D 每日 1000 ～ 2000U。当脂肪消化不良时，应同时给予胆盐和胰液素，并注意多晒太阳。

（三）手术疗法

下肢畸形可采用矫形手术以改正承重力线，预防骨关节炎，但手术必须在疾病治愈或控制后施行，否则畸形复发的机会较多。

五、预防与调护

加强营养，坚持均衡饮食，特别是富含钙和维生素 D 的食物，以动物肝脏、脂肪、蛋类、乳类、海产品为佳，以促进骨骼修复。避免食用过多高磷食物，维持钙磷平衡；注意关节部位的保暖防寒，避免寒风入侵；合理安排工作和休息时间，避免过度劳累；控制饮酒量，避免饮酒过量对肝脏和骨骼造成损害；多晒太阳，积极治疗腹泻；计划生育，避免多孕多产；已发病者避免长时间站立和行走。

项目五　甲状旁腺功能亢进性疾病

【学习目标】

掌握：甲状旁腺功能亢进性疾病的定义、主要临床表现及治疗方法。

熟悉：甲状旁腺功能亢进性疾病的病因病机、诊断与鉴别诊断。

了解：甲状旁腺功能亢进性疾病的预防与调护。

知识链接

甲状旁腺是人体重要的内分泌器官，主要功能为分泌甲状旁腺激素（PTH），调节机体内钙、磷的代谢。甲状旁腺功能低下或彻底摘除（如甲状腺手术切除时不慎误摘），则 PTH 分泌不足，使血钙渐渐下降，而血磷渐渐上升，导致低血钙性抽搐，甚至死亡，补给 PTH 和钙盐可使症状暂时缓解。而当甲状旁腺机能亢进，PTH 分泌过多时，则使骨钙进入血液，并加强肾脏对钙的重吸收，同时激活维生素 D_3 成为活性 D_3，促进小肠对钙的吸收，使血钙过高，并抑制肾脏对磷酸盐的重吸收，促进尿中磷的排出，使血磷过低，从而导致钙盐在一些组织中的异常沉积，使组织发生病理性钙化，并可能形成肾结石。又由于骨钙减少，易引起骨折。PTH 的分泌主要受血钙浓度的调节，血钙高时，PTH 分泌减少，血钙低时，PTH 分泌增加。

甲状旁腺功能亢进（hyperparathyroidism）是指甲状旁腺分泌过多的甲状旁腺激素而引起的

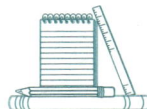

钙磷代谢失常，简称甲旁亢，可分为原发性、继发性、三发性和假性4种。本节主要讨论原发性这一种。

原发性甲状旁腺功能亢进症（primary hyperparathyroidism，PHPT）是指由于甲状旁腺腺瘤、增生或腺癌引起的 PTH 合成与分泌过多引起的一系列病理变化，主要临床特征为反复发作的肾结石、消化性溃疡、精神改变与广泛的骨吸收。

一、病因病机

1. 中医病因病机

（1）肝肾亏虚　肾为先天之本，先天禀赋不足，肾气虚弱；或病久体虚，正气虚损，肾气不足；或房劳过度，耗伤精血，累及肝肾，肝肾虚损，精血亏虚，筋骨失养，导致筋骨懈惰，骨疏筋痿。

（2）脾胃虚弱　脾胃为后天之本，气血生化之源。人体气血、津液、肾精等均依赖于脾胃生化水谷之精气才得以充盈。素体脾胃虚弱或因病致虚，脾失健运，化源不足，且"脾主四肢，主肌肉"，脾虚则肌肉、筋骨失养，以致筋骨痿废失用。

2. 西医病因病理

原发性甲状旁腺功能亢进的病因目前仍不清楚，考虑与头颈部放射治疗、酗酒、使用易致 PTH 增高的药物、遗传等因素有关。病理主要由甲状旁腺腺瘤（约80%）引起，少部分由甲状旁腺增生（约占15%）或腺癌（约占2%）所引起，另外约3%的患者伴有多发性内分泌瘤。PHPT 的主要病理生理变化是 PTH 分泌过多。PTH 过多使骨质溶解，骨钙释放入血，肾小管回吸收钙的能力加强，PTH 还可促进 25-（OH）D_3 转化为活性更高的 1,25-（OH）$_2D_3$，促进肠道钙吸收，从而导致高钙血症。高血钙使神经肌肉的激动性降低和胃肠道蠕动迟缓，因而产生神经、肌肉和精神系统的异常表现。同时，肾小管对无机磷再吸收减少，尿磷排出增多，血磷降低。所以，甲状旁腺功能亢进患者表现为高钙血症与低磷血症、高尿钙、高尿磷。血钙过高还可发生钙在软组织沉积，导致迁徙性钙化，如肺、胸膜、肠黏膜下血管内、皮肤等，如发生在肌腱与软骨，可引起关节部位疼痛。

高浓度钙离子可刺激促胃液素的分泌，胃壁细胞分泌胃酸增加，形成高胃酸性多发性胃十二指肠溃疡；激活胰腺管内膜蛋白酶原，引起自身消化和胰腺的氧化应激反应，发生急性胰腺炎。

骨骼的主要病变为破骨或成骨细胞增多、骨质吸收，呈不同程度的骨质脱钙，结缔组织增生形成纤维性骨炎。严重时引起多房囊肿样病变及"棕色瘤"，易发生病理性骨折及畸形。以骨质吸收为主的骨骼病变属全身性，骨病分布以指骨、颅骨、下颌骨、脊椎和盆骨等处较为明显。

二、临床表现

该病女性多见，男女比约为 1∶3，发病多在绝经前 10 年，但也可发生于任何年龄。本病起病缓慢，临床表现可多种多样，有以屡发肾结石而发现者，有以骨痛为主要表现者，有以血钙过高而呈神经症起病者，也有以多发性内分泌腺瘤病而发现者，有始终无症状者。本病的主要临床表现可归纳为以下几方面。

1. 高钙血症引起的症状

（1）神经系统　当血清钙在 3～4mmol/L 时，可出现记忆力减退、抑郁、烦躁、过敏和情绪不稳等，由于症状无特异性，患者可被误诊为神经症。当血清钙达到 4mmol/L 时，可呈精神病，出现谵妄、精神错乱。当血清钙达到 5mmol/L 时，可昏迷不醒。

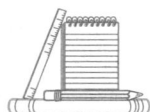

（2）肌肉系统　可出现倦怠，肌肉疼痛、无力、萎缩，以近端肌肉为甚，肌肉活检呈非特异性改变，肌电图可报告为肌源性或神经源性，易误诊为周围神经炎。

（3）消化系统　高钙血症致胃肠道平滑肌张力降低，胃肠蠕动缓慢，可出现消化不良，纳差，恶心，呕吐及便秘；高血钙可刺激促胃液素分泌，胃酸增多，可引起顽固性消化性溃疡。钙离子易沉着于有碱性胰液的胰管和胰腺内，激活胰蛋白酶原和胰蛋白酶，5%～10%的患者可引起急性或慢性胰腺炎发作。

（4）心血管系统　高血钙使血管平滑肌收缩，血管钙化，形成高血压；心内膜及心肌钙化使心功能减退。

（5）软组织钙化　影响肌腱、软骨等处可引起非特异性关节痛。皮肤钙盐沉积可引起皮肤瘙痒。

2. 骨骼系统　本病的典型病变是广泛骨丢失、纤维囊性骨炎、病理性骨折和骨骼畸形。早期可出现广泛的骨关节疼痛，伴明显压痛，多由下肢和腰部开始，逐渐发展到全身，以致活动受限，行走困难。重者有骨骼畸形，如胸廓塌陷变窄、椎体变形、骨盆畸形、四肢弯曲。约30%的患者有病理性骨折和纤维囊性骨炎，有囊样改变的骨常呈局限性膨隆并有压痛，好发于颌骨、肋骨、锁骨外1/3端及长骨，易被误诊为骨巨细胞瘤，该处常易发生骨折。

3. 泌尿系统　PTH的生理作用为增加肾远曲小管钙的重吸收，并抑制肾近曲及远曲小管中磷的重吸收。在PTH过多时，导致高钙血症，从而使肾小球滤过的钙量大为增加，超过肾远曲小管重吸收钙的能力，尿钙增加。约2/3的患者可有肾损害，常见的是复发性泌尿系统结石，肾绞痛，血尿、多尿，多饮，加之血钙增高，严重时产生尿崩。易反复尿路感染，形成不可逆的肾功能衰竭。

甲状旁腺功能亢进可单独表现为单纯高血钙或泌尿系结石或骨骼病变，或两组、三组症状同时存在。自从采用血钙作为本病的筛选手段后，发现约50%的患者为无症状的高钙血症。

三、诊断与鉴别诊断

1. 诊断

（1）症状和体征　患者常出现不明原因的全身酸痛、疲惫无力或关节疼痛；反复泌尿系统结石；不明原因的便秘、纳差、腹胀腹痛，或反复消化道溃疡或胰腺炎等；不明原因的精神活动异常，如感情淡漠或烦躁易怒，尤其伴多饮多尿等。

（2）实验室检查　最典型的是"三高一低"，即高甲状旁腺激素（>6.03pmol/L）、高血钙（>2.7mmol/L）、高碱性磷酸酶（>135U/L）、血磷降低（<0.97mmol/L）。

（3）X线检查　40%以上患者X线片可见骨骼异常改变，对骨型及混合型患者可做X线检查，最早的X线征象为骨膜下骨吸收，随着病情发展，可出现骨质疏松、骨质软化、骨质硬化及骨骼囊性变等。

（4）皮质醇抑制试验　主要用于鉴别其他原因引起的高钙血症。大量糖皮质激素具有抗维生素D的作用（抑制肠道吸收钙等），使用后可抑制结节病、维生素D中毒、多发性骨髓瘤、骨转移瘤和甲状腺功能亢进所引起的血钙过高，对原发性甲状旁腺功能亢进所致的血钙过高则无抑制作用，具有诊断价值。方法为口服氢化可的松50mg，1日3次，共10天。

2. 鉴别诊断

（1）原发性和继发性甲状旁腺功能亢进性疾病　鉴别见表7-5-1。

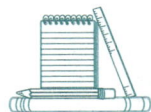

表 7–5–1   原发性和继发性甲状旁腺功能亢进性疾病鉴别

类别	原发性	继发性
病因	甲状旁腺增生，腺瘤或腺癌	肾功能不全，维生素 D 缺乏或抵抗
血钙	升高或正常	正常或降低
血磷	下降	升高或正常
血 ALP	明显升高	稍升高或正常
尿钙	增高	正常或降低
尿磷	增高	不定
血钙 / 磷比值	> 33	< 33
骨病变特点	骨皮质吸收，常见于中指指骨桡侧，伴纤维囊性骨炎和（或）病理性骨折	骨膜下骨皮质吸收，长骨近骨骺端较明显，呈毛刷样改变，伴佝偻病者有骨软化症表现

（2）排除其他原因所致的高钙血症   高钙血症的病因很多，主要包括维生素 A 或维生素 D 中毒、甲状腺功能亢进、Addison 病、炎症性疾病、肿瘤、结节病、噻嗪类，及其他药物横纹肌溶解综合征、艾滋病、畸形性骨炎、肠外高营养疗法等。尤其应注意排除恶性肿瘤、结节病、维生素 D 中毒等的可能。恶性肿瘤导致高钙血症很常见，其中较多见的肿瘤为乳腺癌、淋巴瘤、白血病、骨髓瘤、肺癌、肾癌等。

（3）骨骼病变的鉴别诊断   有骨痛、骨折或骨畸形表现的患者需要与原发性骨质疏松症、佝偻病、骨软化症、肾性骨营养不良、骨纤维异样增殖症等疾病鉴别，主要根据病史、体征、X线的表现，以及实验室检查。

（4）原发性甲状旁腺功能亢进性疾病的定位诊断   功能诊断确立后，应于手术前做出定位诊断。可单独或联合采用颈部超声（含细针穿刺）放射性核素检查、CT 或 MRI 进行定位。直径 > 10mm 的肿瘤经形态学检查甚至查体即可确定。但较小肿瘤、异位肿瘤和增生的定位则较困难，必要时可行甲状旁腺探查，如仔细探查后仍未发现病变，应进一步探查甲状腺及其附近可能的异位甲状旁腺部位，必要时还应探查胸腔纵隔。如果是异位甲状旁腺病变所致，应再次手术治疗。

四、治疗

1. 中医分型论治   本病起病、发展均较缓慢，以脾肝肾亏虚为多见，但发生病理性骨折和尿路结石时，则又有瘀肿、疼痛。辨证时应注意虚中夹实、实中夹虚和标本缓急。古人有"治痿独取阳明"之说，是指采用补益脾胃为主的治疗原则，使脾胃功能旺盛，饮食得增，气血肾精不断得以充盈，有利于恢复。因此，在辨证施治的原则下，尤应重视调整脾胃。

（1）肝肾亏虚   治宜补益肝肾，滋阴清热。壮骨丸加减。若口燥咽干，大便燥结，应去锁阳、干姜，加石斛、天花粉、柏子仁、火麻仁等清热生津、润肠通便之药；若面色萎黄，舌淡，脉细弱，酌加黄芪、党参、当归等补益气血之品；若形寒肢冷，小便清长，舌淡，脉沉无力，可去知母、黄柏，加鹿角片、紫河车、补骨脂、仙茅、淫羊藿等。

（2）脾胃虚弱   治宜健脾益气，参苓白术散加减。若畏寒肢冷，可加附子、干姜以温脾阳；若气血两虚，可加黄芪、当归以补气养血，或用八珍汤、人参养荣汤加减。

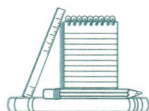

2. 西医治疗　高钙血症轻微或高龄、不能耐受手术者，可选择药物治疗。对于中重度高钙血症和高钙危象者，需立刻进行治疗，应采取各种措施有效降低血钙水平。高钙血症造成的各个系统功能紊乱会影响病因治疗，高钙危象可危及生命，短期治疗通常能有效缓解急性症状、避免高钙危象的死亡，争取时间确定疾病和去除病因。西医治疗主要包括扩容、促进尿钙排泄，抑制骨吸收，透析，手术等。

（1）扩容、促进尿钙排泄　需要首先使用生理盐水补充细胞外液容量，纠正脱水，并通过增加肾小球钙的滤过率及降低肾脏近、远曲小管对钠和钙的重吸收，使尿钙排泄增多。细胞外液容量补足后可使用呋塞米，抑制钠和钙的重吸收，促进尿钙排泄，同时防止细胞外液容量补充过多。

（2）抑制骨吸收　此类药物早期使用可显著降低血钙水平，并可避免长期大量使用生理盐水和呋塞米造成的水、电解质紊乱。

1）双磷酸盐　能够有效抑制骨吸收，减少骨丢失，是目前有效的治疗高钙血症的方法，尤其适用于伴有骨量减少症或骨质疏松症的患者，常用药物为阿仑膦酸钠，口服，也可静脉使用双磷酸盐制剂，包括帕米膦酸钠、唑来膦酸钠等。

2）降钙素　起效快，不良反应少，但效果不如双磷酸盐显著，不适于长期用药，多适用于高钙危象者，短期内可使血钙水平降低，用于双磷酸盐起效前的过渡期。

（3）雌激素　雌激素能够抑制骨转换，减少骨丢失。短期雌激素替代治疗主要适用于无雌激素禁忌证的绝经后女性患者。

（4）透析　对于上述治疗无效或不能应用上述药物的高钙危象者，如顽固性或肾功能不全的高钙危象，可以使用低钙或无钙透析液进行腹膜透析或血液透析，可以达到迅速降低血钙水平的目的。

（5）手术治疗　手术切除甲状旁腺腺瘤和增生的甲状旁腺，仍是本病最有效的治疗方式。手术需要依据个体化原则，可依据患者年龄、预期寿命、手术风险、手术意愿和靶器官损害风险等因素综合考虑。对于不能手术或拒绝手术的患者，可考虑药物治疗及定期随访。

3. 骨折及肢体畸形的治疗　对病理性骨折可按骨折治疗原则处理。由于局部肿胀、疼痛、瘀紫，早期可予活血化瘀、消肿止痛中药内服，宜用桃红四物汤加减；晚期应予接骨续筋，用壮骨丸加减。对于软弱的骨骼应注意保护，以免发生骨折。若施行骨科手术如囊肿刮除、畸形矫正等，只有等到疾病完全控制以后，才可予以考虑。

4. 尿路结石治疗　中药保守治疗，治宜排石通淋。经验方：车前子 15g，金钱草 30g，泽泻 10g，滑石 12g，王不留行 15g，海金沙 10g，川牛膝 10g，水煎服。若伴有肾绞痛，可加木香、香附、川楝子、延胡索、乳香、没药；若结石久不移动，可加青皮、枳实、厚朴、三棱、莪术、皂角刺。若结石较大，保守治疗排出困难者，需配合手术摘除。

五、预防与调护

本病在发病初期很容易漏诊误诊，故在出现相关的临床症状时，应及时进行实验室检查。患者平素要保持良好的心态，心情舒畅，精神豁达；适当提供日常所需营养物质，做到荤素搭配，因人而异，多吃水果、蔬菜、肉类、蛋奶类等，禁烟戒酒。此外，日常注意适当休息，避免过度劳作，适当运动可增强体力，增强免疫力，做到动静结合；继续服用药物，做好日常护理。

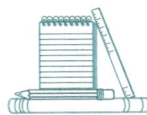

项目六　肾性骨病

【学习目标】
　　掌握：肾性骨病的定义、主要临床表现及治疗方法。
　　熟悉：肾性骨病的病因病机、诊断与鉴别诊断。
　　了解：肾性骨病的预防与调护。

知识链接

　　慢性肾功能衰竭（CRF）又称慢性肾功能不全，是指各种原因造成的慢性进行性肾实质损害，致使肾脏明显萎缩，不能维持其基本功能，临床出现以代谢产物潴留，水、电解质、酸碱平衡失调，全身各系统受累为主要表现的临床综合征。从原发病起病到肾功能不全，间隔时间可为数年到十余年。慢性肾功能衰竭是肾功能不全的严重阶段，治疗方法包括内科疗法、透析疗法及肾移植术。

　　肾性骨病又称肾性骨萎缩或肾性骨营养不良，是由于慢性肾脏病引起的钙、磷等矿物质代谢紊乱和内分泌失调导致骨骼病理学改变，包括骨转化异常、骨质疏松、骨结构异常，常见症状有骨痛、骨骼变形、骨折等。近年来，随着透析与肾脏移植技术的发展，慢性肾功能衰竭患者的寿命得以延长，肾性骨病的发生率也随之上升，早期干预常可阻止或延缓该病的发生或进展。

一、病因病机

　　1. 中医病因病机　中医把不同原因引起的肾功能衰弱归属"癃闭"范畴，认为其病变在膀胱，但与三焦气化相关。本病多因湿热、气结、瘀血阻碍气化，或热结下焦，肺中郁热，脾经湿热，津液枯耗而气化不行所致。至肾功能损害时，由于正气虚弱，脾肾衰败，阴阳气血俱虚，湿浊潴留，邪气凝结而引起一系列病证。

　　2. 西医病因病理　肾性骨病是在原有肾脏疾病与肾功能不全的基础上逐渐发病，可发生于肾脏疾病的任何阶段，最常见者为慢性肾小球肾炎、慢性肾盂肾炎、多囊肾等。主要发病机制为钙磷代谢障碍、维生素 D 代谢障碍、继发性甲状旁腺功能亢进、铝中毒及代谢性酸中毒。

　　慢性肾脏病致肾功能减退，肾小球滤过率下降，代谢性酸中毒，尿磷排出减少，血磷增高，发生磷潴留；肠道对钙吸收减少，血钙水平下降，刺激甲状旁腺激素（PTH）代偿性分泌增多，发生继发性甲状旁腺功能亢进；由于肾脏病变，1α 羟化受阻，维生素 D 代谢异常，维生素 D 对骨的作用减少，从而引起肾性骨病。

二、临床表现

　　1. 症状和体征　肾性骨病的临床表现多与肾脏原发疾病有关，发病较缓慢，开始常无自觉症状，随着病情进展，肾脏功能日趋恶化，症状日益加重。可有水肿、少尿、恶心、呕吐、高血压、夜尿增多、贫血等表现；多伴近端肌病，表现为近端肌肉无力，起病隐匿，进行性加重，

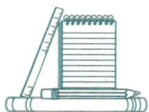

多见于下肢肌肉；骨骼表现为骨痛、畸形、病理性骨折，骨骼畸形在儿童多见；骨外表现为软组织钙化。

2. 肾性骨病临床分型 骨活检是诊断和分类肾性骨病的"金标准"。根据肾性骨病的组织形态学和骨动力状态不同可分为 4 种类型——高转化骨病（纤维性骨炎）、低转化骨病（骨软化症和无动力骨病）、混合型骨病和透析相关性淀粉样变骨病。

三、诊断与鉴别诊断

1. 诊断 根据患者慢性肾病史、骨痛、X 线骨质改变，以及结合典型实验室检查结果，一般可诊断，必要时行骨组织活检。

（1）实验室检查

1）血、尿常规及肾功能检查 血、尿常规及肾功能检查多异常，可有不同程度的酸中毒和其他生化检查异常。

2）钙磷变化 血钙一般正常或低。在继发甲状旁腺功能亢进时可出现高血钙，血磷正常或升高。

3）血清碱性磷酸酶（ALP） 大多正常，其值的变化与成骨、骨吸收密切相关。ALP 升高，对于诊断高转运骨病的敏感性和特异性可达 100%；ALP 值下降，对鉴别无动力骨病有意义。

4）全段甲状旁腺激素（iPTH） 可反映骨转化状态。当 iPTH 高于正常值 3.5 倍，高转化骨病的阳性预测值为 97%。

5）维生素 D 值 慢性肾衰时，维生素 D 代谢异常，主要是 $1,25-(OH)_2D_3$ 减少，肠吸收钙减少，以致低血钙，可发生成人软骨病及儿童佝偻病。

6）骨活检 骨组织活检是肾性骨病唯一可靠的诊断依据，可明确骨病的严重程度，区分病理分型，是诊断该病的"金标准"。但该检查为有创检查，价格相对昂贵，目前临床并未广泛开展。

（2）影像学检查

1）超声检查 可明确肾脏是否增大或萎缩，是否有尿路梗阻，有助于诊断慢性肾脏病。

2）X 线检查 可见骨质软化、骨质疏松、骨硬化及软组织改变等表现；如有继发性甲状旁腺功能亢进，则主要表现为骨吸收，骨皮质变薄，骨内膜下骨吸收，软骨下骨吸收，骨小梁吸收及棕色瘤。病程长、病情重的患者易发生骨硬化；而软组织内的钙化亦相当多见，可发生在关节周围、血管壁、皮下组织及内脏等部位。

3）CT 检查 对于早期骨膜下骨的吸收及钙化的分辨率高于 X 线片，主要表现为骨质疏松、骨硬化、纤维囊性变及软组织、血管等的异位钙化。

4）MRI 检查 可以从骨骼、软组织信号改变进一步诊断。

5）骨扫描 可以通过放射性核素的异常浓聚，判断慢性肾脏病患者骨骼异常病变区域。

6）骨密度测定 能早期发现骨质受损、骨量丢失情况，为诊断提供依据。

2. 鉴别诊断

（1）原发性甲状旁腺功能亢进 是由甲状旁腺腺瘤或增生引起的甲状旁腺激素（PTH）分泌过度引起的疾病。患者的临床症状轻重不一，轻者只有血钙和甲状旁腺激素增高，无其他临床表现；重者可见骨骼变形、骨折，发生泌尿系结石、肾功能减退等。根据患者有无肾脏疾病史、临床表现，以及彩超检查可鉴别该病。

（2）佝偻病 是以维生素 D 缺乏导致钙、磷代谢紊乱和骨骼钙化障碍为主要特征的疾病，发病缓慢，影响生长发育，多发生于 3 个月至 2 岁的小儿。

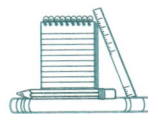

四、治疗

1. 中医分型论治　肾功能减退，血中毒素及氮质滞留而产生消化道症状时，可配合中药祛邪扶正治疗，以改善症状，延长生命。

（1）脾肾阳虚，浊阴上逆　治宜温阳化浊，降逆和中。方药：温脾汤加减。本方系《备急千金要方》温脾汤去甘草加姜半夏、茯苓、旋覆花、车前子组成。如舌苔黄腻者，加黄连、黄芩。

（2）正虚血热，阳亢风动　治宜清热凉血，镇肝息风。方药：清热地黄汤加减。益气扶正可加人参，清热凉血、止血解毒加栀子。

（3）阴竭阳脱　治宜益气养阴，回阳固脱。方药：生脉散加减。阳脱明显时，加黄芪或附子。

2. 西医治疗　治疗的目的是缓解症状，防止发生骨骼畸形与骨折，并纠正低血钙及高血磷，缓解继发性甲状旁腺功能亢进，预防软组织钙化。

（1）饮食　慢性肾性骨病的患者必须限制蛋白摄入量，每日每千克体重 1g 以下。补充多种维生素。高血磷和低血钙可加重甲状旁腺功能亢进，故饮食中应保证高钙、低磷，以减少磷的吸收。

（2）调节血磷、血钙　补钙降磷，常用含钙的磷结合剂，如碳酸钙、醋酸钙；当存在高钙血症时，应选用不含钙的磷结合剂，如司维拉姆、碳酸镧；口服氢氧化铝亦可抑制小肠对磷的吸收，可根据病情适当应用。

（3）维生素 D　活性维生素 D 有利于促进肠钙吸收及骨骼矿化，抑制甲状旁腺激素水平。慢性肾功能衰竭时，活性维生素 D 缺乏，需大量补充维生素 D 及钙剂。在骨软化和佝偻病时，儿童可每日给予 600 ～ 10000U，成人 5 万～ 10 万 U，治疗 6 ～ 12 周。但需注意，过量的活性维生素 D 会导致高钙血症及异位钙化，并可增加无动力骨病的发生率，故用药期间应监测钙、磷及全段甲状旁腺激素水平。

（4）透析　包括血液透析和腹膜透析。慢性肾脏病晚期出现少尿或无尿、高钾血症、血肌酐进行性升高，要考虑透析治疗，清除体内代谢废物。

（5）手术治疗　对于继发性甲状旁腺功能亢进、软组织钙化严重者，可行甲状旁腺次全切除术。具备条件者应行肾脏移植手术治疗，可使肾功能恢复，通过恢复体内维生素 D 活性产物的生成，而反馈抑制甲状旁腺激素，血钙、磷恢复正常水平，缓解肾性骨病。

五、预防与调护

对于肾性骨病患者应采取综合治疗，高钙低磷饮食；大量补充维生素 D，如抗维生素 D 者，则选用不同的维生素 D 代谢物；继发性甲状旁腺功能亢进、软组织钙化严重者可行甲状旁腺次全切除术；尿毒症进行性加重者，应行透析治疗，具备条件者应行肾移植手术治疗。

项目七　畸形性骨炎

【学习目标】

掌握：畸形性骨炎的定义、主要临床表现及治疗方法。

熟悉：畸形性骨炎的病因病机、诊断与鉴别诊断。

了解：畸形性骨炎的功能锻炼与预后。

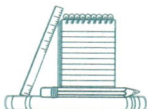

知识链接

    畸形性骨炎是局限性骨重建异常的疾病，其病因尚未完全阐明，认为主要是病毒感染和遗传因素。本病的发病机制主要是由于影响破骨细胞分化及功能的核因子 κB 信号通路显著上调，遗传因素在发病中起主要作用，迄今已经鉴定到 8 个致病基因，包括 *SQSTM1*、*OPG*、*RANK*、*VCP*、*hnRNPA2B1*、*hnRNPA1*、*ZNF687* 和 *PFN1*。本病在西方国家为较常见疾病，但在中国是罕见病，多为散发，以致常被误诊。

    畸形性骨炎（osteitis deformans），又称变形性骨炎、Paget 骨病，是一种以局部骨组织破骨与成骨、骨吸收与重建、骨质疏松与钙化并存为病理特征的慢性、进行性、局灶性、代谢异常性骨病。本病临床表现以骨痛和骨骼畸形为特点，可出现病理性骨折、恶性骨肿瘤、骨性关节炎和神经系统疾病等严重并发症。该病好发部位是股骨、胫骨、颅骨、脊椎的腰骶部及骨盆等。本病多发生在 40 岁以上，男女均可发病，且随年龄增长而增加。

一、病因病机

    1. 中医病因病机   本病属中医学"骨痿"范畴，有腰脊不举、骨枯髓减之象。

    （1）肝肾亏虚   年四十而阴气自半，肝肾始虚。肝肾亏虚则精血不旺，肝主筋藏血、肾主骨藏精，精血不足，不能充髓养骨，而发生骨痿。故出现腰脊不举，疼痛僵硬，神疲乏力，耳聋失聪，甚则头痛夜重等症状。

    （2）痰瘀互结   肝肾亏虚日久，阴血化生不足，阴虚则火旺，火旺则痰生，加之久病成瘀入络，痰瘀相互交结，故发本病，出现如颅大如鼓、四肢弯曲、龟背、伛偻等症状。

    2. 西医病因病理   畸形性骨炎的病因目前尚不明确，考虑可能与外伤、炎症、维生素缺乏及骨代谢障碍等因素有关。15%～30% 的患者有家族史，提示本病可能有遗传倾向。畸形性骨炎的病理变化为破骨细胞和成骨细胞在骨的某些区域代谢异常活跃。这些过度活跃的代谢区域可见反复发生的、逐渐加重的局部骨吸收，继而出现过度骨修复，最终导致骨结构异常，脆性增加，易发生病理骨折。

二、临床表现

    本病 10%～20% 的患者无临床症状，有症状患者的临床表现取决于病变范围、部位及活动程度，疼痛、骨骼畸形和骨折为本病的主要临床表现，可以是单骨受累（单骨型），也可以累及多骨（多骨型）。

    1. 一般症状和体征   骨痛是最常见的症状，可能是由于病变部分血流增加、骨膜膨胀和骨髓充血刺激感觉神经有关。骨痛多为深部的剧痛，呈烧灼感，常在休息时或夜间发作，活动后可缓解。部分患者可出现邻近关节的痛性关节炎。受累的骨骼可出现膨大、弯曲畸形。病变累及颅骨时可致头痛，压迫颅神经可导致视觉、嗅觉、听觉功能受损。累及椎体时，可使脊柱增粗，变得脆弱、弯曲，导致身高下降。破坏的椎骨可压迫脊髓或神经根，引起肢体感觉障碍、无力甚至瘫痪。当髋部或下肢骨病变时，可引起下肢变短、步态不稳和弓形腿，畸形的部位更容易造成病理性骨折。

    2. 并发症

    （1）病理性骨折   为本病最主要的并发症，可在轻微外伤或无外伤情况下发生，骨折不愈合率高。

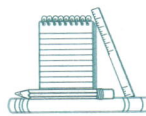

（2）听力减低或听力丧失　听力损失通常是混合的（传导性和感觉神经性），并且与颞骨的畸形有关。这种畸形可干扰耳蜗功能、压迫听神经或损伤耳骨。

（3）恶性病变　畸形性骨炎的恶变率较低，约为 0.3%，多数为骨肉瘤，主要发生于畸形性骨炎的老年患者；亦可为纤维肉瘤或其他类型的肉瘤。

三、诊断与鉴别诊断

1. 诊断　本病的确诊主要依靠病史、临床表现、实验室检查和影像学检查。

（1）病史及临床表现　根据上述病史及临床表现。

（2）X 线表现　一般分为海绵型、硬化型、混合型 3 种类型。海绵型以骨质吸收为主；硬化型以骨修复为主；吸收与修复平衡者为混合型，同一病例不同时期可互相转化。①发生在长骨者，长骨变粗、表面不平、密度增高、弯曲畸形，可有病理骨折。②发生在骨盆者，髋臼内陷，骨盆模糊不清。③发生在脊柱者，脊柱的椎体增宽变平、增粗而致密，或出现楔形变。④发生在颅骨者，颅骨外板的溶骨破坏和硬化增生交替存在，继而内外板的界限和颅缝消失。⑤恶变者出现溶骨性破坏，边缘模糊，骨膜反应并软组织内肿块。

（3）CT　能够更清晰直观地显示病灶范围及程度，尤其可显示硬化区出现的骨质破坏。CT 平扫和增强扫描对显示软组织肿块的大小、形状、范围，以及与骨骼的关系判定有独特优势，可指导临床治疗。

（4）实验室检查　最常用的指标是血碱性磷酸酶（ALP），该指标与病变范围和病变活动程度相关。酸性磷酸酶含量可轻度增加，血清钙正常或偏高。尿钙及尿羟脯氨酸排泄增加。这些异常都显示骨代谢活跃，尤以成骨活跃更加明显。

（5）病理检查　可见骨的纤维化及不成熟骨小梁形成，异型细胞少见，恶变为骨肉瘤的概率约为 0.3%。

2. 鉴别诊断

（1）骨纤维结构不良　本病多发生于青少年，以骨病损、疼痛、功能障碍及弓形畸形为症状特点。如伴有腰臀部、腹部皮肤咖啡色地图样色素沉着斑及性早熟，即为 Albright 综合征。X 线显示，长骨发病常在干骺端，病变髓腔呈膨胀性磨砂玻璃样改变，骨皮质变薄，病变界限清楚，无骨膜反应，骨组织活检可以鉴别。

（2）血管瘤　一般不改变椎体大小，很少累及终板和椎弓，椎体偶有塌陷，垂直骨小梁多增加，血生化指标多正常，MRI、ECT 有助于鉴别。

四、治疗

1. 中医分型论治

（1）肝肾亏虚　腰脊不举，疼痛僵硬，神疲乏力，耳聋失聪，甚则头痛夜重，舌淡苔少，脉沉细。治宜补益肝肾。方药：金匮肾气丸加减。

（2）痰瘀互结　颅大如鼓，四肢弯曲，龟背伛偻，甚则筋断骨折，或可增大成瘤，舌紫暗有瘀斑，脉涩。治宜化痰逐瘀。方药：（朱丹溪）上下通用痛风方，加用蜈蚣、全蝎、地龙等。

2. 西药治疗

（1）非甾体抗炎药　对于疼痛明显，伴有痛性骨关节炎者，可口服非甾体抗炎药缓解疼痛。

（2）双磷酸盐　对于以下情况者可应用双磷酸盐治疗：①畸形有加重趋势。②病变累及承重骨及邻近大关节。③病理性骨折。④神经受压。⑤进行性耳聋。⑥充血性心力衰竭。⑦术

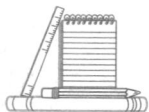

前用药。双磷酸盐可以减慢骨的异常分解，促使骨重塑到正常水平，有效缓解疼痛，避免病理性骨折的发生。用药时间依病情而定，一般为半年至 1 年。常用阿仑膦酸钠（福善美，每片 70mg），每周 1 次口服；唑来膦酸钠（密固达）5mg 静脉注射，每年 1 次，连用 3 ～ 5 年。用药患者必须监测肝肾功能。

（3）降钙素　伴有骨痛和骨畸形、心衰及耳聋等症状的患者可考虑用该药治疗。鲑鱼降钙素，每日 100U 皮下或肌内注射，临床症状和体征改善后，可考虑 50U 每日 1 次。必要时，每日剂量可以增加到 200U。治疗时间应至少持续 3 个月或更长时间。

（4）其他　包括钙剂、维生素 D 等，特别是应用降钙素治疗的患者，要保证每日摄入 1000mg 元素钙和 400U 活性维生素 D。

3. 手术治疗　手术治疗的主要适应证包括部分病理性骨折，严重关节炎，负重骨的严重畸形。手术具有较高的风险，表现在大量失血和高手术死亡率。血管性骨质增生（增生的骨组织内血管过多）是失血的主要原因，有时会出现失血性休克，导致死亡，手术推荐有经验的外科医生完成。颅底及脊椎受累可能导致截瘫，可考虑枕下开颅减压、椎板减压和椎孔成形术解除脊髓压迫或神经根压迫症状。在病变的活动期，骨骼畸形不宜行矫形手术，因为本病随着时间的推移，骨骼畸形有进一步加重的可能。同时，本病行关节置换手术亦容易出现松动。

五、功能锻炼与预后

不宜剧烈运动，可进行肌肉收缩及未固定的关节伸屈活动，以促进气血运行，防止肌萎缩的发生。早发现、早治疗，则预后较好。已出现骨关节畸形、神经系统疾病等严重并发症时，预后较差。

项目八　血液病相关骨病

【学习目标】

掌握：血友病性关节炎、多发性骨髓瘤的主要临床表现及治疗方法。

熟悉：血友病性关节炎、多发性骨髓瘤的病理改变、诊断与鉴别诊断。

了解：多发性骨髓瘤的预防与调护。

知识链接

造血系统疾病俗称血液病，系原发于造血系统和主要累及造血系统的疾病。引发血液病的原因有很多种，包括化学因素、物理因素、生物因素、遗传因素、免疫因素等。血液病的症状与体征多种多样，常见的有贫血，出血，发热，淋巴结、肝、脾大。血液系统疾病一般可分为：红细胞疾病，如各类贫血；白细胞疾病（包括粒细胞、单核 - 巨噬细胞以及淋巴及浆细胞疾病等），如粒细胞缺乏症，各类淋巴瘤，急、慢性淋巴细胞白血病等；止血及血栓性疾病，如血管性紫癜、特发性血小板减少症、血友病等。

血液是在心气的推动下，循环于脉道中，并能内注五脏六腑、外滋四肢百骸的红色液体，

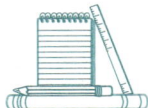

由营气、津液和天然之气组成，是维持人体脏腑功能和生命活动的重要物质基础。中医血的生理主要与心主血脉、肝藏血、脾统血、肺朝百脉、气为血之帅有关，也与肾藏精、肾主骨生髓有关。髓属于中医学奇恒之腑，肾精充足，骨髓才能得肾精奉养而化生血液。如有外邪侵袭，脏腑失调，就会导致血液运行失常而发为疾病。因此，血液系统的疾病可既表现为出血、瘀血、血虚、血热等血液本身的病变，也可累及骨髓或由骨髓病变引起。血–髓–骨–节与肝肾脾脏功能正常与否有着十分密切的关系。血液疾病对人体的影响，表现如下。

1. 出血 血溢脉外，多因轻微外伤或自发出血，血出不易自止，反复出血，在骨伤表现为肌衄、节衄。主要病机：①热伤血络：外感热邪，或邪从热化，热迫血溢脉外。②气不摄血：脾胃虚弱，气血亏虚不能摄血。③瘀阻脉络：肝郁气滞，或有跌打损伤，瘀血阻塞经脉。

2. 血瘀 多因出血所致，离经之血停积关节或肢体之内，为肿胀包块，肌肤瘀斑，痛处固定不移，痛如针刺。血肿积聚日久，郁而化热，则红肿热痛，或高热或潮热或低热。

3. 血虚 劳伤过度，精血亏虚，后天失养，化生不足；或出血过多，瘀血阻滞，新血不生；或瘀毒骨髓，内伤脏腑，以致血虚。

4. 痹痛 血瘀痹阻，经脉不通，不通则痛；或瘀毒伤骨，骨骼破坏，筋骨不坚，发生病理骨折；或六淫邪毒乘虚而入，邪气滞留，正邪相搏。

骨髓属于造血系统，与骨密不可分，内联五脏，尤以肝、脾、肾关系紧密。血液系统疾病造成骨关节病损，在中医学多归属于"骨痹""骨蚀""虚劳""血证""癥瘕"范畴。中医在诊断上以辨证辨病相结合，治疗上以整体内治与局部外治（内外兼治）相结合，重视骨病变和软组织病变（筋骨并重），权衡标本缓急，急则治其标，缓则治其本，适时制动与功能锻炼相结合，充分发挥患者主动性，形成了特色鲜明的治疗体系。治疗上应遵循以下基本原则。

第一，知其标本，急缓相宜。血液病导致的骨关节病变，既可以是血液病自身病变的一部分，也可以是疾病的并发症。无论如何，血液病是原发病，是"本"，骨关节病变相对于血液病，属"标"。治病必求其本，应当始终以治疗血液病为主，辨证施治，审因论治，标本兼治，才能从根本上控制骨关节病变的发生发展。当骨关节病损急剧发作时，不治其标将危及患者生命，或影响"本"的治疗时，又当急则治其标，以缓解病损症状，防止疾病演变恶化，治病留人。

第二，扶正祛邪，权衡利弊。扶助正气，祛邪外出，两者辩证统一，相辅相成。以正气虚损为主时，定当补虚为要，以益气养血、滋补肝肾、滋阴助阳为主要法则。以邪实为主、正亦不虚之时，当以祛邪为先，正所谓"邪不先去，补正亦无益也"，活血化瘀、清热解毒、软坚散结、化痰解凝是常用治则。临床应用时要注意"扶正不留邪，祛邪不伤正"，两者主次分明，先后有序，补虚要防滋腻，祛邪勿过寒凉。

第三，调和阴阳，气血兼顾。"谨察阴阳所在而调之，以平为期。"阴平阳秘，精神乃治。人之正气、病之邪气，皆分阴阳。血液病的治疗基于"调平"理论，要损其偏胜，补其偏衰，阴中求阳，阳中求阴，阴阳双补，不能一见阴（阳）虚，即一味补其不足，而忽略阴阳互根的关系。气血是血液病治疗的重要立足点，应遵循气为血之帅、血为气之母和气行则血行、气滞则血瘀的理论，补气养血，益气摄血，益气活血，使阴阳气血重新恢复到相对平衡的状态。

一、血友病性关节炎

血友病是一种遗传性凝血因子缺乏病，可自发或轻微创伤即出血。根据缺乏凝血因子的不同，

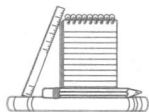

本病分为 A 型（缺乏第Ⅷ凝血因子）、B 型（缺乏第Ⅸ凝血因子）、C 型（缺乏第Ⅺ凝血因子）三种。

血友病性关节炎是血友病患者关节内因反复出血导致的骨关节炎。血友病患者的关节内出血一般起自 8 ～ 10 岁，在少年时期即有不同程度的出血，至 20 多岁时关节已有明显的损毁，30 岁后才初发关节内出血的很少见。

（一）病理改变

关节内反复出血、积血，是血友病最具特点的表现和致残的主要原因。在严重的血友病患者中，关节腔出血的发生率为 70% ～ 80%，以膝关节为最多，约占总病例数的 2/3，其次为踝、肘、肩和髋，小关节较少受累。反复关节腔出血引起慢性滑膜炎，刺激滑膜增厚，含铁血黄素侵蚀，引起关节软骨破坏，继而侵及关节软骨下骨质，特别是关节十字韧带周围的出血，因压力作用，含铁血黄素侵蚀，导致股骨髁间凹变宽增深，病变反复发作，严重者可引起关节脱位及关节纤维强直或骨性强直，伴以反应性骨硬化等继发性骨关节病改变。长骨干骺端及骨内出血可致骨小梁长期受压坏死，骨小梁被吸收，形成囊腔。骨膜下出血可刺激骨膜引起骨膜反应。软组织出血可致软组织密度增高。

（二）临床表现

1.主要临床表现

（1）根据疾病发展过程可分为三期　①第一期为出血期。关节内突然急性出血伴剧痛，关节明显肿胀，局部皮肤温度增高，压痛明显，运动受限，关节呈保护性僵直状态。有时体温升高，白细胞增多，易误诊为化脓性关节炎，甚至误行穿刺或切开，造成致命危险。血肿吸收缓慢，需 3 ～ 6 周。②第二期为炎症期。由于关节内反复出血，关节囊及滑膜增厚，继发关节肿胀，运动受限，伴有摩擦音。③第三期为退变期。关节运动严重受限，肌肉失用性萎缩，往往出现屈曲挛缩畸形，严重者甚至病残。

（2）根据 X 线表现可分为 5 期　①第一期：X 线片上没有骨骼改变，只有因出血而有软组织肿胀阴影，髌上滑囊因积血而密度增高。②第二期：骨骺区因失用和充血出现骨质疏松，骨骺生长迅速。关节间隙不狭窄，亦无软骨下囊肿形成。③第三期：有软骨下囊肿形成，大小不等，偶与关节腔相通。关节间隙不狭窄。滑膜上有含铁血黄素沉着而透亮度下降。本期的特点是关节软骨面仍保持正常，是血友病性关节炎的最后可逆阶段。④第四期：软骨破坏，关节间隙变得狭窄。在膝部表现为髁间切迹增宽和不规则，髌骨下极成方形。髋部变化有些类似股骨头缺血性坏死。⑤第五期：为最终末期变化，没有关节间隙，关节结构极度紊乱，有屈曲挛缩或半脱位，骨关节炎变化十分明显（图 7-8-1）。

2.肌肉内出血
肌肉内出血是血友病的另一特征性表现，见于约 75% 的严重血友病患者，常见受累肌肉依次为腓肠肌、股四头肌、臀肌、前臂肌、腰大肌等，以髂腰肌内出血最为多见，出血往往为自发性，可能系睡眠时扭伤。臀部肌内注射亦可引起深部血肿。出血常引起肌肉疼痛，大的血肿可压迫周围血管、神经，以及邻近的组织、器官，引起相应的压迫症状。反复大量的肌肉

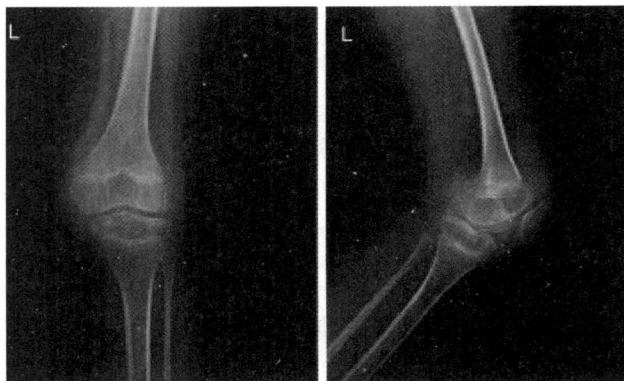

图 7-8-1　血友病性关节炎 X 线表现

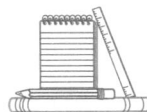

出血，可引起肌肉周围软组织囊性肿胀，形成所谓的血友病性假瘤。

血友病性囊肿和假肉瘤可有下列三种表现。

（1）单纯性囊肿。实质上为局限于肌肉内的血肿，由肌膜包裹，不影响骨骼。

（2）邻近骨骼的肌肉内囊肿，骨皮质受压而变薄。

（3）骨膜下和骨内出血引起假性肉瘤改变。X线表现为溶骨性改变，皮质缺损，边缘不清，有软组织肿块阴影，骨膜下出血时还可有骨膜反应和新生骨形成，很像骨肉瘤。

（三）诊断

虽然血友病阳性家族史有助于诊断，但根据国内外的调查，无家族史的A型血友病患者高达50%。因此，无家族史不能排除诊断。相当一部分所谓家族史阴性是由家族中其他患者出血症状不明显和检测有误造成的。首次发作诊断比较困难，轻微外伤致关节血肿或既往有反复出血倾向，可考虑本病，相关凝血因子缺乏是诊断本病的主要依据。

（四）治疗

1. 出血期　急性关节血肿，宜让患者卧床休息，抬高患肢，冰敷，应用夹板固定关节，关节穿刺作为补充治疗，可输新鲜血或成分血提高抗凝物质，以减少自发性或创伤性出血。

2. 炎症期　关节内注射透明质酸酶有助于血肿的吸收，给予肾上腺皮质激素可减少炎性反应，以消肿止痛对症治疗。滑膜切除等手术侵袭尽可能少做，在关节镜下采取关节引流术为好。

3. 退变期　关节屈曲挛缩畸形严重患者，在补充凝血因子的情况下，可考虑行胫骨高位截骨矫形术、人工关节置换术，术后积极康复治疗。

4. 中医药治疗　中医药对血友病性关节炎各期治疗均有一定疗效。

二、多发性骨髓瘤

多发性骨髓瘤（multiple myeloma，MM）是一种浆细胞恶性增殖性疾病。其肿瘤细胞起源于骨髓中的浆细胞，而浆细胞是B淋巴细胞发育到最终功能阶段的细胞。因此，多发性骨髓瘤可以归到B淋巴细胞淋巴瘤的范围。该病起病缓慢，发病率为2～3/10万，男女比例为1.6∶1，大多患者为中老年人。本病常伴有多发性溶骨性损害、高钙血症、贫血、肾脏损害。由于正常免疫球蛋白的生成受抑，因此容易出现各种细菌性感染。

（一）病理改变

本病多发性骨髓瘤细胞增殖浸润，在受累的骨组织，特别是含有大量松质骨的骨端、椎体，骨小梁被瘤组织广泛破坏，使皮质变薄，甚至扩展至周围组织。骨组织变脆变软，甚至可用刀切。瘤组织常呈灰色或因出血而呈红色均质胶冻状。

（二）临床表现

1. 多发性骨髓瘤　临床表现多样，在不同类型、不同病期及不同患者中，症状可有不同。典型病例是中老年发病，有贫血、骨痛（胸腹背痛最为常见）及反复感染（细菌性肺炎、泌尿系统感染、败血症最为常见）；另外，可见肾功能损害（多尿、少尿、蛋白尿、水肿、肾功能不全）、高黏滞综合征（头晕、眼花、视力障碍、肢体麻木、昏迷）、高钙血症（头痛、呕吐、多尿、心律失常、消化系溃疡），以及淀粉样变性（血管硬化、肝脾肿大、舌体肥大）。

2. 多发性骨髓瘤骨病（multiple myeloma bone disease，MMBD）　是由多发性骨髓瘤导致骨骼改变的统称，包括骨痛、骨质疏松、病理性骨折、溶骨性骨破坏、脊柱不稳定、脊髓与神经根压迫症，以及骨浆细胞瘤等。骨痛以胸腹背痛最为多见，胸腰椎病理性骨折可造成截瘫。骨骼压痛和活动受限是重要体征。

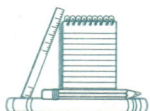

（三）诊断与鉴别诊断

多发性骨髓瘤患者症状多样而非特异性的表现，是造成延误诊断的重要原因。对老年人出现的不可解释的腰背疼痛、无明显外力骨折、复发性感染、贫血或肾功能不全，均应考虑本病的可能。①在骨髓中发现骨髓瘤细胞是诊断本病的基本必备条件，但不能仅依据骨髓中的浆细胞增多作为诊断的依据。②单克隆免疫球蛋白或其轻链的出现是本病的重要特点和诊断依据，但不能仅依据此项确诊或排除本病的诊断，因为有些不分泌型的就不会在血清中出现单克隆免疫球蛋白及其轻链。另外，有些疾病（如红斑狼疮、淋巴瘤、类风湿关节炎）也会出现单克隆免疫球蛋白。③单克隆免疫球蛋白和骨髓中出现骨髓瘤细胞两者都具备，方可排除其他疾病而诊断为多发性骨髓瘤。

1. 实验室检查

（1）血常规　红细胞、血红蛋白性贫血，随病情加重而加重。血沉明显加快，淋巴细胞比率增高至40%～55%。

（2）尿本周蛋白　30%～60%的患者尿本周蛋白阳性。近年采用尿液轻链定量法，患者阳性率可达100%，且一般不会出现假阳性。尿中出现单一轻链，而另一种轻链含量很低，甚至不能测出，是多发性骨髓瘤的特征。

2. 影像学检查

（1）X线表现　广泛性骨质疏松和（或）溶骨性骨质破坏是本病的重要特征，以颅骨、扁平骨多发性圆形"穿凿样"溶骨破坏为特征，骨破坏边界清楚，周围无钙化，有时为斑点状、颗粒状、不规则鼠咬状溶骨破坏，直径由数毫米至1～2cm，甚至可达6～7cm以上，有时可见其中残留的"凿泡状"骨嵴。有的表现为弥漫性骨质疏松，骨小梁变细，骨皮质变薄。骨硬化少见，多表现为骨破坏与骨硬化共存。胸腰椎压缩性骨折也十分常见，有时极易误诊。

图7-8-2　多发性骨髓瘤CT表现一

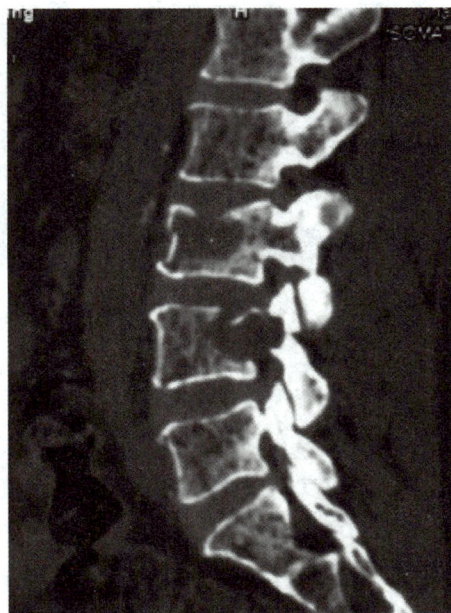

需要和多发性骨髓瘤骨质破坏相鉴别的疾病主要是骨转移瘤、骨结核及甲状旁腺功能亢进。在X线片上，甲状旁腺功能亢进的骨质改变常有纤维性囊性骨炎特点，胸腰椎骨结核常有椎旁脓肿形成的特点，骨转移瘤常为椎体较大范围的溶骨性骨缺损，而不具有多发性骨髓瘤的穿孔样骨破坏的特点。由于多发性骨髓瘤属于血液系统疾病，且椎体为松质骨有较多造血骨髓组织，因此，病变累及范围广泛，发病初期即常为多个椎体、多个部位发病，而骨转移瘤则病变较局限。

（2）CT　可见多发性边缘锐利的小圆形低密度区，边缘很少硬化，有时伴有大块溶骨性破坏。颅骨表现为板障内多发的更低密度区，内、外板完整或缺损，肿瘤突出骨皮质可在周围软组织形成肿块（图7-8-2～图7-8-5）。

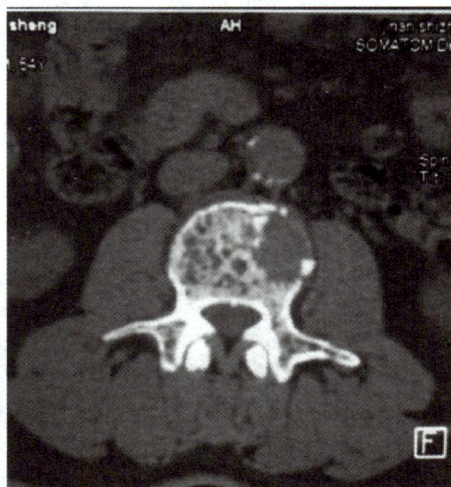

图7-8-3　多发性骨髓瘤CT表现二

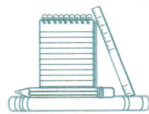

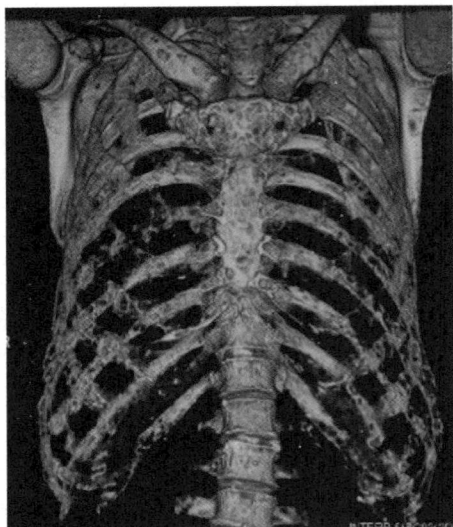

图 7-8-4 多发性骨髓瘤 CT 表现三

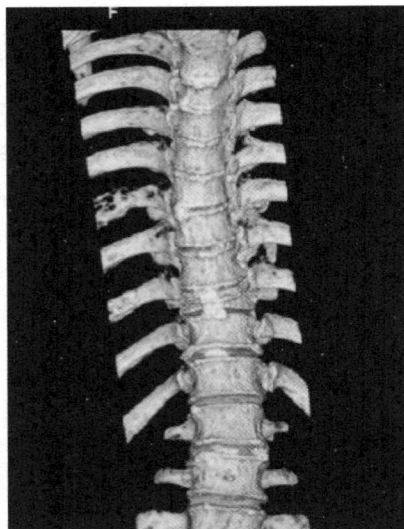

图 7-8-5 多发性骨髓瘤 CT 表现四

（3）MRI T$_1$WI 对检测浆细胞肿瘤很敏感，通常为低信号，T$_2$WI 呈中、高信号。这些有别于镰状细胞病变和骨髓纤维化，后者在 T$_2$ 上为低信号。由于造影剂会对肾脏造成损害，不建议对本病患者行强化 CT 和 MRI 检查（图 7-8-6 ～图 7-8-8）。

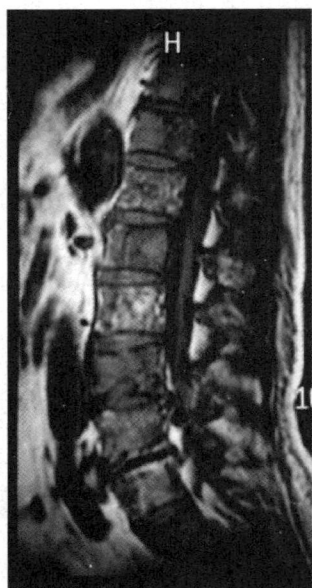

图 7-8-6 多发性骨髓瘤 MRI
表现一

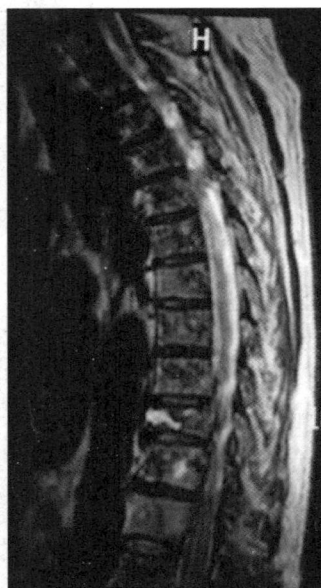

图 7-8-7 多发性骨髓瘤 MRI
表现二

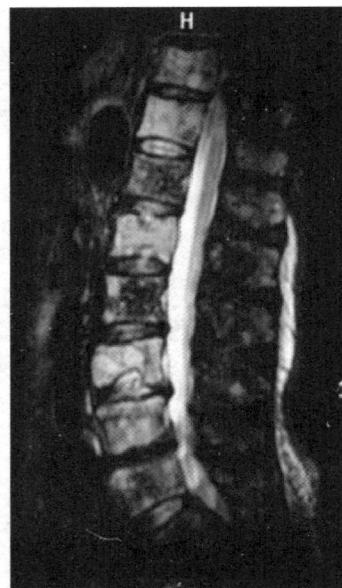

图 7-8-8 多发性骨髓瘤 MRI
表现三

（4）骨密度（BMD） 明显低于正常人，且与分期呈正相关，与免疫球蛋白水平呈负相关，化疗成功的患者骨密度升高。

（5）ECT 主要适用于成骨性病变，多发性骨髓瘤以破骨为主，成骨活性低，故 ECT 不适于本病的评估。

3. 多发性骨髓瘤（MM）2022 年 V4 版 NCCN 指南诊断标准

有第一条和第二至七条中任一或多个骨髓瘤相关表现即可诊断。

（1）骨髓克隆浆细胞 ≥ 10% 或活检证实为骨或髓外浆细胞瘤。

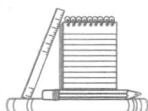

（2）血清钙高于正常上限 0.25mmol/L（1mg/dL），或 > 2.75mmol/L（11mg/dL）。

（3）肾功能不全（肌酐 > 2mg/dL，或 > 177μmol/L），或肌酐清除率 < 40mL/min；贫血（血红蛋白 < 10g/dL 或血红蛋白低于正常下限 2g/dL）。

（4）影像学检查（X 线、CT 或 FDG PET/CT）显示一处或多处溶骨性病变。

（5）骨髓克隆浆细胞 ≥ 60%。

（6）受累 / 非受累血清 FLC 比 ≥ 100，受累血清 FLC 浓度 ≥ 10mg/dL。

（7）MRI 检查 ≥ 5mm 的病灶 > 1 个。

（四）治疗

1. 一般治疗

（1）贫血　根据病情可补充铁剂、叶酸、维生素 B_{12} 等。当血红蛋白低于 60g/L 时，可输注红细胞或必要时皮下注射促红细胞生成素治疗。

（2）高钙血症　严重的高钙血症应积极降钙治疗，药物治疗主要包括使用大剂量糖皮质激素、降钙素及双磷酸盐。

（3）高尿酸血症　口服别嘌呤醇等降尿酸治疗。

（4）高黏滞血症　原发病治疗，必要时可临时性血浆交换。

（5）肾功能衰竭　原发病治疗，必要时行透析治疗。

（6）感染　联合应用抗生素治疗，对反复感染的患者，定期预防性丙种球蛋白注射有效。

2. 化疗　常用药物包括：①靶向药物：目前主要为蛋白酶体抑制剂（硼替佐米、卡非佐米）和免疫调节剂（沙利度胺、来那度胺或泊马度胺）两种。②传统化疗药物：包括马法兰、阿霉素和环磷酰胺等。③糖皮质激素：如地塞米松、强的松等。

常用的化疗方案组合：蛋白酶体抑制剂 / 免疫调节剂 + 糖皮质激素；蛋白酶体抑制剂 / 免疫调节剂 + 传统化疗药物 + 糖皮质激素；传统化疗药物 + 糖皮质激素（属于传统化疗方案）。

现已证明，含有蛋白酶体抑制剂 / 免疫调节剂新药的方案的疗效明显优于传统化疗方案，故多发性骨髓瘤患者应尽量采用包含蛋白酶体抑制剂 / 免疫调节剂新药的方案治疗。

3. 放疗　用于局限性骨髓瘤、局部骨痛及有脊髓压迫症状者。

4. 造血干细胞移植　所有有条件的患者均推荐进行自体造血干细胞移植，部分年轻高危的患者可以酌情考虑异体造血干细胞移植。

5. 多发性骨髓瘤骨病的手术治疗

（1）手术治疗　目的是通过手术干预治疗潜在的或已经发生的病理性骨折，解除脊髓与神经根压迫或清除溶骨性病灶，缓解疼痛，重建骨连续性及脊柱的稳定性，为患者后续的治疗创造条件。需要强调的是，任何手术治疗都要请血液科医生会诊，确定手术和化疗时机。本病的治疗目前仍是以化疗为主的多学科综合治疗模式。

（2）手术适应证　可以概括为以下几个方面：①脊柱不稳或病理性骨折。②脊柱病变压迫脊髓与神经根致神经功能进行性损害。③顽固性疼痛部位明确且与多发性骨髓瘤骨病病变位置一致。④骨孤立性浆细胞瘤。⑤四肢与脊柱软组织浆细胞瘤。⑥四肢长骨病理性骨折或潜在病理性骨折。⑦穿刺或切开活检以提供病理诊断。

（3）禁忌证　①全身状况差，不能耐受手术者。②心、肺、肾功能衰竭不能控制者。③凝血功能严重障碍不能纠正者。④合并严重感染不能控制者。

（4）麻醉及手术方式的选择　首选全麻，因为椎管内麻醉或其他麻醉方法均有一定的创伤性，有导致出血、感染的危险。另外，此类患者身体虚弱，全麻相对可更好地控制血压、血氧

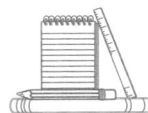

饱和度、呼吸等生命指标。

（5）手术方案的制订

1）脊柱手术　包括开放手术和微创手术，可单独或联合使用。①微创手术：主要指椎体成形术（PKP/PVP），主要用于多发性骨髓瘤脊柱椎体溶骨性破坏，伴或不伴发病理压缩性骨折但不伴有脊髓压迫症，可达到立即止痛、稳定椎体的目的，可单独使用，亦可与开放手术联合应用。②开放手术：以肿瘤切除、脊柱稳定性重建、脊髓减压为主，钛网骨水泥支撑填充为宜。

2）四肢病变及病理性骨折　以病灶切除，钢板或髓内钉固定为主；靠近关节的病理性骨折以人工关节置换为宜。

3）孤立性浆细胞瘤　手术边缘切除，预后较好。

（五）预防与调护

多发性骨髓瘤的总体预后取决于病情分期和进展程度，积极化疗结合中医补气养血，以及针对骨病的外科治疗，对于减轻症状，尤其是减缓疼痛，稳定脊柱、四肢，防止截瘫及肢体功能丧失，具有较高的应用价值。提高整体体质，改善营养，纠正贫血，预防感染和肾衰，对延长生命有重要意义。

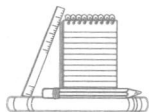

模块八 骨关节发育障碍性疾病

项目一 概述

【学习目标】

掌握：骨关节发育障碍性疾病的主要临床表现、分类及治疗方法。

熟悉：骨关节发育障碍性疾病的常见病因和发病机制。

了解：骨关节发育障碍性疾病的预防措施和康复方法。

案例导入

张某，男，42岁，自幼患有骨关节发育障碍性疾病。病因可追溯至其母亲孕期缺乏必要的营养补充，加之遗传因素，导致张某骨骼发育异常。体格检查：双侧髋关节发育不良，伴有轻度脊柱侧弯。目前，患者行走时存在疼痛，且活动能力受限。

问题：在现有的医疗技术条件下，如何制订个性化的治疗方案，以最大程度地改善患者的生活质量，并减少未来可能出现的并发症？

四肢、脊柱的骨与关节先天畸形、缺如或发育障碍性疾病，是严重影响患者生活质量的难题。这类疾病的发病原因多样，主要包括胎儿自身遗传性因素、母体因素以及外界环境因素。临床表现主要为肢体残缺、骨与关节畸形，这些症状可能在出生时即显现，也可能随着患者的生长发育逐渐显现。部分疾病具有显著的家族遗传特性。

一、病因病机

1.中医病因病机

（1）先天因素 多与父母体质、孕期外邪侵袭、母体受惊或久病初愈等有关。

（2）后天因素 多与幼儿养护不当、饮食不节、跌仆损伤等有关。

2.西医病因病理 导致骨与关节先天性畸形的具体原因目前仍有争议，主要包括以下因素。

（1）遗传因素 人体的遗传物质基础是基因，基因可决定人体骨骼的生长发育、形态特征及生理生化特性。

（2）环境因素 畸形的发生是在胚胎时期受到外界某些因素的影响所致，而与染色体中的遗传基因无关，故无遗传现象。母体在怀孕期间患有某些疾病也会影响胎儿的发育，如贫血、甲状腺功能亢进、肾病等。

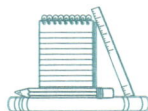

（3）**分娩因素**　分娩时接生不当可致胸锁乳突肌损伤出血而机化，形成肌性斜颈。产程过长或胎儿在产道内时间过长，大脑缺血缺氧，导致脑性瘫痪。

（4）**其他因素**　某些骨关节发育性异常与地域、种族和生活习惯也有关。如发育性髋关节发育不良的发生率以白种人最高、黄种人次之、黑种人最低，且习惯双下肢捆绑襁褓婴儿地域（我国北方）的发病率高于习惯背负婴儿的地域（我国南方）。

骨与关节发育畸形的病理变化十分复杂，表现为肢体残缺、发育不良、发育不全、过度发育等，从而导致骨与关节形态及功能的多重性、复合性异常。

二、临床表现

骨关节发育异常的临床表现极为复杂，可能仅为局部骨骼畸形，也可能是全身性骨关节异常。患者可能在婴幼儿期即出现明显症状，也可能在青春期后逐渐发病。这些畸形不仅影响患者的外观和功能，还可能对其心理造成深远影响。

三、预防与治疗

预防方面，强调"早预防、早发现、早治疗"的原则。妊娠期妇女应注重孕期保健，避免接触有害物质，定期进行产前检查。医生应全面了解胎儿情况，发现异常及时处理。

治疗方面，应根据畸形的类型、程度和病变阶段，制订个性化的治疗方案。手法矫正、外固定支具以及必要的手术治疗都是可选的治疗方法。同时，还应关注患者的心理健康，提供必要的心理疏导和支持。

项目二　上肢骨关节发育异常

> **【学习目标】**
>
> **掌握**：上肢骨关节发育异常的主要临床表现、分类及治疗方法。
>
> **熟悉**：上肢骨关节发育异常的常见病因和发病机制。
>
> **了解**：上肢骨关节发育异常的预防措施和康复方法。

一、先天性高肩胛症

先天性高肩胛症，亦称肩胛骨高位畸形，又称 Sprengel 畸形，以肩胛骨位置较高、发育差、形态异常为特征且多伴有其他先天性异常，如肋骨发育不良、颈肋、颈椎异常、脊柱侧弯等，少数患者有肩胛肌部分缺如或完全缺如。女性多于男性，左侧多见，1/3 的患者双侧发病。

（一）病因病机与临床表现

本病病因尚未完全清楚，目前考虑与胚胎发育过程中肩胛骨下降障碍有关。如宫内压力过大，影响胚胎的肩胛骨下降，或部分肌肉缺如，导致肩胛骨位于高位，且形态和周围肌肉韧带等结构改变，亦常发生肩胛骨与脊柱、胸廓间的连接异常。该病多是散发，表现为常染色体显性遗传。主要临床表现如下。

1. 肩胛骨畸形　可呈单侧或双侧，在出生后即可发生。双侧者约占 1/3，左右发病率相等。

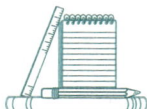

若单侧发病，头向患侧倾斜，患侧颈部较健侧短；若双侧发病颈部多短粗，颈蹼畸形明显。

肩胛骨位置高，其内上角增宽变长可上移至第4颈椎水平，严重者可达枕骨，并有前倾畸形，患侧颈部丰满而显短，锁骨也向上外侧倾斜。

肩胛骨体积小，垂直径小，横径宽，并向外旋转，肩胛骨下角接近脊柱。肩胛冈上部分向前倾斜，甚至与肋骨、锁骨相关节。约1/3的病例有"肩椎骨"存在，即肩胛骨与颈椎间有一纤维性、软骨性或骨性相连，也称为肩椎骨桥，位于肩胛骨上角与颈椎棘突、椎板或横突之间，可与肩胛骨形成发育良好的关节。

2. 软组织异常　肩胛带肌肉发育缺陷，以斜方肌、菱形肌、肩胛提肌、前锯肌、胸大肌、背阔肌的缺如、薄弱、纤维化，甚至挛缩较多见。

3. 合并的其他畸形　70%的患者合并脊柱侧弯、脊柱裂、脊髓纵裂；1/3的患者有肾脏畸形，如肾异位、发育不全或一侧缺如；此外，还有斜颈、短颈、胸廓畸形、骈肋等畸形。

（二）诊断

1. 症状与体征　患者常以双肩不等高就诊，出生时即可看到，随生长而进展。可见肩胛骨处于高位，甚至靠近枕部，升高幅度以健侧为参照。患侧颈部较饱满，颈短，肩胛骨小，向前外倾斜，下角向内接近脊柱。双侧发病时可见肩部狭窄，颈部变短而粗，颈部生理前突增大。肩胛骨内上角的深面可触及硬性肩椎骨包块。肩上举时，肩胛骨向外旋转活动受限，肩肱节律紊乱。肩胛骨周围肌肉薄弱，甚至缺如，或纤维变性呈硬化挛缩状态。

2. 病情分级

1级：轻微畸形。双肩基本同水平，穿衣后外观无畸形。

2级：轻度畸形。双肩基本同水平，可见突出的高肩胛内上部分。

3级：中度畸形。患侧肩胛骨高于对侧2～5cm。

4级：严重畸形。肩胛骨可高达枕部，颈部短宽。

3. X线检查　依靠肩部前后位X线片，可判断肩胛骨升高的程度。病侧肩胛骨明显高起，甚至几乎与枕骨相接触，肩胛骨旋转、前倾，肩胛骨骨体小，肩胛盂浅平，并伴有患侧胸廓的变小畸形。胸廓、脊柱X线检查均可发现相应的畸形。

4. CT三维重建　能直观清晰地显示肩胛骨、肩椎骨及胸廓、脊柱的形态。

（三）鉴别诊断

先天性短颈　颈部短小或缺如，两肩耸起，与高肩胛症相似。但前者头颈活动范围极小或消失，后方发际与颈根、两肩或上背部相连。X线表现颈椎与上胸椎融合在一起。

（四）治疗

先天性高肩胛症的治疗目的是矫正畸形和改善肩部功能。

1. 非手术治疗　非手术治疗主要适用于3岁以内，无症状或症状较轻者，一般采取手法按摩以松解筋结，或对患侧肩胛部进行主动或被动的活动锻炼，以减轻肌肉痉挛并增强肌力。新生儿时期不需要治疗，婴儿和幼儿期应进行手法牵引，特别强调主动和被动进行肩部外展活动的重要性，以增大肩胛骨的活动范围。

2. 手术治疗　手术治疗主要适用于畸形明显，功能障碍严重者，手术适宜年龄尚不统一，多数主张3～6岁时手术，患者年龄较大者手术效果较差。手术以广泛松解软组织，切除肩椎骨桥，使肩胛骨下降为主，此为肩胛骨下移术。手术创伤大，操作复杂，在下移肩胛骨的过程中有牵拉臂丛神经引起损伤的可能。而且，即便是肩胛骨下降满意，其发育畸形、肌肉力量差

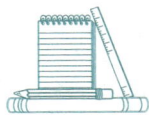

等造成的肩部不等宽、功能不良等问题，也很难解决，术前应与患者家长进行充分沟通。

（五）预防与调护

本病为先天性疾病，早诊断早治疗为防治本病的关键。家长指导患儿锻炼，坚持训练方法与步骤，鼓励患者主动进行肩部肌肉锻炼，增强薄弱肌肉的肌力，促进肌肉发育，防止肌肉挛缩。术后正确指导患儿行肩部功能锻炼，如肩关节内收、外展、内旋、外旋和上举等动作并逐渐增加活动量，对恢复和改善功能具有重要意义。

二、先天性桡骨头脱位

由于桡骨头发育不良，可造成先天性桡骨头脱位。本病主要以单侧发病居多，双侧约占40%，为常染色体显性遗传性疾病。

（一）病因病机

主要的病理改变是桡骨头与肱骨小头、尺骨上端的桡骨切迹间的位置异常，以及由此引起的发育障碍。桡骨头呈卵圆形、椭圆形，近端关节面没有形成浅盘状的凹陷。肱骨头小而扁，其上方的桡骨头凹变浅甚至消失。尺骨的桡背切迹变浅，环状韧带缺如。

（二）临床表现

自幼表现为肘前部隆起或肘外侧轻度凸出。肘关节伸屈及前臂旋转活动，无或轻微受限，有时伴有弹响。前脱位者，肘前部可触及脱位的桡骨头，肱骨外髁下方空虚；桡骨头外侧脱位者，肘外侧可触及桡骨头。

（三）诊断

1. 症状与体征　因临床症状不明显，婴幼儿时期不易被发现。至儿童期偶因肘部轻微外伤，经 X 线检查获得确诊。较大儿童往往能在肘部摸到突出的骨性隆起，在肘部活动时出现"咔嗒"声或肘部僵硬现象，常伴有肘外翻畸形，伸屈活动轻度受限。临床常用的分型如下。

（1）前脱位　桡骨头位于肱骨头的前方，尺骨向掌侧弯曲，肘关节屈曲时有机械性阻挡感，肘窝可触及桡骨小头。

（2）后脱位　桡骨头位于肱骨头的后方，尺骨向背侧弯曲，肘关节不能完全伸直，肘后方可触及突出的桡骨头。

（3）外侧脱位　桡骨头位于肘外侧，尺骨弯向外侧。

2. X 线检查　沿桡骨干长轴中央划一直线均不通过肱骨头的中心，肱骨头明显发育不良，桡骨头呈卵圆形、形状小，桡骨过长，尺骨多有弯曲。

（四）鉴别诊断

应与外伤性脱位、孟氏骨折畸形愈合相鉴别。

外伤性脱位及孟氏骨折畸形愈合均有明确外伤史，致伤暴力较大，损伤机制清楚，局部疼痛肿胀和功能障碍明显，在前臂旋转时症状加重，肘部触诊可有明显压痛，X 线片可明确诊断。小儿孟氏骨折因尺骨近端多为青枝骨折，桡骨小头二次骨化中心尚未出现，容易造成误诊发生畸形愈合，尤以桡骨头脱位更加明显；而先天性脱位者，具有桡骨头、肱骨外髁形状异常、桡骨过长等表现。

（五）治疗

本病由于婴幼儿期局部无明显症状体征，很难做出诊断，往往在较大儿童或青少年期，因轻微外伤或其他原因拍片时才得到确诊。由于此时解剖结构已发生明显异常，采用短缩桡骨将桡骨头复位，重建环状韧带的传统手术已证明效果不佳。应根据患者功能状况选择治疗方案，

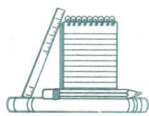

症状轻、功能无明显影响的不予治疗。肘关节屈伸、前臂旋转功能障碍明显者，应在身体发育成熟后，行桡骨头切除术，以改善局部功能。

三、先天性上尺桡关节融合

先天性上尺桡关节融合系指先天性尺桡骨近端连接，前臂不同程度的旋前位固定，双侧同时受累者占 60%。

（一）病因病机

本病为一种常染色体显性遗传性疾病。在妊娠 5 周时，同起源于中胚层的尺、桡骨软骨干的上端未能分开而融合。骨间膜缩窄、旋前圆肌挛缩、旋后肌异常或缺如，以及前臂筋膜挛缩等因素，使得该畸形的病理表现更加复杂。

（二）临床表现及诊断

1. 症状和体征　患肢多以前臂旋转受限就诊，前臂固定于旋前位，伸直时旋转活动可由肩关节代偿完成。可伴有肘关节伸直受限，常常要肩、腕关节活动代偿，合并有旋转肌肉的缺如。

2. X 线检查　可见尺桡骨上端呈骨性连接，可合并桡骨近端的发育不良，也可有桡骨近端的弓形弯曲和桡骨头脱位。

（三）治疗

由于先天性上尺桡关节融合的病理解剖复杂，即便是将骨性融合彻底分离，骨间膜完全切开，也不能恢复前臂的旋转功能，甚至各种间隔物的使用也无法阻止再融合的发生。因此，治疗应根据患者功能受限的具体情况加以选择。除非严重的畸形，上肢功能多能通过肩关节的代偿得到改善，不需手术治疗。畸形严重者，可采用在尺桡骨连接部的旋转截骨术，以达到适合功能的角度即可。

四、先天性手部畸形

先天性手部畸形种类繁多，类型复杂，个体差异大，既可以单独出现，也可以是综合畸形的部分，即使对同一畸形，由于其他因素的影响，也不能用固定的方法加以解决。本病临床较为多见，如多指、并指、巨指或缺指等，以多指、并指较为多见。

（一）先天性多指畸形

先天性多指畸形为临床最常见的手部先天畸形，一手多指数目不等，可多至 8 指。本病有明显遗传性，常合并有并指或其他畸形，最常见的多指部位为拇指桡侧，其次为小指尺侧。临床上根据发育状况可概括为三类。

1. 多余手指仅有软组织　没有骨骼、肌腱，是一突出的软组织块。

2. 附指　多余指中有部分指骨、部分肌腱，是一个功能缺陷的手指，此为附指。

3. 完全性多指　外形完整功能基本正常的手指，有其固有的血管、神经、肌腱，甚至不能区分哪一个手指是多余指，此为完全性多指。

临床上根据畸形不同侧可分为三类：桡侧多指，拇指重复；尺侧多指，小指重复；中央多指，食、中或环指重复。

（1）临床表现及诊断　先天性多指畸形表现为尺、桡侧或中央区有多余的手指生长，可发生于指骨末节、指骨近节或掌指关节等部位，可见骨性结构、软组织结构甚至掌骨赘生。赘生指外形和结构差别较大，生长角度各异，可以是仅包裹血管和神经的狭小皮赘，也可以是具有关节和肌腱的完整手指，可平行或垂直于手掌，也可发生屈曲，与手掌桡侧或尺侧缘呈不规则

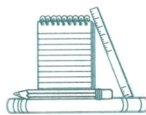

角度。多指畸形可以是单个手指多指，也可以是多个手指多指，可单独发生，也可伴随并指等其他畸形。结合 X 线检查，以判断骨关节形态与结构。

（2）治疗　多指的治疗以手术治疗为主，手术年龄以 3 ～ 7 岁为宜，不宜太小以免损伤骨骺，也不宜太大，以免影响塑形和功能锻炼。重复拇指的治疗较复杂，需要根据畸形类型制订手术方案。仅为软组织指块者，在出生后可用线扎于其根部断之。附指者，可于 4 ～ 5 岁之后切除之，保留功能较好的指，手术时勿损伤骨骺、血管、神经，必要时修补保留指的肌腱。一个拇指接近正常，另一附指可单纯切除。单纯远节多指者，可切除中间部分，保留并缝合两侧部分，两个均发育不良的拇指宜施行纵向截骨中央融合，重建手内在肌与外在肌的正常止点，充分利用被截除的拇指的肌腱重建保留拇指的功能。小指多指畸形较少见，可参照拇指畸形治疗。需要行骨关节矫形术者，最好在骨骺发育停止后，根据情况分别采取截骨术或融合矫正术等。

（3）预防与调护　畸形矫正最好在学龄前完成，以减少心理障碍，也有利于早期适应和功能训练。

（二）先天性并指畸形

先天性并指畸形，又称指间关节融合或指骨融合畸形。并指程度有轻有重，常合并短指、多指畸形。临床类型以并指的连接形式分为皮肤并指和骨性并指。前者相邻手指间仅有软组织相连，软组织的松紧程度不一，两指骨是独立分开的；后者则是并指的两指间共用骨性结构。以并指的程度分为完全性并指和不完全并指。前者自指蹼到指尖都连在一起；后者自指蹼到指尖近侧某一点相连。手术治疗分指以 1 岁半至学龄前施行为宜，重点是指蹼重建和两指相对面的皮肤覆盖，应避免瘢痕挛缩。

有明显影响发育，并且畸形逐渐加重，或三四指并连对功能影响较大者，可在 1 ～ 2 岁时手术分开。一般手术年龄不宜过早，因年幼手小，技术操作困难，加之术后手指比瘢痕生长快，瘢痕可逐渐挛缩，影响手指发育常需再次手术，所以在学龄前后实施手术更为适宜。

并指功能良好，且无发育障碍者，并非绝对需要手术治疗，亦可等到患手发育成熟后再手术。手术治疗时，要将并指完全切开，指蹼切口应设计好，以利重建。一般指蹼掌、背侧各做一等腰三角形皮瓣，长度均为基底的 2 倍，其余皮肤切口应用弧形曲线切口，或锯齿状切口以防直线切口形成瘢痕挛缩。分指时要注意保护神经血管束，分指后的皮肤缺损要植皮修复，以保持最好的功能位置。术后效果与畸形程度有关，仅两者皮肤相连者效果好，骨性相连者效果差。多指相连者以分次进行手术为佳，甚或截除一指以节约皮肤。

项目三　下肢骨关节发育异常

【学习目标】

　　掌握：发育性髋关节发育不良、发育性髋内翻、膝内翻与膝外翻、足部疾病的概念、诊断和中西医治疗。

　　熟悉：发育性髋关节发育不良、发育性髋内翻、膝内翻与膝外翻、足部疾病的病因病机和流行病学。

　　了解：发育性髋关节发育不良、发育性髋内翻、膝内翻与膝外翻、足部疾病的治疗进展。

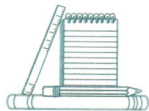

一、发育性髋关节发育不良

发育性髋关节发育不良（developmental dysplasia of the hip，DDH），既往被称为先天性髋脱位，是指髋关节在生长发育过程中股骨头与髋臼的形态及相对位置关系异常为特征的小儿运动系统常见的结构性畸形之一，包括髋臼发育不良、髋关节半脱位及髋关节脱位。后两者属中医学"脱臼"范畴。本病具有明显的家族史，患此病的家族中，发病率高达 20% ～ 30%，且女性患者明显多于男性，双侧多于单侧，左侧多于右侧。

（一）病因病机

1. 中医病因病机　中医学认为本病多属先天禀赋不足，加之后天营养缺乏所致。

2. 西医病因病理

（1）病因　本病公认的致病因素可概括为遗传因素、髋关节及其周围组织发育不良、宫内位置及产后位置等方面。目前普遍认为，家族史、女性、臀位生产、羊水过少、早产、合并其他畸形（如马蹄足、斜颈等）为本病的高危因素，多胎妊娠、使用襁褓为危险因素，发病率存在明显的种族与地域差异。

（2）病理　本病的病理特点包括髋臼、股骨头、股骨颈和股骨干等骨质变化及盂唇、圆韧带、关节囊等周围软组织改变两部分。如分娩前臀位会限制胎儿活动或分娩后髋关节长时间伸展位（襁褓状态下）可导致髋臼与股骨头解剖结构改变，异常的位置关系可导致髋臼发育受到影响。

（二）临床表现

本病的临床表现取决于患者的年龄和病变程度。临床表现可能包括：新生儿体格检查发现髋关节不稳定，婴儿髋关节外展受限，幼儿步态异常，青少年及成年人活动时疼痛和活动受限等。

1. 0 ～ 6 个月　主要表现为大腿皮纹和臀纹不对称，髋关节外展受限、关节弹响和双下肢不等长等。Barlow 征、Ortolani 征、Allis 征阳性。

2. 6 ～ 18 个月　单侧脱位时表现为患侧的肢短性跛行步态；两侧脱位时出现"鸭步"的摇摆步态，臀部明显后突，腰部前突增大。Trendelenburg 征阳性。

（三）诊断与鉴别诊断

1. 诊断

（1）病史　患儿多有家族遗传史、臀位出生史。

（2）症状和体征　若出现下述症状、体征常提示有本病的可能：①行走期前幼儿出现双下肢不等长，臀部、大腿部的皮肤褶纹与对侧不对称，患肢缩短呈轻度外旋位；股动脉搏动减弱；牵动患侧下肢时，常闻及髋部弹响声或弹响感。②行走期后出现单侧脱位时呈肢短性跛行，双侧脱位时表现为"鸭步"等无痛性跛行。③在患儿肌肉放松和安静状态下进行 Barlow 征、Ortolani 征、Allis 征及 Trendelenburg 征等检查有助于诊断。

（3）辅助检查

1）B 超检查　Graf 超声检查方法是目前小于 6 个月患儿早期筛查的首选方法。

2）X 线检查　一般超过 6 个月的患儿可行 X 线检查。主要观察 Perkin 象限、髋臼指数、Shenton 线、CE 角（中心边缘角）等指标。

①Perkin 象限：在骨盆正位片上，两侧髋臼中心连一直线称为 H 线，再从髋臼外缘向 H 线做一垂线（P），即将髋臼关节划分为 4 个象限，正常股骨头骨骺位于内下象限内。若位于外下象限为半脱位，位于外上象限为全脱位。②髋臼指数：从髋臼外缘向髋臼中心连线与 H 线相交

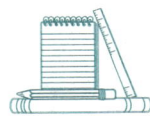

所形成的锐角，称为髋臼指数，正常值为 20°～25°。当小儿步行后此角逐渐减小，直至 12 岁时基本恒定于 15° 左右。髋脱位时则明显增大，甚至在 35° 以上。③ Shenton 线：正常闭孔上缘弧形线与股骨颈内侧弧形线在一个平滑的抛物线上，称为 Shenton 线。髋关节脱位时此线中断不连续。④ CE 角：也称中心边缘角，是股骨头中心点与髋臼外上缘连一直线（CE），与通过髋臼外上缘的 H 线的垂线所成的夹角，正常为 20° 以上。用于检测股骨头与髋臼相对的位置关系，髋臼发育不良或半脱位时，CE 角减小或变成负角。

3）CT 检查　三维 CT 可以立体观察髋关节，有利于显示脱位的方向、程度以及股骨头与髋臼的关系等，主要用于评估畸形以及术前规划。

4）MRI 检查　可清楚显示骨性及软骨性髋臼的发育情况、髋臼形态学病理改变、髋臼对股骨头的多方向覆盖情况等，还可早期确诊婴儿本病闭合复位严重的并发症之一股骨头缺血性坏死。

2. 鉴别诊断

（1）发育性髋内翻　患儿走路时呈跛行步态或摇摆步态，髋关节外展明显受限，但屈髋自如。X 线表现为颈干角变小，股骨头内下方近颈部可见三角形骨块，颈干角可达 90° 以下。Allis 征和 Trendelenburg 征阳性。

（2）病理性髋关节脱位　患儿常有髋部感染史或用药不当史，X 线片可见股骨头骨骺缺如，但髋臼指数正常。

（3）麻痹性与痉挛性髋关节脱位　前者多为脊髓灰质炎后遗症，存在部分肢体瘫痪，有明显肌萎缩，肌力减低，X 线显示"半脱位"，一般容易鉴别。后者多为早产儿或出生后窒息者及有脑病病史者，出现半身瘫或截瘫的上运动神经元损伤的表现。

（4）佝偻病　患儿走路时可呈两侧摇摆步态，两下肢向内或向外弯曲畸形，呈"X"形腿或"O"形腿，坐、立和走路都晚于正常幼儿，无跛行，腹部膨隆，常有方颅，肋骨串珠，胸骨前凸呈"鸡胸"。X 线片无股骨头脱位或半脱位征。

（四）治疗

本病应早诊断、早治疗，患儿年龄越大，髋关节病理损害越重，疗效越差。总体治疗原则为同心圆复位、维持稳定的复位、促进髋关节正常生长和发育、减少并发症，治疗方案包括疾病宣教、挽具治疗、药物治疗、矫正手术及重建手术等。

1. 保守治疗　尽早复位并维持一定的关节运动，应用髋关节屈曲外展挽具，或石膏、支具将髋关节固定于适当的位置，并维持一定的时间。

（1）新生儿（0～6 个月）　有髋关节脱位的患儿经轻手法即能复位，忌暴力手法。复位时将患儿双髋屈曲至 90° 后逐步外展，并将股骨大转子由外向前内方推压即可使其复位。为了使复位后的髋关节保持在稳定状态，需用支具使髋关节保持在外展 70°、屈曲 70° 位 3～4 个月，以便髋关节正常发育，促使关节稳定。常用 Pavlik 挽具（连衣挽具）等。

（2）婴幼儿期（7～18 个月）　不能自然复位的髋脱位，一般采用手法复位，石膏或外展支具固定。首选麻醉下闭合复位、人字位石膏管型固定。

2. 手术治疗　18 个月～8 岁儿童目前通用一期手术治疗，如切开复位、骨盆截骨、股骨近端截骨术，术中可能同时进行髂腰肌和内收肌松解、关节囊成形等。手术的目的是将异常的髋臼方向改为生理方向，矫正过大的股骨前倾角和颈干角，增加髋臼对股骨头的包容。

（五）预防与调护

对孕产期妇女及家庭成员进行相关知识教育，是预防本病发生和获得早期诊断的关键。孕

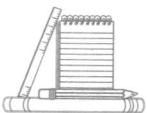

妇一旦确定胎儿臀位，产科医师应尽可能手法使胎儿由臀位转为头位，既可减小分娩难度，亦能降低本病的发病率。所有婴儿出生后都要进行本病筛查。对体格检查阳性或存在本病高危因素者，出生后 4～6 周行超声检查。应抛弃我国北方传统的双下肢伸直内收位襁褓法，提倡髋关节外展屈曲位，应用三角形尿布兜，保持髋关节稳定的体位。治疗过程中要注意并发症的观察、正确的康复训练、严格的定期随诊等。

二、发育性髋内翻

发育性髋内翻（developmental coax vara）又称婴儿型髋内翻、先天性髋内翻，是由于股骨颈的颈干角在幼儿时期进行性减小，导致跛行日益加重的一种先天性畸形，是小儿跛行的原因之一，多为单侧发病。

（一）病因病机

本病病因及发病机制不十分明确。发病与有家族遗传史、先天性股骨颈骺板发育异常等有关。其主要病理过程是股骨头内侧与股骨颈交界处见三角形骨缺损区，又称骨发育不全区。由于该区处于股骨颈的主要负重力线径路上，使股骨颈承重能力下降；同时该线之近端为骺软骨板，患儿站立行走负重后，颈干角呈进行性减小，髋内翻日益加重，大转子上移，最后髋内翻畸形呈手杖形。

（二）临床表现

患儿身高一般较矮，单侧发病多见。出生时外观无明显异常，直到学步行走后逐渐出现无痛性跛行及大转子部隆突畸形逐渐加重，才被发现并就诊。单侧发病时患肢短缩明显，跛行并易疲劳；双侧发病时步态呈典型"鸭步"步态，有些患儿腰椎生理前突增大，臀部后耸。临床查体髋关节各个方向活动受限，以髋外展、内旋受限明显。严重髋内翻时大转子部明显隆突畸形，位置较健侧高。臀中肌松弛无力呈臀中肌失效步态，Trendelenburg 征阳性。

（三）诊断与鉴别诊断

1. 诊断

（1）病史　患儿多有家族遗传史。

（2）症状和体征　由于髋内翻、大转子向外上凸出，导致患肢缩短，患儿在行走后出现臀中肌松弛的跛行。如为双侧病变，步态呈"鸭步"。患髋外展、内旋受限。Trendelenburg 征阳性。

（3）影像学检查

1）X 线检查　股骨颈变短、增宽，颈干角变小（NS 角）通常小于 90°，股骨颈骺板与水平线的夹角（HE 角）变大，为 40°～70°，正常小于 16°。股骨头向下移位，骨骺线近于垂直，边缘不整，略宽。股骨颈干骺端内下方可见三角形骨块，周围有两条透光带呈倒"V"形衬托此三角形骨块，内侧透光带是股骨头下的骺板，远侧的透光带由骨化不全的软骨构成。

2）CT 检查　髋臼股骨头关系正常，股骨颈干角变小，股骨颈低平，股骨颈干骺端内下方可见三角形骨块，可直接测量 NS 角和 HE 角。

2. 鉴别诊断

（1）先天性髋关节脱位　先天性髋关节脱位由于股骨头位于髋臼之外，套叠试验阳性，而后期髋关节功能受限显著，X 线片可明确诊断。

（2）多发性骨软骨发育不良　均有跛行，但以身材矮小为特征，累及四肢，有家族史。

（3）股骨颈骨折　均有跛行步态，但有明显的外伤史。

（四）治疗

1. 保守治疗　使用坐骨负重的支具，以减少对股骨颈部之压力。可用小针刀、手法松解髋

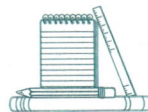

周软组织挛缩等。如果非手术治疗效果不佳，则尽早手术治疗。

2. 手术治疗　大多患者需通过手术治疗矫正畸形，改善临床症状和体征。手术均宜在 15 岁之前完成，以 4～8 岁为最佳时间。对年龄超过 15 岁的患者，为防止代偿性脊柱侧弯等畸形的发生，仍可选择手术治疗。手术治疗通常采用外展截骨矫形术。恢复颈干角，将股骨头骺线由接近垂直位矫正为接近水平位，消除作用于骺板的剪切应力；恢复外展肌功能，进而稳定髋关节以改善步态。

（五）预防与调护

本病早期诊断与早期矫治是关键。要进行必要的肌力和关节活动度训练，配合髋周软组织手法松解等。术后固定期间，应注意股四头肌等长收缩练习，注意并发症的发生。去除外固定后，指导患儿加强髋关节功能活动，特别是外展功能锻炼。骨性愈合后，适度适量地进行下床负重活动。

三、膝内翻与膝外翻

膝内翻与膝外翻系膝部向外、向内成角畸形，多为两侧对称发生，寒冷地区发病率相对高于温热地区。两者均为一种症状，而不是单一疾病。

膝内翻又称"O"形腿、"罗圈腿"，膝外翻又称"X"形腿、"外八字腿"。

（一）病因病机

1. 病因　膝内翻、膝外翻的病因较多，内因主要与缺钙、遗传有关，外因主要与不良姿势有关。

2. 发病机制

（1）生理性膝内翻、膝外翻　儿童出生后双侧膝内翻，以"O"形腿为主要表现，直到 1 岁半左右；到 2 岁逐渐变直，以后逐渐双侧膝外翻，表现为"X"形腿；3～5 岁是膝外翻最明显的年龄阶段，以后外翻角度逐渐减小；在 6～7 岁接近于成年人。无疼痛、关节功能受限和其他全身的表现。

（2）病理性膝内翻、膝外翻　佝偻病、黏多糖病等累及全身骨骼；股骨远端胫骨近端骨骺损伤等因素导致的骺板部分早闭，并且骺板闭合偏向一侧；股骨胫骨骨髓炎、结核等感染性疾病；Blount 病；8 岁以上儿童出现特发性膝内翻或者膝外翻等，影响下肢生长或应力均可能导致膝内翻、膝外翻的发生。膝内翻主要是胫骨近端变形，可出现继发性膝外侧副韧带松弛、退行性关节炎及髌骨软化等。膝外翻畸形多发生在股骨下端，可出现继发性退行性关节炎、膝外侧副韧带挛缩、内侧副韧带松弛及髌骨脱位等。

（二）临床表现

患肢可有疼痛，负重行走时显著加重；患膝可有肿胀或不同程度的功能障碍，活动后可加重。畸形明显的儿童行走笨拙，奔跑能力下降，易疲劳，身体多较胖。

（三）诊断

1. 病史　患者多有佝偻病史，或膝关节创伤或感染病史。

2. 症状和体征

（1）膝内翻　患膝关节疼痛，内侧可有压痛，蹒跚步态，足趾内偏，单侧畸形则跛行。患儿平卧于检查床上或双下肢伸直站立时，内踝并拢或互碰，测量两膝间距离表示膝内翻的程度。髂前下棘与第一、第二跖骨间连线，正常时经过髌骨中心。当膝内翻时髌骨位于连线的外侧，膝外翻时髌骨位于连线的内侧。行膝关节侧方应力试验可了解膝外侧副韧带松弛情况。1～3 岁

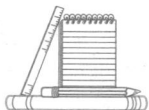

患儿表现胫内翻、内旋并膝反屈，膝内翻进行性加重，呈不对称性发病提示 Blount 病。

（2）膝外翻 患膝关节周围可有压痛，双侧膝外翻时步态蹒跚，行走时双膝内侧互相摩擦，称"碰膝征"，单侧畸形时为"K"型畸形，步态异常易跌倒。平卧位或站立位两膝并拢时，双内踝间距反映膝外翻的严重程度，距离越大，表示外翻程度越严重。严重膝外翻导致股四头肌力线外移，Q 角增大，髌骨易出现向外脱位。行膝关节侧方应力试验可了解膝内侧副韧带松弛情况。

3. 影像学检查 应行站立位双下肢全长 X 线片检查，表现为膝内、外翻。佝偻病全身骨骺板均受累，骺板增宽，边缘不清，临时钙化带模糊，呈毛刷状改变，骨质稀疏。Blount 病胫骨近端骨骺向内倾斜，骨骺线内侧不规则，外侧变宽。膝内翻可见胫骨髁发育小，膝及踝关节面向内侧倾斜，膝关节向外成角畸形，胫骨向内弯曲，下肢力线位于通过膝关节中心内侧。膝外翻时股骨外上髁发育小，关节面向外上倾斜，膝关节向内成角畸形，股骨与胫骨纵轴线的外翻夹角超过正常（男性 7°，女性 8°），下肢力线位于通过膝关节中心外侧。

（四）治疗

生理性膝内翻与膝外翻在发育中自行矫正，不用治疗。

1. 保守治疗 病理性膝内翻与膝外翻应该考虑是否存在内科疾病，若存在则先行内科治疗。对于 5 岁左右的患儿，可采用手法矫正、夹板矫正，或足弓支持垫、矫形鞋等进行治疗。注意手法不可粗暴，夹板固定不可过紧。

2. 手术治疗 严重膝内、外翻畸形的患儿，且膝间距或者踝间距大于 10cm，经保守治疗无效者，需手术矫正畸形，主要手术方法有生长诱导术、截骨矫形外固定架外固定术、截骨矫形内固定术等。

（五）预防与调护

在原发疾患控制的情况下，一般病例经及时治疗预后良好。延误治疗会引起关节并发症，即使再截骨矫正仍可残留症状。固定期间应注意股四头肌收缩练习，去除外固定后，即加强股四头肌的功能锻炼，及时配合推拿按摩与理疗，以增强肌力，促进康复。

四、足部疾病

（一）踇外翻

踇外翻是指踇趾向足的外侧过度倾斜，是最常见的前足畸形之一。男女比例 1 :（9～15），踇外翻可发生于任何年龄，尤以中老年妇女多见，多有家族史。

1. 病因病机

（1）中医病因病机 本病根据其骨骼肌肉状态可归属中医学"骨错缝""筋出槽"的范畴。当受各种因素影响，足内侧的踇展肌与外侧的踇内收肌，背侧的踇长、短伸肌腱与跖侧的踇长、短屈肌腱维持动态平衡被打破时，会加重踇外翻的情况，逐渐导致前足的生物力学改变，横弓逐步塌陷或降低，第二、第三跖骨头下胼胝体形成。

（2）西医病因病理 本病主要与遗传、穿鞋不适、足骨性结构异常等因素有关。患者大多有家族遗传史，经常穿高跟鞋或尖头鞋也容易导致本病；足的骨性结构异常，如扁平足、前足或踇趾的旋前、第一趾骨近节过长、第一跖骨内翻等均可引起外翻；外伤后处理不当、第二趾缺损、跖骨骨折畸形愈合、足部肌力不平衡、类风湿关节炎、遗传性疾病、神经肌肉性病变等也可发生踇外翻畸形。

2. 临床表现 可见双侧踇外翻畸形；偶有第一跖骨头内侧肿胀、疼痛。严重者可见局部皮

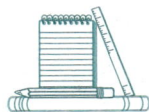

温升高，疼痛较重，影响行走，可触及滑动感，年老者皮肤可出现溃疡、感染。足掌前部增宽，足部易疲劳。

3. 诊断与鉴别诊断

（1）诊断

1）病史　患者多有家族遗传病史，女性多见。

2）症状和体征　蹚趾旋前、外翻畸形，第一跖骨头内侧可见红肿、疼痛，胼胝体，穿鞋行走受限，还要检查是否合并平足及其他足趾畸形。

3）影像学检查　一般均行负重正、侧、轴位 X 线检查，常规测量足正位 X 线片上角度：蹚外翻角（第一跖骨长轴线与第一趾近节趾骨长轴线相交之锐角）＞ 15°，或伴有第一、第二跖骨间角（第一跖骨长轴线与第二跖骨长轴线相交的锐角）＞ 9°。正位 X 线片可显示跖趾关节半脱位、脱位的程度，以及是否有跖趾关节炎的表现；轴位 X 线片上还可显示籽骨的移位程度。

（2）鉴别诊断

痛风性关节炎　多发于第一跖趾关节，常在夜间或清晨急性发作，关节剧痛，呈刀割样疼痛。多与高嘌呤饮食、大量饮酒、过度劳累等有关，血尿酸水平升高，X 线或 CT 可见痛风石。

4. 治疗

（1）非手术治疗

1）中医外治　外用樟脑酊、红花油、消肿散、双柏膏等按摩足趾，能改善血液循环，消肿止痛。中药外洗方可选用消肿活血汤、海桐皮汤等煎水熏洗患处。

2）手法矫正　患者自己将蹚趾向内侧掰动，可以有效防止蹚外翻加剧。

3）痛点封闭　如果疼痛局限于蹚囊炎或跖趾关节，可行痛部穿刺排液，局部注入类固醇剂。

4）运动训练　穿着前部宽大且跟高不超过 2.5cm 的鞋，按摩、扳动蹚趾向足内侧，在沙土上赤足行走，锻炼足肌，热敷，休息等。体操矫正蹚外翻也有一定的疗效，即在两侧第一趾上套橡皮带做左右相反方向牵引动作，每天 2 次，每次 5～10 分钟。

5）矫形支具　可减轻对骨突的压力和摩擦。对于轻度畸形的患者，可用硅胶制作的夹趾垫放置于蹚趾和第二趾之间，减轻蹚外翻，缓解疼痛；也可使用夜间矫形夹板，将蹚趾固定于内翻位。对于较重的畸形，支具只能延缓畸形发展，缓解疼痛。

（2）手术治疗

1）手术指征　疼痛重者和保守治疗无效或反复发作者可考虑手术。

2）手术目的　矫正第一跖骨的内翻畸形和蹚趾近节趾骨的外翻，从而恢复第一跖趾关节的对合。矫正外翻合并存在的前足畸形如鸡眼、胼胝、锤状趾、小趾囊炎。

3）手术方法　包括软组织松解、骨赘切除、截骨拼接对合关节等。常见术式：①远端软组织重建术。②跖骨头颈截骨术（Chevron 截骨术）。③跖骨干截骨术（Scarf 截骨术）。④跖骨基底截骨术（Ludloff 截骨术）。⑤内侧楔骨截骨术。⑥趾骨截骨术。⑦第一跖趾关节技术（包括关节成形术、关节融合术、人工关节置换术）。⑧微创矫治蹚外翻手术。⑨ Keller 手术等。

4）术后注意事项　避免穿尖头高跟皮鞋，平日穿鞋应尽量选用前部较宽的鞋，尤其是在运动或需长距离行走的时候。

5. 预防与调护　本病重在预防。避免长时间站立或行走，穿鞋要宽松、舒适，鞋垫要垫厚，以减少对足的摩擦和刺激。避免长时间穿尖头高跟鞋是预防蹚外翻的主要措施。经常充分活动足趾，可以增强足内肌的肌力，防止关节软骨损伤，延缓骨性关节炎的发生。一旦发现有轻微的蹚外翻，可佩戴夹趾垫或矫形支具，以延缓病程发展。

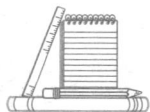

（二）扁平足

扁平足又称平足症，是由于足部骨关节、韧带结构异常，导致足弓下陷甚至消失，为常见的足部畸形。足弓低平者较为常见，但并非全都出现临床症状。在婴幼儿时期，由于足弓下方存在较厚的脂肪垫，足弓尚未显现，随着年龄的增长，脂肪垫变薄，足弓在外观上才表现出来。

1. 病因病机

（1）中医病因病机　中医无"扁平足"这一病名，但久立、久行可导致维持足弓的韧带、肌腱、关节囊等软组织受损，属于《素问·宣明五气》所言之"五劳所伤：久视伤血，久卧伤气，久坐伤肉，久立伤骨，久行伤筋"。

（2）西医病因病理　可分为先天因素和后天因素。

1）先天因素　由于遗传因素或足骨发育畸形等原因，导致足弓扁平。

2）后天因素　主要有慢性劳损、足外伤、足骨关节病、中枢性疾病等因素。如长期站立过久，长途行军或负重过多；足部创伤后，骨关节畸形愈合或韧带断裂，可导致足弓低平；类风湿关节炎、足骨关节结核；脊髓灰质炎后遗症、脑性瘫痪等中枢性疾病，由于足部肌肉失去神经的正常支配，肌力减弱或麻痹痉挛等。

（3）分类　扁平足有较多的分类方法。按病因，可分为先天性平足和后天获得性平足；按体征，可分为可复性（柔韧性）平足、固定性（僵硬性）平足；按年龄分类，可分为青少年型平足症和成人获得型平足症。

2. 临床表现　常见于足底内侧疼痛，久站、久行后加剧，呈进行性加重，少部分有足踝部及小腿下部疼痛症状。跑步甚至行走能力下降，步态异常，如外八字步态等，鞋子后跟的内侧缘可因此而容易磨损。可见足踝关节肿胀，或伴有踇外翻、后跟外翻或膝外翻畸形等。

3. 诊断

（1）病史　可有家族遗传病史、足外伤史、慢性劳损史等。

（2）症状和体征　初期部分患者可无疼痛或不适，但多数患者常感足部酸痛、疲乏，负重时明显，休息后减轻，若病情发展，足弓可发生塌陷。查体可见足纵弓低平，足跟外翻。前足外展，舟骨结节处向内侧凸出并有压痛，第一跖骨头及跟内缘可能有胼胝，患者鞋跟内侧磨损较多，用石膏粉印足底时可见足底完全着地。站立位载重线向内移位：正常双足平齐站立，下肢负重线应通过髌骨中线和踝关节中线，向下止于第一、第二跖骨间隙；平足症患者载重线内移，越出踝关节和足内缘的范围。

（3）影像学检查　站立位足正侧位 X 线片可见舟骨结节完全塌陷，与载距突的距离增加。自跟骨结节底部至第一跖骨头底部做连线，并从舟骨结节至此连线做垂直线，其长度多< 1cm。影像学检查均是在负重位 X 线片测量足弓的角度改变，如 Meary's 角、Pitch 角、距舟覆盖角等。

4. 治疗

（1）非手术治疗

1）药物治疗　可服用健步虎潜丸等强壮筋骨药。酸痛或僵硬者局部用海桐皮汤或八仙逍遥汤熏洗。

2）手法治疗　用分筋理筋手法解除腓骨肌痉挛，用对抗跖屈手法加强跖屈肌踇外翻肌力。

3）功能锻炼　加强跖屈肌的锻炼，如用足前部着地行走、加强足跖屈训练等。

4）矫形鞋　寻求专业人员配制矫形鞋，鞋底根据正常足弓弧度设计，足弓部位凸起，鞋跟高背设计，紧束足跟。

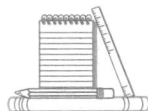

（2）手术治疗 适用于非手术治疗无效，疼痛较重，且影响负重行走、负重能力和穿鞋的中、重型扁平足，患者年龄＞10岁者。通常依据X线片测量，确定足纵弓下降的部位后，选择手术方法。软组织手术主要包括肌腱修复、肌腱转位、三角韧带、弹簧韧带修复等。骨性手术主要包括跟骨内移截骨、外侧柱延长、关节制动术等。软组织和骨性手术联合应用，疗效明显提高。

5. 预防与调护

（1）扁平足是可以预防和纠正的，要避免肥胖，合理利用足弓，加强体育锻炼，使足肌及韧带发达，重点训练胫前肌、胫后肌、屈趾长肌和足肌。双足尖向内足跟分离，经常在温水中泡足，用足趾抓夹放在水中的小卵圆石。

（2）劳累后要及时休息，青少年的运动量要控制，避免久站、久行，尤其是负重行走；9个月以内的婴儿不宜过早练习走路。

（3）鞋子的形状大小一定要合适、宽松、鞋底不滑、鞋尖不窄、鞋跟宽而不高，以保持足部正确姿势，有利加强足部支持重力。扁平足患者不要穿没有鞋跟的平底鞋，青少年不宜穿鞋底厚的鞋，女孩子不宜穿高跟鞋等。

（三）马蹄内翻足

马蹄内翻足是指先天性足下垂、高弓、内翻、内收畸形，似马蹄状，是先天性足畸形中最常见的一种，约占全部足畸形的75%以上，可为单侧发病，也可双侧发病，男性发病较多，为女性的2倍左右。

1. 病因病机

（1）病因 本病的病因至今尚未明确，目前主要倾向于与胚胎早期发育异常和胎儿在子宫内位置不正有关，神经肌肉疾病、创伤、感染、烧伤等疾病也可导致本病发生。

（2）病理变化过程 本病病理变化表现为不同程度的软组织挛缩纤维化和骨畸形。患儿步行后，畸形可日趋严重。先天性马蹄内翻足的主要畸形为三部分，即足跟内翻、前足内翻和距小腿与距下关节跖屈，呈马蹄状畸形。

2. 临床表现

（1）松弛型 畸形较轻，踝和足背外侧有轻度皮肤皱褶，足跟大小正常，小腿肌肉萎缩不明显。

（2）僵硬型 畸形较严重，足跟小而内翻，小腿肌肉萎缩，足背和踝前部皮肤拉紧，足内侧和足底有较深的皮纹，可伴有小腿内旋甚至股骨内旋畸形。

3. 诊断与鉴别诊断

（1）诊断

1）病史 出生后即可看到足的畸形。

2）症状和体征 可见主要畸形为前足内收、高弓；后足内翻；踝关节跖屈；小腿内旋。

3）影像学检查 标准X线片包括双足前后位和侧位片，站立位双下肢全长片。主要观测双下肢长度、膝关节线、距跟角、胫跟角、距骨－第一跖骨角。

（2）鉴别诊断

1）脊髓灰质炎后遗症 出生时足正常，有脊髓灰质炎发病史，肢体有多个肌肉瘫痪，且无规律，无皮肤感觉障碍，受累肢体呈短、小、细、凉表现。

2）神经性马蹄内翻足 女性多见，出生后可有马蹄内翻足，可因足内在肌瘫痪而出现高弓足和爪形趾畸形。骶尾部可见有毛发增生、皮肤瘢痕或脊髓脊膜膨出；小腿外侧及足部皮肤感

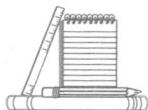

觉障碍，甚至小便失禁；足外侧负重部位常出现神经营养性溃疡，经久不愈。

4. 治疗　治疗原则为越早越好。治疗方法依年龄和畸形类型加以选择。

（1）非手术治疗　适用于轻型患儿。

1）中药外洗　如舒筋活血汤足浴，每日 1 次，每次 20 分钟。

2）手法治疗　患儿仰卧、屈膝，用手掌握住足底部，用另一手将前足推向外，矫正前足内收，握足跟部的手使足跟外翻，然后在足跟外翻基础上背伸足跟部，以矫正其马蹄内翻足畸形。在矫正下垂时，切忌将前足强力背伸，应先将后跟向下拉然后背伸，否则单纯将足前部背伸，将造成"摇椅足"畸形。每日 2 次。手法宜轻柔，免致骨伤，逐步加大矫正角度，忌用暴力手法。

3）固定方法　用胶布固定法固定时，皮肤事先涂以安息香酸酊以保护皮肤，然后用 2.5cm 宽的胶布自跟骨内面中线开始，经足跟内侧，再至外侧，最后至小腿外侧，3～4 条，每条略有重叠顺序黏住，在小腿处用胶布横形加强固定数条，注意胶布勿使之成为环形的束带影响血液循环；也可用绷带或石膏管型固定，用石膏固定每周应更换 1 次，以后更换时间可延长，直至完全矫正。胶布固定后仍可进行手法按摩。若胶布松动，或由于畸形逐渐恢复，使胶布失去作用时，可更换胶布进行加固。

（2）手术治疗　婴幼儿主要以软组织松解术为主，一般主张先经过半年左右系统的保守治疗，畸形矫正不满意的应进行手术治疗。较大儿童需骨性手术与软组织手术结合进行。手术分为三类：软组织松解术、骨畸形矫正术、肌力平衡术。

5. 预防与调护　孕妇应注意妊娠期卫生，避免使用不必要的药物，预防病毒和细菌感染。宜穿宽松的衣服，给胎儿发育创造良好环境。婴儿出生后一旦出现马蹄内翻足，及时就医，指导家长掌握按摩手法技巧。

（四）高弓足

高弓足是指一类以足内侧纵弓异常增高，负重时足弓无法放平的足部畸形。足弓增高通常伴有一系列畸形，包括爪形趾、前足内收及旋转、中足跖屈、后足马蹄内翻等。

1. 病因病机　高弓足的病因可分为神经肌肉性、先天性、创伤性和原发性。神经肌肉性疾病是最常见的病因，如进行性神经性腓骨肌萎缩、脊髓灰质炎、脑性瘫痪等。创伤性因素包括骨筋膜室综合征、足部严重多发骨折治疗不当等，也可导致高弓足畸形的发生。对于神经肌肉疾病或特发性畸形患者，一般认为足内、外在肌的肌力不平衡是高弓足畸形的基本病理机制。

2. 临床表现　典型症状是足外侧柱疼痛、足底第一和第五跖骨头下负重区的疼痛。患者大多不能持久行走，足易疲劳，感觉酸痛，步态不稳。足部畸形，表现为足纵弓异常增高，足的长度变短，高弓、马蹄、爪形趾畸形。严重高弓足患者可在足底跖骨头部位出现较大的胼胝甚至溃疡，常年不愈合。继发足各个关节退变和踝关节退变。

3. 诊断

（1）病史　出生时即可表现为足纵弓异常增高。

（2）症状和体征　症状包括行走相关性的疲劳感、足底负重区的压力分布不均导致的疼痛，因后足内翻导致的踝关节外侧不稳及疼痛，步态不稳等；体格检查注意下肢及足部的肌力是否存在异常。

（3）影像学检查　X 线检查包括足、踝的负重片及正、侧位片。完整的侧位片需包括胫腓骨下 1/3 段。主要观测距骨 - 第一跖骨角、跟骨倾斜角、跟骨 - 第一跖骨角、跟距角等，以评估畸形程度及高弓顶点的位置。

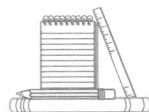

4. 治疗

（1）保守治疗　许多高弓足畸形患者在初期通过适当的非手术治疗，是可以稳定或减缓疾病进程的，可以选择定制鞋或矫形器，也可使用前足楔形垫。

（2）手术治疗　对于经过正规保守治疗无效或进行性发展、症状明显、肌力不平衡、僵硬性，或出现骨性改变的高弓足患者，推荐行手术治疗。手术原则：先纠正高弓状态，再纠正伴发畸形；先进行软组织手术，再进行骨性手术；先进行截骨矫形，再进行关节融合术。手术方法包括软组织手术及骨性手术两大类。

5. 预防与调护　减少行走或站立时间。佩戴定制鞋或矫形器，需定期检查维护。经常充分活动足趾，可以增强足内肌的肌力，防止关节软骨损伤，延缓骨性关节炎的发生。

（五）锤状趾

锤状趾一般是指足趾近侧趾间关节屈曲挛缩，跖趾关节保持过伸状态，并有时伴有脱位、远端趾间关节中立或背伸的一种畸形。锤状趾多发生于第二趾，亦可发生于第三趾或第四趾。该病的发病率为 28% ～ 46%，男女发病率之比为 1 ∶ 5。

1. 病因病机　锤状趾的病因包括机械性因素和炎性因素。

（1）机械性因素　长期穿尖头高跟鞋使跖趾关节过伸，产生屈曲效应而导致锤状趾畸形；跗外翻畸形可传递压力至第二趾，使跗趾与第二趾重叠，致第二跖趾关节过伸。急性创伤损伤了跖趾关节的支持韧带和关节囊，导致跖趾关节不稳定。

（2）炎性因素　常见的是第二跖趾关节滑膜炎，可致关节囊继发性松弛，使跖趾关节不稳定，继发近侧趾间关节屈曲畸形，产生锤状趾。

2. 临床表现　穿鞋行走时近侧趾间关节疼痛，行走过多则跖趾关节肿胀，关节不稳定；常伴有跗外翻畸形，近侧趾间关节背面受到鞋面挤压影响穿鞋。近侧趾间关节背侧，跖骨头下方和足趾末端跖侧面可见痛性胼胝。若伴有糖尿病时，足底感觉障碍，可导致足部溃疡。

3. 诊断与鉴别诊断

（1）诊断

1）症状和体征　近侧趾间关节疼痛，常伴有跗外翻畸形，可见痛性胼胝。可伴有跖趾关节不稳、半脱位。通过评估各关节活动度，可判断畸形是可复性还是僵硬性的。

2）影像学检查　常规行足负重正、侧位 X 线检查，可看到跖趾关节、近趾间关节、远趾间关节是否有关节炎或脱位及各序列排列情况。

（2）鉴别诊断

1）槌状趾　是跖趾关节和近侧趾间关节中立位而远侧趾间关节屈曲，造成足趾末端屈曲畸形，外观类似槌子，可由远侧趾间关节或伸趾装置的损伤引起。

2）爪形趾　为跖趾关节背伸而远侧及近侧趾间关节处于屈曲状态，是由于足内在肌无力或功能缺失造成的内源性畸形，继发于神经系统的疾病（并伴发弓形足）或炎性关节病，如类风湿关节炎。

4. 治疗

（1）非手术治疗

1）首先应预防，穿鞋要前部宽大，使足趾不受约束，幼年期趾间关节可动时，可用手法矫正挛缩的韧带及关节囊，再用胶布固定在矫正位；亦可穿戴硅胶足趾套或足趾垫，有助于缓解症状。

2）若有跖骨头下疼痛，可穿戴跖骨鞋垫；对于背侧痛性胼胝的患者，可使用不同类型的管

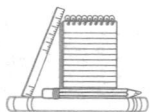

型棉垫、环形趾套等缓解鞋面对其挤压。

（2）手术治疗　根据锤状趾畸形的特点，手术可选择软组织手术和骨性手术。软组织手术有趾长屈肌腱转移至伸肌腱、趾伸肌腱延长术等；骨性手术有近趾间关节切除术、近节趾间关节融合术等。

项目四　脊柱骨关节先天性及发育性疾病

【学习目标】

掌握：先天性肌性斜颈、先天性短颈畸形、椎弓峡部裂及腰椎滑脱、青少年特发性脊柱侧凸的概念、诊断和中西医治疗。

熟悉：先天性肌性斜颈、先天性短颈畸形、椎弓峡部裂及腰椎滑脱、青少年特发性脊柱侧凸的病因病机和流行病学。

了解：先天性肌性斜颈、先天性短颈畸形、椎弓峡部裂及腰椎滑脱、青少年特发性脊柱侧凸的治疗进展。

一、先天性肌性斜颈

斜颈是指头颈部偏斜，颈部活动受限，甚至发生头面部畸形的疾病。临床中有原发性与继发性之分，又根据病因可分为肌性斜颈与骨性斜颈两种。本节介绍的斜颈主要是指先天性肌性斜颈。本病临床比较常见，若及时治疗多可治愈；若治疗不及时，可留下斜颈及头面五官不对称畸形。

（一）病因病机

先天性肌性斜颈的病因，目前仍不十分清楚，主要与以下因素有关。

1. 胎位不正　患儿在母体中胎位不正，尤其是臀产位，容易造成一侧胸锁乳突肌血液循环不利，最终导致肌肉缺血性挛缩而致斜颈。

2. 分娩过程撕裂伤　分娩过程中，患儿受到产道或产钳挤压或过度牵拉，损伤胸锁乳突肌，造成肌肉的撕裂、出血，最后血肿机化，形成纤维性挛缩而致。

3. 胸锁乳突肌缺血性挛缩　由于胸锁乳突肌内的动脉在出生时，发生闭锁梗阻、缺血变性、机化增生所致。

4. 其他　如喂养、睡姿不当、胸锁乳突肌瘤形成及少数病例有家族史，或静脉栓塞及感染性肌炎等。

主要病理是胸锁乳突肌肿块，在该肌内呈梭形硬结，大小不等、质地软硬不均、边界清晰，有一定的活动度。随着时间推移，肌肉发生纤维化、短缩，并在此处皮下呈索条状，头部被该肌肉牵拉，出现头部向患侧倾斜、面部偏向健侧。

（二）临床表现

头颈部活动受限，习惯性向一侧偏斜，病变侧胸锁乳突肌可触及局限性硬结，无明显压痛，大小不一，部分患儿可出现双侧胸锁乳突肌受累。随着患儿年龄增大，胸锁乳突肌纤维化挛缩，斜颈程度逐渐加重，出现头向患侧倾斜而颜面转向健侧，可逐渐出现颜面部、下颌骨的畸形，引起面部不对称。病程较长者可引起颈椎畸形及继发脊柱侧弯畸形。

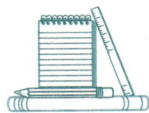

（三）诊断与鉴别诊断

1. 诊断

（1）病史　多有胎位不正、难产及产伤史。

（2）症状和体征　多因家长发现患儿局部畸形而就诊。典型患儿表现为头部偏斜、颈部旋转受限、胸锁乳突肌紧张，局部可触及包块或条索。儿童期随着生长发育可逐渐出现颜面部、下颌骨的畸形，引起面部不对称。B超检查可明确胸锁乳突肌局部是否存在包块等异常变化，X线检查可排除颈椎骨性畸形。可以通过头颈倾斜程度、活动情况、胸锁乳突肌病变的程度来判断病情轻重。

（3）影像学检查　摄颈椎正侧位片，可除外颈椎骨性因素畸形，如楔形椎、椎体融合等骨性畸形。B超检查可明确胸锁乳突肌局部是否存在包块等异常变化。

2. 鉴别诊断

（1）先天性骨性斜颈　为颈椎骨骼先天畸形所致，无胸锁乳突肌病变。常见先天性颈椎畸形、颈椎半脱位、高肩胛症等。X线片可以显示颈椎骨性畸形。

（2）寰枢关节半脱位　多由咽部炎症诱发，导致颈部活动受限、斜颈，伴有上颈项部疼痛。X线开口位摄片或CT可以显示寰枢关节半脱位。

（3）炎症性斜颈　由颈部的炎性刺激和瘢痕组织挛缩造成，如颈椎结核、颈部淋巴结炎、颈椎关节感染等，均有明显感染史。

（4）其他　如眼病（一侧偏盲、视力障碍、先天性上斜肌麻痹）、一侧胸锁乳突肌麻痹、精神分裂症痉挛性斜颈、姿势不良等，都各有其因，容易鉴别。

（四）治疗

1. 非手术治疗　适用于早期局部挛缩程度较轻者，包括手法按摩、矫形支具等。以下方法可配合使用。

（1）手法治疗　医师用拇指对挛缩的部位进行柔和的捻散揉顺手法治疗，边揉捻边将下颌转向患侧并逐渐抬头，同时将头偏向健侧，每次15分钟，每日1～2次；也可将此法教给家长，以便进行家庭治疗。手法治疗可逐渐使挛缩的胸锁乳突肌得到舒展，斜颈恢复正常。

（2）平时诱导　家长还可以将玩具或奶瓶放在健侧，以吸引患儿注意力，使头部做向畸形相反方向的转头活动。

（3）器械固定　平时可配合沙袋，倚在患侧，或用特制头圈、脖领对畸形进行过正固定。

（4）局部热敷　可活血、消肿、散结、解痉，以达到治疗目的。

2. 手术治疗　适用于1岁以上胸锁乳突肌挛缩严重，或者经保守治疗无效者可以考虑手术治疗，如胸锁乳突肌切断术、胸锁乳突肌全切术、部分胸锁乳突肌切除术、胸锁乳突肌延长术等。手术应注意避免损伤面神经、副神经和锁骨下血管。

（五）预防与调护

本病的发生多为胎位不正、产伤造成，故要做好妊娠期指导及产前检查。妊娠期做好保健，定期检查，如发现胎位不正，应及时处理。生产时，接产手法要熟练轻柔，注意产程变化，切不可手法粗暴。患儿治疗期间，注意医患配合，坚持治疗，循序渐进。医师应将治疗简单的手法及调护教会家长，可使治疗保持连续性，效果良好。去除外固定支具后，要指导患儿及家长维持正常的姿势，进行与原先畸形相反方向的功能锻炼，防止再度粘连挛缩。保守治疗失败的患者，应在学龄前尽早进行手术治疗，以预防或减轻颜面不对称畸形。

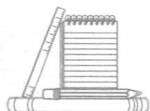

二、先天性短颈畸形

先天性短颈畸形是一种以颈椎融合为特征的先天性疾病，即 Klipple-Feil 综合征（klipple-feil syndrome，KFS）。本病因颈椎在胚胎发育过程中未能正常分节，出现两椎或是多椎融合所致，又称短颈畸形。

（一）病因病机

本病的病因及发病机制尚未完全明确，主流研究观点认为遗传因素在发病过程中起到了决定性作用。

（二）临床表现

畸形结构相对稳定的患者或融合椎体数量较少的患者，可以没有临床症状或者临床症状较轻。受累节段较多的患者典型表现是短颈、后发际线低、颈部活动受限三联征，特别是颈部旋转和侧屈。本病常伴有斜颈、脊柱侧弯后凸畸形，有的患者智力低下。部分患者因脊髓、神经根受压而出现神经功能障碍，表现为肢体麻木、行走不稳，四肢无力、括约肌功能障碍等。本病常合并有骨关节系统、神经系统、泌尿生殖系统、心血管系统畸形等异常表现。

（三）诊断与鉴别诊断

1. 诊断

（1）症状和体征　常因颈部活动受限、疼痛、局部畸形、神经功能异常等症状就诊。病变严重者可出现面部畸形不对称等。专科检查可见短颈、后发际线低、颈椎活动度下降，部分患者可出现感觉减退、肌力下降、括约肌功能障碍等表现。

（2）影像学检查

1）X 线检查　应当包括颈椎正侧位、过伸过屈位、双斜位片，可见颈椎畸形与融合的节段，过伸过屈位片明确颈椎的稳定性。

2）CT 检查　可以明确脊柱畸形、椎体融合、椎管及神经根管狭窄的情况。

3）MRI 检查　可以明确脊髓、神经根受压及损伤情况，排除其他可能存在的脊髓病变。

2. 鉴别诊断

（1）先天性颈枕畸形　二者常合并存在，可以通过 X 线、CT、MRI 等辅助检查，区分具体畸形部位与导致症状的具体原因，以进行鉴别。

（2）脊髓型颈椎病　其原因主要为退变的颈椎间盘压迫脊髓出现相应神经症状，表现为上肢笨拙、下肢行走无力，可出现肢体束带感及行走时踏棉感等。X 线、CT 检查无先天性颈椎融合畸形。

（四）治疗

1. 非手术治疗　枕颈部疼痛、肢体麻木或感觉异常等症状，可以通过保守治疗得到缓解，如牵引、推拿、针灸、局部理疗、佩戴支具等。药物治疗可以采用镇痛、缓解肌肉痉挛、营养神经的药物。

2. 手术治疗　对于出现严重颈椎失稳、保守治疗无法缓解的神经症状，则需要考虑实行外科手术治疗。主要有固定融合手术，神经症状明显者则需行减压加融合术。术后颈托固定。

（五）预防与调护

日常加强功能锻炼，增加颈椎之间的稳定性，以减轻症状和减少症状发作次数。

三、椎弓峡部裂及腰椎滑脱

椎弓峡部裂是指椎骨一侧或两侧椎弓根或关节突间骨质失去连续性，又称峡部不连。临床

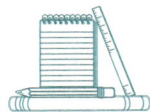

上从第 5 腰椎峡部裂最为多见，其次为第 4 腰椎。

腰椎滑脱是指不同原因导致的腰椎上位椎体相对于下位椎体向前或向后的滑动移位，当滑脱的椎体导致神经压迫，出现临床症状，即为腰椎滑脱症。有椎弓峡部裂的称为真性滑脱；无椎弓峡部裂的称为假性滑脱，又称退行性腰椎滑脱，主要由于椎间小关节增生或炎性改变所引起的椎体移位。

（一）病因病机

1. 椎弓峡部裂　病因尚不明确，多数学者认为可分为先天性和外伤性两种因素。

（1）先天性椎弓峡部裂　为先天发育骨化过程中，峡部未能融合所致，有一定的家族史和遗传性。

（2）外伤性椎弓峡部裂　下腰椎的椎弓峡部发育细薄，具有潜在的解剖薄弱性，加之人体负重集中在下腰部，腰椎存在生理性前凸，腰 4 ～ 5 椎体受到体重压力有向前、向下滑移的倾向，椎弓峡部应力集中，易出现应力骨折。而且椎间盘退行性变也会使相邻节段稳定性下降，导致上位椎体向前滑移，产生脊柱的矢状位序列失衡。在椎弓峡部发育不良的基础上，遭受外伤或持续劳损时，容易出现峡部或应力骨折，如体操、杂技职业者为这一疾病的好发人群。

2. 腰椎滑脱　是由于各种原因，如椎弓发育不良、椎弓峡部裂、关节突关节退变等，导致脊柱上位椎体相对于下位椎体发生移位。依据发生腰椎滑脱的原因分类为椎弓发育不良性、椎弓峡部裂性、退行性、创伤性和病理性滑脱，其中以峡部裂性及退变性腰椎滑脱较为多见。随着滑脱的进展，可导致椎管狭窄，马尾和神经根受压，产生神经症状。同时，由于局部失稳，腰部肌肉、关节囊、韧带劳损，弹性下降，出现局部的疼痛，活动受限。

（二）临床表现

本病早期常无任何症状，20 ～ 30 岁以后逐渐产生慢性腰痛，疼痛多为间歇性。长时间站立、负重及过度活动后症状加重，平卧、休息后可缓解，随着病程延长疼痛可逐渐加重。峡部断裂导致的腰椎滑脱、椎间关节及椎体退变增生、椎间盘突出等病理改变，可以压迫马尾或神经根，导致下肢放射痛或麻木、鞍区麻木、大小便失禁，甚至不全瘫等表现。

（三）诊断与鉴别诊断

1. 诊断

（1）病史　腰部外伤或劳损史。

（2）症状与体征　多见于腰 4 ～ 5 节段，单纯椎弓峡部裂早期常无任何症状，一般 20 ～ 30 岁以后逐渐出现临床症状，包括局部症状、神经压迫症状。查体可见腰部活动受限，局部叩击痛，后正中线压痛，椎旁肌肉紧张、痉挛，腰部生理前凸加大，臀部后凸，腹部下垂，局部棘突深浅不一。滑脱明显者可触及"阶梯"样感，棘突及其周围韧带有压痛。神经压迫明显者可致下肢感觉、肌力下降，腱反射减弱。压迫马尾神经者可出现鞍区感觉减退，括约肌功能障碍。

（3）影像学检查

1）X 线检查　包括正侧位、过伸过屈位和双斜位 X 线片，必要时加拍全脊柱 X 线片，以评估脊柱的矢状位平衡。其中正侧位片可以显示椎间隙的改变，观察上位脊椎向前滑脱的程度。过伸过屈位（动力位）片可很好地评估滑脱的不稳定程度。双斜位显示椎弓峡部裂隙最为清楚。双斜位即左右 45° 斜位片，显示椎弓峡部裂隙最清楚，为诊断峡部裂的最好位置。此位置正常椎弓附件投影像"猎狗"，"狗头"为同侧横突，"狗耳"为上关节突，"狗眼"为椎弓根的纵切面影，"狗颈"即为峡部，"狗身"为椎体，"前腿""后腿"为同侧和对侧的下关节突，"尾巴"为对称的横突。当椎弓峡部裂时，在"狗颈"可见一带状裂隙，俗称"狗脖子戴项链"征。

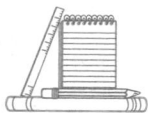

2）椎体滑脱程度测量（Meyerding 分级法）　在 X 线侧位片上，将下位椎体上缘分为四等分，上位椎体相对于下位椎体向前移动程度分为五度：向前移动小于 25% 为Ⅰ度，向前移动 25%～49% 为Ⅱ度，向前移动 50%～75% 为Ⅲ度，向前移动大于 75% 为Ⅳ度，上位椎体移动至下位椎体上终板平面以下为Ⅴ度。

3）CT 检查　提供更加详细的骨组织情况，包括双侧峡部完整程度、椎间孔的大小，滑脱椎体与相邻椎体是否有骨性连接等。

4）MRI 检查　可明确椎间盘退变情况、椎管或侧隐窝狭窄程度、硬膜囊及神经根是否受压等，有助于选择合理的治疗方法。

2. 鉴别诊断

（1）真性滑脱与假性滑脱　假性滑脱亦称为退行性滑脱，多由于退变引起，患者年龄偏大，50 岁以上的中老年患者居多，女性多见。神经根受压症状多由退变导致的骨赘增生、椎间盘突出等引起，滑脱一般不超过Ⅱ度。真性滑脱是由于椎弓峡部裂导致，一般临床症状较为严重，重度滑脱多属于这种类型。

（2）腰椎间盘突出症　由于腰椎间盘突出压迫神经根或者硬膜囊导致。两者在临床上均可出现腰痛及一侧或两侧神经根性症状，严重滑脱常伴有椎间盘突出，需通过影像学检查进行综合判断。

（四）治疗

1. 非手术治疗　轻度滑脱无症状或症状轻微者，可采用保守疗法。在急性期，可采取卧床休息，避免剧烈活动或者过度劳累；配合短期使用腰围，以减轻腰背部的受力，缓解局部症状；症状明显者内服非甾体抗炎药、神经营养药等，内服及外用强筋健骨中药，采用推拿按摩、理疗、针灸、热敷等综合治疗，以达到疏通经络、活血止痛、补益肝肾、强筋壮骨之功效。

2. 手术治疗　适用于重度滑脱或滑脱持续性进展，有明显神经根或马尾受压症状和体征者，或经长期非手术治疗症状不缓解者。手术的目的在于解除神经压迫，稳定滑脱节段，并尽可能恢复脊柱的矢状位序列。手术方式主要包括单纯融合或减压复位固定融合手术等。

（五）预防与调护

缓解期可坚持腹肌和腰背部功能锻炼，如飞燕法、五点练功法等，加强椎旁肌力量，肥胖者还应减轻体重。避免弯腰搬重物及突然转身和不恰当的腰部锻炼。保暖防寒，注意休息，睡硬板床。

四、青少年特发性脊柱侧凸

脊柱侧凸，也称为脊柱侧弯，是指脊柱向侧方弯曲，在冠状位偏离正常中线，形成一个带有弧度的脊柱。若站立位脊柱侧方弯曲的弧度超过 10°，即称为脊柱侧凸畸形。本病通常还伴有脊柱的旋转和矢状面上生理弯曲的变化，同时胸廓、肋骨、骨盆等也会随之变化，严重者会影响呼吸功能、心脏变位。在各型脊柱侧凸中，以特发性脊柱侧凸最为常见，约占脊柱侧凸患者总数的 85%，其中以青少年特发性脊柱侧凸发生率最高，女孩多于男孩。特发性脊柱侧凸畸形指具体原因不明的脊柱侧凸，虽然病因还不能确定，但可以肯定的是与遗传和基因因素有关。

（一）病因病机

1. 脊柱侧凸分类　脊柱侧凸根据发病原因可分为以下类型，其中特发性侧凸最为常见。

（1）非结构性脊柱侧弯　①姿势性。②癔病性。③神经根刺激性。④炎症性。⑤下肢不等

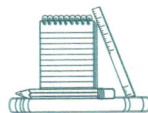

长。⑥髋关节挛缩。

（2）结构性脊柱侧弯

1）特发性　①婴幼儿型（0～3岁）。②儿童型（3～10岁）。③青少年型（>10岁）。

2）先天性　①脊椎形成不全型：如半椎体、楔形椎体。②脊椎分节不全型：单侧或双侧未分节。③混合型：同时合并以上两种类型。

3）神经肌肉性　可分为神经源性和肌源性，是由于神经或肌肉方面的疾病导致脊柱双侧肌力不平衡所造成的侧凸，常见的原因有小儿麻痹后遗症、脑瘫、脊髓空洞症、进行性肌萎缩。

4）其他　如神经纤维瘤病，间充质病变，代谢性、营养性疾病等原因引起的脊柱侧凸。

2. 病理表现

（1）脊柱侧向弯曲畸形　首先出现的某一部位弯曲称为主曲线（主弯），为了维持重心平衡和头部的正中位置，可以出现病变部位上下节段相反方向的代偿性弯曲，称为代偿性曲线（代偿弯）。曲线范围内的凹侧椎间隙变窄，凸侧椎间隙变宽，尤以顶椎处最明显。

（2）脊椎旋转与脊柱结构性改变　随着侧凸进展，侧凸范围内可出现结构性畸形，椎体可在冠状面和矢状面上呈楔形变，并出现椎体旋转。

（3）肋骨与胸廓畸形椎体旋转　导致凸侧肋骨移向背侧，并向后侧隆起，形成"剃刀背"畸形，凹侧肋骨移向前方，造成胸廓不对称。以上畸形可导致胸腔内容积变小，胸廓活动度下降，胸腔内脏器受挤压，心肺功能下降。腹腔内脏器亦可以由于挤压出现功能障碍。

（4）椎间盘、韧带及肌肉等软组织变化　凹侧的肌肉、韧带、关节囊等将会发生挛缩，凸侧的肌肉、韧带、关节囊等被牵拉变长。随着脊柱侧凸病变的不断发展，可以继发病变局部退变，椎体边缘增生、脊神经受到牵拉或者压迫，出现神经功能障碍。

3. 自然病史　青少年特发性脊柱侧凸多见于女性，通常在月经初潮前的生长快速期进展迅速。侧凸的发展与侧凸的类型有关（常用分型系统有 King 分型和 Lenke 分型），一般双弯比单弯容易加重，单胸弯较单腰弯容易加重。侧凸的角度越大，侧凸加重的发生率越高。脊柱侧凸早期一般无疼痛不适，但患者进入成年期可出现腰背痛等症状，尤其腰段或者胸腰段侧凸的患者。脊柱侧凸除上述病理表现外，可使整个胸廓的发育受到影响，胸廓容积变小，影响患者的心肺功能。侧凸严重的患者（90°以上），肺活量下降，肺活量的降低与侧弯度数的增加相关。部分严重胸廓畸形的患者，由于肺受压变形，肺扩张受限，导致循环系统梗阻可以引发肺心病，甚至后期出现心肺功能衰竭导致死亡。由于脊柱畸形，患者常会产生自卑和自闭心理。所以，对于青少年脊柱侧凸，建议早筛查、早诊断、早发现、早干预。

（二）临床表现

脊柱畸形是本病的主要临床表现，早期较少出现疼痛及麻木、乏力等神经症状。脊柱侧凸引起的主要体征是外观畸形，双肩、双髋不等高，严重者可出现"剃刀背"畸形。由于畸形可引起内脏功能障碍，心肺功能不好，全身发育不良，躯干短小，体力弱，甚者出现神经受压症状。成年患者由于脊柱局部功能失代偿，可以逐步出现继发性慢性腰痛，可以反复发作；随着局部退变的加重，逐渐出现程度不一的神经症状。

（三）诊断与鉴别诊断

1. 诊断

（1）病史　青少年特发性早期畸形不明显，不易被发现，存在家族遗传病史。女性患者需了解月经初潮的年龄，一般月经初潮3年后，脊柱侧凸进展变得缓慢。

（2）症状和体征　脊柱畸形是本病的主要临床表现，早期较少出现疼痛及麻木、乏力等神

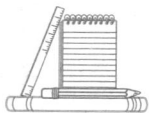

经症状。脊柱外观侧弯畸形，棘突偏离中线，并表现为双肩高低不一，胸廓不对称，骨盆倾斜，严重者可出现"剃刀背"畸形。由于畸形可引起内脏功能障碍，表现为内脏移位或受到挤压时，可出现相应的症状。如心肺受到挤压，出现呼吸困难，心慌气短；腹部脏器受到挤压，则出现腹痛、腰痛，甚至消化不良、食量不多、形体消瘦等；部分患者可有其他畸形，如下肢畸形、脊柱裂、腭裂、泌尿生殖系统畸形等。查体包括脊柱直立位形态检查、脊柱活动度检查、脊柱前弯试验、神经功能检查等方面。

（3）影像学检查

1）X线检查 包括全脊柱正侧位片及脊柱左右侧屈位（Bending位）片，以了解侧凸的范围、程度和类型；椎体旋转程度和弯曲的柔韧程度，包括端椎（EV）、中位椎（NV）、稳定椎（SV）、脊柱侧凸度数测量（Cobb法）、脊椎旋转程度测量（Nash-Moe法）等。

2）CT检查 评估胸廓畸形程度、椎管变化情况、椎体及椎弓根畸形程度等。

3）MRI检查 排除椎管内肿瘤、炎症病变，了解脊髓和神经根是否有畸形、病变或受压等。

4）其他检查 有神经功能障碍患者需进行神经肌电图检查，以判断神经受损情况。畸形严重或者心肺功能有受损的患者，还应进行心脏彩超及肺功能的检查。

2. 鉴别诊断

（1）先天性脊柱侧凸 见于婴幼儿，多有家族遗传史，或可能与妊娠期间母体受到内外环境变化刺激有关，如高龄产妇、初产难产、孕妇营养不足、妊娠期使用激素等，均有引起脊柱侧弯畸形的可能。

（2）退变性脊柱侧凸 多见于老年患者，为脊柱退变因素导致的脊柱侧凸，常伴有椎间盘变性或突出，关节突关节松弛，椎体或椎间关节增生，以及椎管狭窄。

（3）脊柱结核 脊柱结核破坏椎体后，可出现脊柱侧凸畸形，同时可伴有低热、盗汗等中毒症状，脊柱活动受限，局部叩击痛等。X线片表现为椎间隙狭窄和椎体骨质破坏，或有寒性脓肿等。实验室检查血沉加快。

（四）治疗

本病的治疗旨在矫正畸形，预防畸形进展，改善外观和心肺功能，消除心理障碍。

1. 非手术治疗 早期发现脊柱侧凸角度在20°以内者，不需要进行特殊的治疗，应该严密观察，一般3～4个月定期复查。若侧凸角度在20°～40°时，应行非手术治疗，预防畸形发展。非手术治疗脊柱侧凸是一个长期的过程，需要患者家长、患者、医生三方密切合作，方可达到满意疗效。

（1）矫形支具治疗 矫形支具可以有效减缓畸形的发展速度，尤其是柔软性脊柱侧凸。支具的使用需要一个长期的坚持过程，在此期间需要家长进行监督，同时与矫形医生保持联系，及时调整支具的形态、大小。研究证明支具治疗可以有效地预防侧凸的进展。

（2）功能锻炼 通过有针对性的局部功能锻炼，可以增强局部肌肉力量，延缓因局部肌肉无力、挛缩导致的脊柱侧凸畸形进一步发展，减慢发展速度，降低畸形程度。20°以下的特发性脊柱侧凸的治疗，主要采用功能锻炼和端正不良姿势。

（3）推拿治疗 通过推拿手法的不断调整，可以松解凹侧软组织挛缩，增强肌肉力量，在一定程度上改善脊柱柔韧度及纠正侧凸畸形。

（4）药物治疗 药物治疗的目的是缓解患者疼痛等临床症状，可以选择使用镇痛药及神经营养药。

2. 手术治疗 矫形手术是对脊柱侧凸进行性畸形和严重畸形患者的最终治疗方法，患者骨

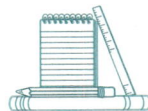

骼发育成熟后即可进行手术治疗。对于需要手术治疗的患者，需要严格掌握手术适应证，通过手术治疗，可以部分矫正畸形，稳定侧弯，减轻畸形程度，重建或保持脊柱力学结构平衡，保护或者改善肺功能。

（五）预防与调护

脊柱侧凸畸形的早期诊断和早期治疗非常重要，需健全中、小学普查工作，做到预防为主。一旦发现，需动态观察畸形发展的程度，及时干预；锻炼及医疗体操对预防和治疗脊柱侧弯有一定效果，要持之以恒。平时要注意行、立、坐、卧的姿态，纠正不良习惯和错误姿势，减少随意性和懒惰表现。户外运动时避免外伤，注意避免从高处往下跳、避免身体撞击。脊柱侧弯的术后调护及康复训练很重要，要听从医师的指导，循序渐进，不要操之过急，贵在持之以恒。

项目五　全身性骨关节先天性及发育性疾病

【学习目标】

掌握：成骨不全症、软骨发育不全的概念、诊断和中西医治疗。

熟悉：成骨不全症、软骨发育不全的病因病机和流行病学。

了解：成骨不全症、软骨发育不全的治疗进展。

一、成骨不全症

成骨不全症（osteogenesis imperfecta，OI）又称脆骨病，是一种骨关节单基因遗传性发育障碍性疾病，以骨量低下、骨脆性增加、反复骨折为主要特征，可伴有蓝巩膜、牙本质发育不全、听力下降、关节韧带松弛和心脏瓣膜病变等骨骼外表现。新生儿患病率为1/（15000～20000）。

（一）病因病机

1. 中医病因病机　本病根据其主要临床表现，属于中医学"骨痿""五迟""五软"等范畴，多是由于先天不足、后天失养、肝肾亏虚、脾胃虚弱所致。

2. 西医病因病理　本病病因尚不明确，多数有家族遗传病史，其遗传模式主要呈常染色体显性遗传。发病机制主要是因基因突变导致 I 型胶原蛋白数量减少或质量异常，而引起骨皮质变薄、骨小梁纤细和稀疏、难以钙化成骨，使骨密度明显降低、骨强度下降，可于一处或多处发生病理性骨折，易出现骨折畸形愈合或不愈合。

3. 临床分型　根据发病年龄和病变严重程度，分为产前型（先天型）和产后型，后者又分为早发型和晚发型。

（1）产前型　病变较严重，胎儿受到子宫的收缩挤压即可发生骨折，易形成死胎或死产，预后不良。

（2）产后型（早发型）　婴儿出生后 1 年内，因轻微外力即可反复发生骨折，由于无法实施有效固定而出现畸形愈合，身材短小，四肢弯曲畸形，难以成活而夭折。

（3）产后型（晚发型）　患者出生时无异常发现，至学龄期发现受到轻微外力，即易发生骨折，骨折可反复发生于一处或多处，骨折处有骨痂生长，骨折愈合速度正常或稍延迟。

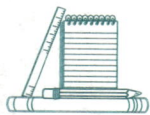

（二）临床表现

1. 轻微外伤易发生骨折　常自幼年起病，轻微外力下反复骨折，病情严重者在宫内或出生时即骨折，随着年龄增长，病情可以减轻。

2. 骨骼畸形，身材矮小　反复骨折易造成肢体弯曲、脊柱侧凸或后凸畸形，身长变短，骨干粗细不等或纤细。头颅可发生畸形，但智力正常。大多患者发育缓慢，身材矮小。

3. 其他症状　还可见到患者双眼巩膜呈蓝色、牙本质发育不全、耳硬化及听力下降、关节韧带松弛、关节活动异常或反复脱位。

（三）诊断与鉴别诊断

1. 诊断

（1）病史　多有家族遗传病史，自幼发病，反复脆性骨折史。

（2）症状和体征　出生时或幼儿期即有多次骨折，是本病的典型特征。患者骨折能够愈合，但畸形愈合率很高；发育缓慢，身材矮小；头大面小，两侧颞骨向外膨出，两耳向前下突出；多有蓝色巩膜，牙齿釉质沉着不良而呈蓝灰色，切齿薄而透明；关节韧带松弛，易出现关节活动度异常或脱位；至成年可因听骨硬化而出现耳聋。患者智力正常，性功能正常，具有生育能力。

（3）实验室检查　血清钙、血清磷、碱性磷酸酶水平一般为正常，骨转换生化指标（骨吸收、骨形成指标）在骨折后可有一过性轻度升高。

（4）影像学检查　X线检查可显示长骨细长弯曲，骨皮质变薄，干骺端膨大；多数存在广泛骨质疏松，严重者可见囊性变，患肢短缩，弯曲畸形。绝大多数患者的腰椎、髋部及全身骨密度值显著低于同龄、同性别正常人。

2. 鉴别诊断

（1）佝偻病　虽有骨密度减低及长骨弯曲变形，但弯曲程度不及成骨不全症明显，且无多发骨折及蓝色巩膜。佝偻病的干骺端与骨骺线有明显变化，前者表现为杯口状凹陷，后者表现宽阔。

（2）维生素C缺乏症　多见于营养不良、维生素C缺乏的患儿，临床上早期以消化不良、烦躁倦怠、小儿生长缓慢为主，后期表现为出血症状，较晚时期可出现相应骨骼症状。可表现为骨密度减低，但无弯曲变形，且干骺端先期钙化带增厚，其下有一骨质稀疏区，称为"坏血病线"。

（3）软骨发育不全　两病均有身材矮小，但软骨发育不全四肢短小，与躯干长短不成比例；其管状骨变短、增粗，干骺端呈喇叭口形，骨质密度无明显减低，无多发骨折现象。

（四）治疗

本病目前尚无有效的治疗方法，主要以预防骨折及对症治疗为主，旨在提高患者骨密度，降低骨折发生率，改善骨骼畸形，提高生活质量。

1. 骨折及畸形治疗

（1）非手术治疗　患儿一旦发生骨折，要及时给予妥善固定及有效治疗，减少或避免畸形愈合。可予以轻柔的手法闭合复位，可使用夹板或石膏固定，必要时行牵引治疗。

（2）手术治疗　对不稳定骨折、骨折延迟愈合或不愈合；出现严重畸形、严重或反复关节内骨折，导致创伤性关节炎，严重影响生活质量时，需行手术治疗。

2. 药物治疗

（1）中药治疗　可根据辨病辨证情况，予以健脾益胃、补益肝肾等方剂，如参苓白术散、

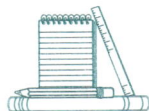

河车大造丸、六味地黄丸等加减使用。

（2）西药治疗　适量的钙剂与维生素 D 为基础用药；降钙素、双膦酸盐类、甲状旁腺素类似物、RANKL 单克隆抗体等骨吸收抑制剂或骨形成促进剂药物，治疗成骨不全可能有一定疗效，但其用药剂量、使用频率、远期效果等尚未达成共识。

（五）预防与调护

本病与家族遗传有关，因此应做好婚前检查；已婚妊娠患者，做好产前检查、产前指导，必要时终止妊娠。积极预防骨折，对婴儿应加强看管或采用必要的保护性支具。注意避免跌倒，加强功能锻炼，增强肌肉力量，改善身体协调及活动能力，避免失用性骨质疏松的发生。进食含钙丰富的食物，加强户外阳光照射。

二、软骨发育不全

软骨发育不全（achondroplasia，ACH）是常染色体显性遗传相关的短肢型身材矮小性疾病，又称软骨营养障碍、软骨营养障碍性侏儒。本病有明显的家族性及遗传性，女性发病率高于男性，通常在出生后即表现畸形。新生儿患病率为（3.72～4.60）/10 万。

（一）病因病机

本病主要病理变化为软骨内化骨发生障碍，而膜内化骨不受影响。长管状骨骨干骺端的软骨细胞排列异常、不易增长，发生退化性改变，呈明显的黏液样变性，影响其纵向生长，而骨膜下成骨未受影响，骨干的横向生长正常，故骨干短而粗，表现为四肢短小。而膜内成骨的骨骼（如颅骨、躯干）可发育正常，故患者成年后表现为四肢与躯干长短不成比例的矮小畸形，呈侏儒状态。患者无内分泌紊乱性疾病。

（二）临床表现与诊断

1. 四肢畸形　四肢短小，躯干近于正常，呈四肢与躯干不成比例的侏儒身材，为其典型特征。出生时即可发现四肢短小，成年后，男性平均身高为 130cm，女性为 124cm。常呈"O"型腿畸形，行走晚且呈摇摆步态。

2. 颅面部异常　头大面宽，下颌及前额突出，面中部发育不良，呈现后凹鼻梁、塌陷。

3. 脊柱与骨盆　脐在中线以下；腰前凸，臀部后翘，可有脊柱侧弯，甚至出现椎管狭窄、脊髓和神经根压迫症状。

4. 智力、性特征和肌肉发育　均正常，偶有智力迟钝。

5. 影像学检查　X 线、CT 及 MRI 可显示四肢长管状骨变短、增粗、弯曲，干骺端增宽，中心凹陷，呈不规则喇叭口状，骨皮质密度增高，骺线边缘不齐；头颅颅底短小，额骨前凸，鼻骨凹陷，颅盖骨呈球状扩大；脊柱长度正常，椎管矢状径变小，椎弓根变短，腰椎椎弓根间距自上而下依次减小（正常逐渐增大），呈漏斗形；骨盆扁平而狭窄，可见髋内翻，髋臼及股骨头大小不对称，股骨颈变短，常呈蕈状。

（三）鉴别诊断

1. 垂体侏儒症　身材矮小，但四肢与躯干比例正常，性腺发育不良。

2. 佝偻病　患儿可见方颅、串珠肋、膝内翻或外翻畸形等。躯干与四肢比例正常。X 线片示骨质疏松，干骺部扩大或呈杯状，骨骺板不规则，骨骺边缘模糊等。抗佝偻病治疗有明显效果。

3. 克汀病　患者智力低下，皮肤有黏液水肿，骨骺骨化中心出现延迟，但四肢与躯干比例正常。

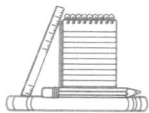

（四）治疗

本病尚无特效治疗方法，患者成年后多数无特殊不适，主要为对症处理。根据情况，必要时可在骨骼生长停止后行截骨术，以矫正下肢弯曲畸形；若有腰椎管狭窄症或神经根受压时，可行椎管减压及神经根松解术。肢体延长术虽可使身高增加 30 ～ 35cm，但易导致严重并发症，应慎重选择。

（五）预防与调护

本病有家族遗传性，故应对高风险胎儿进行产前诊断。避免患儿参加可能造成颅颈损伤的活动，如蹦床、跳水等，避免使用软背婴儿座椅，防止脊柱后凸。若发现脊柱后凸或侧凸畸形，应及时用腰背支架保护；若四肢有弯曲畸形，应采取局部固定，减少负重。要关注患者心理健康问题，提供合适的教育及生活环境。

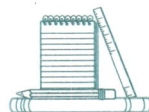

模块九   其他病证

项目一   异位骨化

一、概念

异位骨化（helerotopic ossification，HO）是指正常情况下在无骨组织的软组织内形成新生骨。根据成因本病可分为三大类：①创伤后异位骨化，如关节周围骨折脱位后。②神经源性异位骨化，如颅脑损伤后。③原发性异位骨化，如进行性骨化性肌炎。创伤后异位骨化最常发生于髋关节和肘关节周围，尤其是人工髋关节置换或髋臼骨折术后，而少年儿童的肘关节损伤或手术，以及不恰当的功能锻炼，却是肘部异位骨化的主要原因。本病病变位于关节囊外、肌肉纤维间的结缔组织内。脊髓损伤后的异位骨化一般位于神经损伤平面以下，可单侧或双侧发生。

中医学没有异位骨化这一名称，但对本病的认识比较久远。"骨痹不已，复感于邪，内舍于肾。筋痹不已，复感于邪，内舍于肝。"所以，本病属于中医学"痹证""骨痹"等范畴。

二、病因病机

1. 中医病因病机　本病是由于肢体损伤或手术后，出现筋脉受损，血溢脉外，血瘀气滞，经络不通，郁而化热，瘀热互结而表现为红肿疼痛。《素问·阴阳应象大论》指出："气伤痛，形伤肿。故先痛而后肿者，气伤形也；先肿而后痛者，形伤气也。"瘀血既是异位骨化发病的基本原因，又是病理产物，贯穿疾病始终。损骨能伤筋，伤筋亦能损骨。肝主筋，肾主骨。筋骨的损伤必然内动肝肾，致肝肾亏虚；或瘀血凝滞，积聚不散而致肌肉关节活动不利，甚或僵硬。正如薛己在《正体类要》中指出："肢体损于外，则气血伤于内，营卫有所不贯，脏腑由之不和。"筋骨即伤，肝肾亏虚，气血不足，更易遭受风寒湿邪侵袭，以致出现外邪痹阻经络，内伤血瘀气滞，日久致肝肾亏虚，气血虚弱，筋骨失养，痿软无力，肌肉僵硬，关节活动障碍。《杂病源流犀烛·诸痹源流》曰："痹者，闭也，三气杂至，壅蔽经络，血气不行，不能随时祛散，故久而为痹。"

2. 西医病因病理　本病的病因及发病机制尚不明确。本病的发生需要成骨诱导物、成骨的

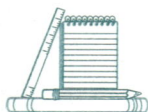

前体细胞和允许成骨的组织环境，其形成与否取决于局部和全身多种因素刺激成骨和抑制成骨的平衡结果。在软组织中形成异位骨化有三个条件：①成骨前体细胞：异位骨化的形成是具多功能的间叶细胞分化为成骨干细胞的结果，分化过程在创伤后很早就出现。②成骨诱导物：脱钙的骨基质、骨形态发生蛋白（BMP）能使非分化的间叶细胞开始分化，在局部损伤后的炎症反应和静脉瘀滞的条件下，正常骨组织可向周围软组织释放骨形态发生蛋白，可以诱导异位骨化的形成。③骨形成的软组织环境：在骨创伤及手术后，存在于软组织、骨膜、内皮及骨髓中的多功能间叶细胞，局部软组织中的骨折块、出血、坏死肌肉，在相关因素的作用下，分化为成骨前体细胞，成骨前体细胞分化生长并形成异位骨化。

本病早期表现为局部肌肉组织变性、坏死、出血，伴大量纤维母细胞增生，成熟异位骨化与周围软组织分解清晰，成熟后出现典型的分层现象。内层的核心是能被X线穿透的软组织，包含大量增生的未分化的间质细胞；中层为大量骨样组织和丰富的成骨细胞，可见较多的松质骨；外层有大量矿物质沉积，最终发展为致密板样骨，形成外壳，可见成骨细胞和破骨细胞。病程可分为早期（反应期）、中期（活跃期）和晚期（骨化期）。

本病的发病机制可能与好发部位的创伤、软组织较多和血运丰富有关。关节脱位、关节邻近骨折及严重关节扭挫伤后，或局部受到强力的被动牵拉、手术刺激而发生出血，形成血肿，与骨膜下血肿相沟通，随着血肿机化和骨样组织形成，可以引起异位骨化。

三、临床表现

本病一般发生在伤后1～4个月。早期关节周围可出现炎症反应，如肿胀、发热、红斑等，常伴有关节活动受限。晚期可引起关节强直，常有不同程度的疼痛。除关节活动障碍，异位骨化的并发症还包括周围神经嵌压和压迫性溃疡。后期由于久病致虚，可表现为畏寒怕冷、阴雨天加重的现象。

四、诊断与鉴别

（一）诊断

1. 病史　有外伤史或手术史。

2. 症状和体征　早期表现为关节周围疼痛、关节紧缩感、发热、红肿，后逐渐加重，出现关节活动受限，晚期可引起关节强直，甚至出现周围神经嵌压和压迫性溃疡等并发症。

3. 影像学检查

（1）X线检查　早期大多X线表现为软组织改变，伤后3～6周可明确诊断。随着异位骨化的成熟，X线图像上逐渐出现点状钙化影，软组织肿胀消除后，钙化影密度逐渐增强，显影更清晰，钙化部位由外周转移至中心，最终形成成熟的板层骨（图9-1-1，肘关节异位骨化）。早期X线表现主要为骨干周围软组织内片状或层状、云雾状的致密钙化影；中期表现主要为典型的"蛋壳"征、层状或波浪状骨膜增生或成团块状致密影；晚期表现为主要软组织内团块状钙化影与骨皮质分界不清，大块致密影包裹骨干，呈放射状（图9-1-2、图9-1-3）。

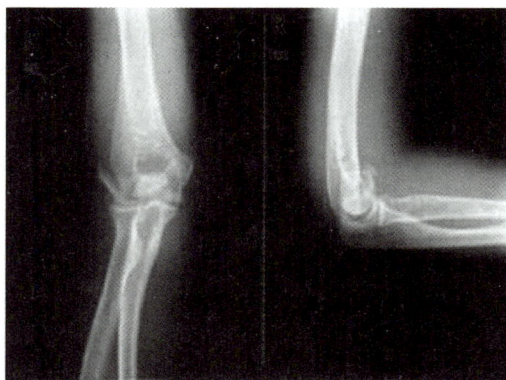

图9-1-1　肘关节异位骨化
肱骨远端前、后软组织内可见肿块样及片状骨化影，
与骨皮质间有透亮间隙

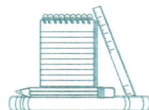

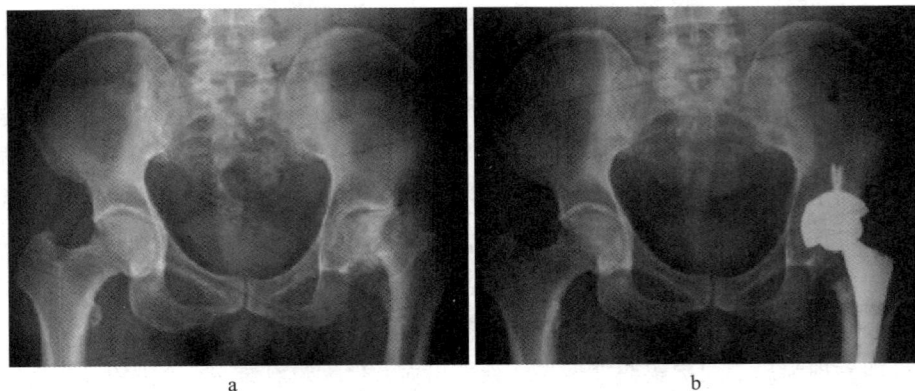

图 9-1-2　髋关节术后异位骨化

患者，男，72 岁，左侧股骨头缺血坏死继发骨关节炎，Brooker Ⅰ 型。a：术前骨盆前后位 X 线片。
b：全髋关节置换术后 3 个月时骨盆前后位 X 线片上示异位骨化

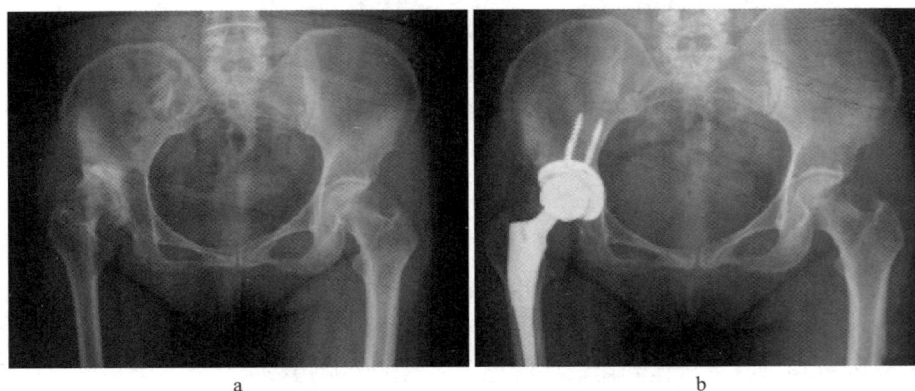

图 9-1-3　髋关节术后异位骨化二

患者，女，75 岁，右侧髋臼发育不良继发骨关节炎，Brooker Ⅱ 型。a：术前骨盆前后位 X 线片。
b：全髋关节置换术后 3 个月时骨盆前后位 X 线片上示异位骨化

（2）CT 检查　可明确异位骨化的部位及与周围关节和肌肉的关系。早期表现为骨干周围软组织内片状高密度钙化影，边界不清；中期表现为骨干周围层状环形高密度钙化影，与骨皮质不相连；晚期表现为骨干周围大块状的高密度致密影，与骨皮质分界不清，团块状钙化影可呈放射状向外，挤压周围软组织。

（3）MRI 检查　MRI 上的表现，在不同阶段呈现不同特点，这些特征表现并非在所有病例中均出现，只要 T_2WI 出现环形低信号带，即可诊断。

（4）实验室检查　测定 24 小时尿前列腺素 E_2、血清碱性磷酸酶、肌酸碳酸激酶、血钙水平。血清碱性磷酸酶（AKP）可反映成骨细胞的活性，是检测异位骨化的可靠指标，一般在伤后 2 周开始升高，10 周达到高峰，18 周后逐渐降至正常。当血清碱性磷酸酶增高时，最好同时做三相核素骨扫描以确诊。

（二）鉴别诊断

1. 进行性骨化性肌炎　是一种罕见的遗传性、进行性结缔组织疾患，以先天性踇趾畸形和进行性横纹肌异位骨化为特征，骨化发生的主要部位包括横纹肌、韧带、肌腱、筋膜及皮肤。发病部位和范围呈进行性发展，与获得性异位骨化发病局限、有明显外伤史或手术史易鉴别。

2. 骨肉瘤　是原发于骨组织的最常见的骨恶性肿瘤，其特点是恶性肿瘤细胞能直接生成肿瘤类骨组织。骨肉瘤 X 线表现有明显的骨皮质破坏和骨膜反应，而骨化性肌炎无骨皮质破坏和

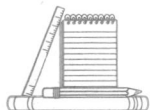

骨膜反应。

五、治疗

异位骨化缺乏有效的治疗方法，所以重在预防，早期治疗。其最主要的措施是骨折后切忌暴力复位、反复复位，停止一切加重出血，使血肿扩大的因素，以控制它的形成和发展。中医学的整体调节与局部治疗，有较好的疗效。

（一）辨证论治

中药能减轻软组织损伤后的疼痛，抑制炎症反应，不论是异位骨化未成熟期或成熟期均可应用，是一种比较安全可被选择的治疗方法。须按辨证用药的原则予以内外用药。

1. 中药内治

（1）血瘀气滞证　关节局部疼痛拒按，肿胀僵硬，或有瘀斑，关节活动受限，舌质暗或有瘀斑，苔薄黄，脉弦涩。多见于早期。治法：活血消肿，理气止痛。方用桃红四物汤、柴胡疏肝散、失笑散加减。

（2）瘀热互结　关节局部红肿，疼痛拒按，皮温增高，舌红或有瘀斑，苔黄，脉弦数。多见于早中期。治法：清热凉血，活血祛瘀，消肿止痛。方用复元活血汤合犀角地黄汤、失笑散加减。

（3）气虚血瘀证　关节肿痛，关节拘急不舒，屈伸活动障碍，倦怠乏力，舌质暗淡，苔薄白，脉涩无力。多见于中期。治法：补气活血，化瘀通络。方用补阳还五汤、右归丸、桂枝茯苓丸加减。

（4）肾虚血瘀证　关节肿痛，腰膝酸软，屈伸活动障碍，舌质暗红，脉沉涩无力。多见于中后期。治法：补气活血，化瘀通络。方用左归丸、虎潜丸或右归丸、肾气丸加减。

（5）风寒湿痹证　关节肿痛拘急，腰膝酸软，怕风怕凉，阴雨天加重，屈伸活动障碍，舌质暗淡，脉弦紧。多见于后期。治法：祛风除湿，活血通络，除痹止痛。方用蠲痹汤、独活寄生汤加减。

2. 中药外治　《医宗金鉴·正骨心法要旨》云："消散虚凉肿痛，舒其筋骨，使气血调和，筋骨宽软。"应以活血化瘀、舒筋通络为治则，可选活血舒筋汤、上肢损伤洗方或海桐皮汤煎水熏洗患肢，作用直接，疗效较好。早期可外敷消瘀止痛药膏、消瘀散之类药物。

3. 手法治疗　理筋手法是治疗筋伤的主要手段之一，分为舒筋通络法和活络关节法两大类，有活血散瘀、舒筋活络、松解粘连、通利关节之效。可根据不同阶段，辨证施治。

4. 功能锻炼　良好的固定是为了更好地早期锻炼。应贯彻动静结合、循序渐进的原则，早期开展功能锻炼。

（二）西医治疗

1. 非甾体抗炎药　是目前公认的预防异位骨化形成的药物。它能抑制间充质细胞向成骨细胞的分化，从而阻止异位骨化的形成。应在术后第一天开始应用，但要注意其不良反应，如心脑血管风险、消化道反应等。

2. 二磷酸盐类药物　可延迟异位骨化的形成。

3. 放射治疗　放射治疗（应用 4～10MV 直线加速器或 ^{60}C0 治疗机）可以有效防止异位骨化的形成，但不能减少成熟的异位骨体积。术后 3～4 天后进行，总量 20Gy，分 10 次。

（三）手术治疗

对于引起严重症状或功能障碍的患者，手术切除骨化组织是根本的治疗方法。手术的成功取决于对于患者和手术时机的选择，关键是对于异位骨化成熟度的判断。理想的手术时机：

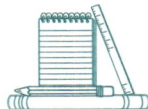

①无局部发热、红肿等急性期表现。②碱性磷酸酶正常。③骨扫描显示正常或接近正常。一般认为，手术需在异位骨化成熟后进行，脊髓损伤者在异位骨化发生 12 个月后进行，脑外伤者在异位骨化发生 18 个月后进行。

六、预防与调护

消除引起本病的危险因素（如骨折后反复或暴力复位，手术粗暴操作等）是防治异位骨化的有效方法。一旦怀疑有异位骨化，应尽量减少被动活动，避免过度被动活动加重局部充血水肿，使骨化加重。对于异位骨化的好发部位，如肘关节和髋关节的创伤要及时处理。应遵循动静结合、循序渐进、坚持经常的原则，采用适当的关节主动活动，可以保持关节囊柔软，防止关节僵硬等并发症，有利于病情康复。保持乐观积极的心态，避免急躁，有信心、有恒心、有毅力，才能取得满意的疗效。

项目二 大骨节病

【学习目标】
掌握：大骨节病的主要临床表现和治疗方法。
熟悉：大骨节病的常见病因和发病机制。
了解：大骨节病的预防和调护。

知识链接
本病的病因迄今尚无定论，有许多假说，主要有生物地球化学学说（以低硒为代表）、粮食真菌毒素中毒说（主要为 T-2 毒素）、饮水有机物中毒说等，还有研究者根据大骨节病病理切片等的研究结果提出了病毒病因学说，但这些学说都难以单一地对该病进行圆满解释，故有学者提出本病可能是环境条件下生物性致病因子的复合病因所致，但其发病机制仍不清楚。

大骨节病（Kashin-Beck disease，KBD）是一种地方性畸形性骨关节病，随关节软骨原发病变的损害和加重，相继出现邻近部位骨组织破坏、增生、变形，直至形成典型的骨性关节炎。中医学无"大骨节病"的病名，根据其临床表现可归属于"痹证"范畴，但因其病情顽固、久延难愈，且疼痛遍布周身多个关节，与中医古籍所记载的"骨痹""骨痿""顽痹""鹤膝风"等病证相似。

一、病因病机

1. 中医病因病机　大骨节病的发病是内外因综合作用结果，正气亏虚是发病的内在因素，外邪入侵是发病的外在因素，患者正气不足，脏腑、气血、阴阳失调及其产生的瘀血、痰浊、气滞等共同作用以致病。

（1）正气亏虚是发病的内在因素

1）肝肾亏虚　筋骨有赖肝肾精血的充养，又赖肾中阳气的温煦，肾虚则先天之本不固，百

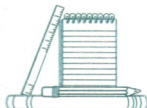

病滋生。肝肾精亏，肾阳虚，不能濡养温煦筋骨，使筋挛骨弱而留邪不去，瘀血逐渐内生，造成痹证迁延不愈，最终导致关节变形，活动受限。

2）脾肾阳虚　脾主运化、升清和统血，主四肢肌肉，为后天之本，气血生化之源。脾阳不足，则温煦无力，运化失职，不仅影响肾精肝血之补充，使筋骨血脉失于调养，造成水湿不化，湿浊内聚，痰饮内生，流注四肢关节，引起关节疼痛、重着，关节肿胀等病症。

（2）外邪入侵是发病的外在因素

1）六淫邪气　主要是风寒湿邪侵袭致病，感受风寒湿三邪，闭阻经络，气血运行不畅，使肌肉、经络、关节痹阻而形成本病。

2）环境毒邪　环境污染是本病的重要因素。

2. 西医病因病理

（1）病因　本病的病因不明，目前国内外主要有三种病因学说。

1）生物地球化学说　本病的发生与特定的地理生态环境有关，由一种或几种元素过多、不足或不平衡所引起。流行病学调查发现，硒与本病患病率呈负相关，病区补硒后能降低儿童大骨节病的发病率，促进干骺端病变的修复，防止病情恶化。目前，多数学者认为低硒只是本病发病的其中一个条件因素。

2）有机物中毒学说　认为本病是饮用水被阿魏酸、对羟基桂皮酸、黄腐酸等有机物污染，导致人体发生的一种慢性中毒性疾病。

3）真菌毒素污染及其毒素中毒学说　认为病区谷物被某种镰刀菌及其所产生的毒素和代谢产物污染，并形成耐热的毒性物质，居民因食用含有此种霉菌与毒素的食物而发病。

（2）病理　本病主要累及软骨化骨的骨骼，特别是四肢骨，表现为透明软骨的变性坏死及伴随的吸收、修复性变化，软骨细胞细胞核固缩、碎裂、溶解消失后，残留红染的细胞因子。

骺板软骨的坏死主要发生于肥大细胞层，重者可贯穿骺板全层。骺板深层发生坏死后，该部由于骺端的血管不能侵入，正常的软骨内成骨活动停止，但坏死灶上方存活的增生层软骨细胞还能继续增生、分化，使骺板的这一局部增厚，最终导致骺板提前骨性闭合，形成短指（趾）或短肢畸形。

二、临床表现

本病起病隐匿呈慢性发病病程，可分为三期。

初期：患者自觉疲乏无力，皮肤感觉异常（如有蚁走感、麻木感等），肌肉酸麻、疼痛等。中期：关节明显变大、出现短指（趾）畸形之前，其症状、体征多缺乏特征性表现，如关节疼痛、指末节弯曲、弓状指、杵状指等。后期：表现为关节增粗、关节活动障碍、关节摩擦音、关节游离体、骨骼肌萎缩等。

儿童发病者，畸形一般较严重，患者有手指变形、骨端粗大，出现短肢、四肢关节增粗、身体矮小呈侏儒样，膝内翻或膝外翻畸形等，局部疼痛，但多不伴发红、发热，可见肌肉萎缩、肌肉痉挛，关节活动受限，步态不稳，走路时呈摇摆状。

三、诊断与鉴别诊断

（一）诊断

1. 病史　主要见于流行病区的青少年和儿童，在病区居住多年的成人也可患本病。

2. 症状和体征　儿童发病者畸形严重，体形矮小，呈侏儒状，有关节疼痛、指末节弯曲状

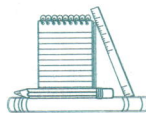

指、杵状指、关节摩擦音等。本病对患者智力、生育和寿命多无影响，也无遗传。

3. **X线检查**　大骨节病可分为四型：干骺型、干骺骨骺型、骨端型和骨关节型。

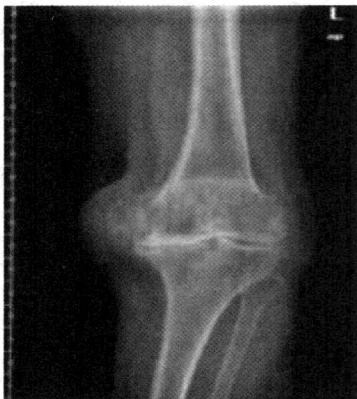

图9-2-1　大骨节病X线表现

（1）干骺型　以干骺端改变为主，包括临时钙化带变薄、模糊、中断、消失，干端出现凹陷、硬化等。

（2）干骺骨骺型　除上述干骺端变化外，骨骺也有变化，如骨骺常呈锥状或有凹陷。

（3）骨端型　以骨端改变为主，包括骨性关节面模糊不整、变薄、中断、凹陷变形、硬化甚至碎裂等。多发生于学龄儿童至青春期以后年龄段，反映关节软骨深层坏死继发的骨质改变。

（4）骨关节型　见于骺线闭合、骺板软骨消失之后，包括骨关节面的严重破坏、凹凸不平、增生硬化、骨刺形成、骨质碎裂、囊性变、骨端粗大畸形等改变。（图9-2-1）。

4. **实验室检查**

（1）碱性磷酸酶升高　特别是X线片有典型改变的患儿有显著升高。

（2）尿羟赖氨酸　尿中羟赖氨酸明显增高，且随X线所反映的病情加重而上升。

（3）尿硫酸软骨素　尿硫酸软骨素的排泄量升高，反映软骨基质的分解增多。

（二）鉴别诊断

1. **退行性骨关节病**　与大骨节病的不同点：退行性骨关节病青年人少见，无短指（趾）短肢畸形，关节受累多为非对称性，肌萎缩不明显。

2. **类风湿关节炎**　与大骨节病的不同点：类风湿关节炎发病关节周围软组织有肿、热等炎症表现，关节肿胀呈纺锤形；重症病例关节最终常出现纤维性强直；无短指（趾）畸形；类风湿因子在70%～80%患者中阳性；20%～25%患者皮下有类风湿结节。

3. **软骨发育不全**　与大骨节病的不同点：软骨发育不全为先天性，出生后即四肢短小，生长缓慢，前额明显突出，鼻梁深度凹陷，关节不痛或疼痛很轻。X线表现为全身多处有软骨发育不全畸形，四肢长管状骨短粗、弯曲，干骺端增宽，中心凹陷，呈喇叭形。

4. **佝偻病**　与大骨节病的不同点：多见于婴幼儿，有佝偻病特有的囟门关闭迟、方颅、鸡胸、肋骨串珠等表现。

四、治疗

（一）中医药物治疗

1. **辨证论治**

（1）肝肾亏虚证　关节疼痛，病程缠绵，身材矮小，关节粗大，挛缩畸形，活动不灵，肌肉萎缩，神疲乏力，行走困难，尿频或尿失禁，舌淡苔白，脉沉细无力。治法：补益肝肾，通络止痛。方用左归丸、健步丸加减。

（2）脾肾阳虚证　四肢沉重疼痛，四肢发凉，神疲乏力，肌肉瘦弱，步履艰难，小便清长，舌淡苔薄白，脉沉迟或沉缓无力。治法：温补脾阳，补肾通脉。方用右归丸、真武汤加减。

（3）风寒湿痹证　肢节疼痛，活动不灵，遇寒加重，得温可缓，肢体酸冷，舌淡苔白，脉细缓。治法：祛风散寒除湿，活血止痛除痹。方用木瓜丸、活络丹、补肾丸加减。

（4）邪毒内蕴证　肢节疼痛或肿痛，活动不利，病程日久，肢体痿软，舌质暗，苔白腻，

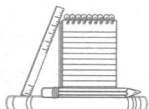

脉弦数。治法：化痰解毒，活血通络。方用四妙散、补阳还五汤加减。

2. 中药外治　可用海桐皮汤、八仙逍遥汤煎汤外洗、熏蒸，以及中药熥药、热罨包等。

3. 手法治疗　对患处使用理筋手法，可用按揉、拿捏、屈伸、捋顺的手法舒筋活络，配以点穴、振颤等手法，以缓解疼痛，舒筋活络。

4. 功能锻炼　鼓励患者积极进行四肢关节功能锻炼，以预防关节僵硬。

5. 针灸治疗　根据病变部位辨证取穴，上肢可取肩井、曲池、手三里、外关、合谷等穴，下肢可选取风市、委中、足三里、阳陵泉、环跳、秩边、三阴交等穴位，予以针刺、艾灸治疗。

6. 其他疗法　其他疗法，如刮痧、拔罐等。

（二）西医治疗

1. 对因治疗　针对可能的病因与发病机制，选择相应的药物。治疗适用于早期患者，可阻断病情发展，促进病变修复，常用药物有亚硒酸钠、维生素 E、硫酸软骨素等。

2. 对症治疗　关节疼痛、活动障碍者，可使用非甾体抗炎药缓解疼痛，还能抑制蛋白质水解酶，促进软骨病变修复；长期服用应注意其不良反应，如心血管风险、消化系统溃疡等。

3. 物理治疗　可采用超声波、脉冲、红外线、矿泉浴、离子导入，以及蜡疗等。

（三）手术治疗

对严重关节畸形、关节挛缩，可行矫形手术，有关节交锁者行关节清理术。本病为对称性多关节病变，不宜做关节融合术，以免对肢体功能造成严重影响。

五、预防与调护

按照西医学发病机制和中医学"治未病"理念，积极预防，综合调护。考虑到当地的环境、地域等特点，采取去除水中有机物和增加饮水中矿物质，以及改善粮食的食用方法等综合措施。根据不同地区土壤和膳食中的硒含量，以及人体内的血硒水平适当补硒。中医学治未病的理念对本病的预防和养生保健具有鲜明的特色和优势，采用饮食有节、起居有常、运动有度、情志有和的养生保健思路，综合调护，最大限度地避免和减少本病的发生和伤害。

项目三　氟骨病

> **【学习目标】**
>
> 掌握：氟骨病的主要临床表现和治疗方法。
>
> 熟悉：氟骨病的常见病因和发病机制。
>
> 了解：氟骨病的预防和调护。

知识链接

氟元素是人体维持健康必需的微量元素之一。它以各种化合物的形式广泛存在于地球外壳的岩石、土壤和海水中，经水、食物等途径进入动植物体内。人体过量摄入氟

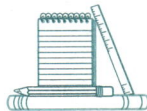

会导致全身慢性蓄积性氟中毒。氟在体内长期大量蓄积，可引起骨代谢紊乱，导致慢性中毒，引起全身性骨骼病变，发生氟骨病。

氟骨病（osteofluorosis）是由于慢性氟中毒而引起的骨质异常致密、硬化，并出现斑釉牙、四肢脊柱疼痛、变形的一种慢性疾病。氟骨病是地方性氟中毒的常见类型。中医学无氟骨病的病名，根据其临床表现可归属于"痹证""骨痹"范畴。

一、病因病机

1. 中医病因病机 外感氟毒，与肝肾亏虚相互作用，交织为病，导致不通则痛、不荣则痛，而出现各种病理表现。

（1）外感氟邪 氟作为一种人体必需的元素，当超过一定浓度时，转变成邪毒，成为本病的外在致病因素。氟邪作用于人体，痹阻经络肌肉筋骨，导致气血运行不畅，血瘀气滞，不通则痛，而出现肌肉、筋骨、关节疼痛、麻木重着、屈伸不利，甚至关节肿大变形。

（2）肝肾亏虚 肾主骨生髓，肝主筋藏血，精血相生，肝肾同源，以致肾精亏虚，不荣则痛，是形成本病的内在发病原因。

2. 西医病因病理 长期摄入过量的氟是本病的发病原因。氟能使成骨细胞明显活跃、细胞数增多、胞体肥大，增强碱性磷酸酶活性，产生过量骨钙素，从而导致过多的氟磷灰石与骨钙素结合，引起骨晶体结构异常，而导致骨损害。氟与钙有很强的亲和力，过量的氟进入机体后与体内的钙结合成难溶的氟化钙，沉积于骨、软骨、关节和肌腱组织中，引起血中钙离子浓度下降，使骨密度增加、骨质硬化、骨质增生，骨膜、肌腱发生硬化，并使骨钙从骨组织中释放入血，引起骨代谢紊乱，出现全身性骨骼病变，骨质疏松、骨软化而发生氟骨病。

二、临床表现

（一）骨痛

表现为脊柱和四肢关节疼痛。疼痛多为酸痛、胀痛，重者可出现刀割样或电击样疼痛，痛不可触，以致蜷曲在床，甚至不敢翻身，多由腰痛开始，呈持续性，静止时加重，活动后缓解，病变逐渐向上发展，最后累及颈部，四肢关节中以膝关节、肘关节疼痛较为常见。

（二）神经症状

椎管内的骨质增生可继发脊髓或神经根受压，产生相应的神经症状，表现为相应肢体的放射性疼痛、感觉异常和肌力减退、肌肉萎缩等，所属区域的皮肤感觉和运动功能改变、腱反射亢进和病理征阳性，甚至截瘫。

（三）畸形与活动障碍

本病早期脊柱活动尚好，逐步出现活动受限，晚期可见到严重强直、脊柱侧弯和驼背畸形，四肢关节可见挛缩僵直或畸形。

（四）全身症状

可出现肌肉疼痛、头晕、心悸、乏力、困倦及食欲减退、恶心、呕吐、腹胀、腹泻等症状。

（五）氟斑牙

氟斑牙是氟中毒的早期表现，早期牙面上出现细小不透明的不规则白色点状物，牙釉质出现黄色斑点，渐渐变为褐色，牙齿顶端出现褐色条纹，晚期整个牙齿变成褐色或黑色，最后牙齿有凹陷或呈现片状脱落缺损。

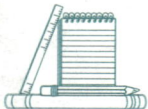

三、诊断与鉴别诊断

（一）诊断

1. 病史　有长期高氟地区生活史和相应的临床症状。

2. X 线检查　X 线片表现可分为三型。

（1）硬化型　骨密度增高，骨小梁增粗、融合，骨皮质增厚，髓腔变窄或消失，骨间膜及骨周围韧带骨化（图 9-3-1）。

（2）疏松型　骨密度减低，骨小梁稀疏，骨质有不同程度的吸收脱钙，同时可有骨间膜或骨周围韧带骨化。

（3）混合型　兼有以上两者特点，同时存在不同程度的骨质增生及吸收，松质骨呈网状或囊状结构，皮质骨结构松散，单位面积内骨小梁数目明显减少。

3. 实验室检查　血氟和尿氟的测定值对于诊断本病非常重要。骨质疏松者可检查骨代谢指标和骨转换指标。

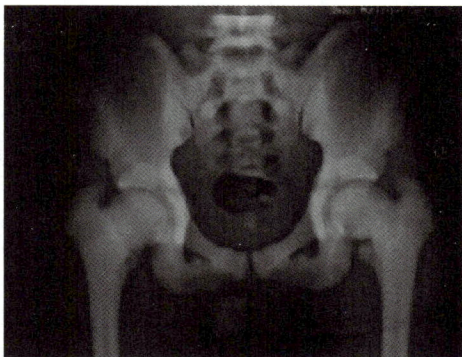

图 9-3-1　氟骨病 X 线表现

（二）鉴别诊断

1. 石骨症　与氟骨病不同之处在于：多见于儿童，没有氟斑牙，居住区非高氟地区；X 线片上，自躯干至四肢手足骨末端均可同时受累。

2. 强直性脊柱炎　与氟骨病不同之处在于：主要表现下腰背疼痛及进行性脊柱僵硬，脊柱普遍性骨质稀疏，椎体呈方形，小关节面模糊，间隙变窄甚至消失。

3. 肾性骨病　与氟骨病不同之处在于：有肾病病史、临床表现和肾功能异常。

四、治疗

（一）中医药物治疗

1. 辨证论治

（1）氟毒郁阻证　全身疼痛或游走不定，肌肉及关节发紧，面色黧黑或萎黄，牙齿黄褐色，舌暗苔薄白，脉弦涩滞。治法：活血理气止痛。方用身痛逐瘀汤、柴胡疏肝散加减。

（2）肝肾亏虚证　全身酸痛，头晕耳鸣，腰膝酸软，骨蒸潮热，盗汗遗精，脉细数。治法：滋补肝肾。方用左归丸、六味地黄丸加减。

（3）气血两虚证　全身乏力，肌肉及关节发紧，面色苍白或萎黄，头晕目眩，四肢倦怠，气短懒言，厌食纳呆，舌淡苔薄白，脉细弱或虚大无力。治法：补气养血。方用八珍汤、当归补血汤加减。

2. 中药外治　常用中药外洗、熏蒸、外敷，以及中药熥药、热罨包等。常用方剂如海桐皮汤、八仙逍遥汤等。

3. 手法治疗　手法治疗可用揉、拿、捏的手法舒筋活络，配以点穴、振颤等手法，以缓解疼痛。关节活动障碍者，可用摇法、抖法等松解粘连的关节和挛缩的韧带。

4. 功能锻炼　鼓励患者进行脊柱功能锻炼，尤其是颈椎的活动度，加强四肢肌肉力量训练。

5. 针灸　根据不同部位就近取穴或循经取穴，脊柱部可选大椎、身柱、命门、肾俞等穴位；

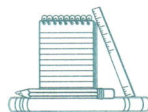

上肢可取臂臑、肩井、曲池、手三里、外关、合谷等穴；下肢可选取环跳、秩边、风市、委中、足三里、阳陵泉、三阴交、解溪、昆仑等穴位。分别予以针刺、热灸治疗。

（二）西医治疗

1. 一般治疗　采用非手术治疗，包括口服非甾体抗炎药、局部封闭等，超声波、脉冲、红外线、离子导入，以及蜡疗等理疗，按照病症结合的原则个体化应用，具有镇痛消炎的作用。

2. 其他疗法　使用蛇纹石（水合硅酸镁盐）、钙剂、氢氧化铝凝胶等，促进氟化物分解或减少吸收。

（三）手术治疗

视病情情况，产生继发性椎管狭窄及神经根管狭窄，并引起相应神经损害者，或更严重导致截瘫者，可行椎管减压植骨融合内固定术。

五、预防与调护

要积极预防本病，根据当地的饮食和水环境特点，切断氟化物吸收，高氟区采取饮水与大气污染除氟措施，对接触氟化物的职工采取有效的劳动保护措施，定期检测环境污染和职工尿氟含量，最大限度地避免和减少高氟带来的病变和伤害，夯实人民幸福生活的物质条件。

项目四　弥漫性特发性骨肥厚症

【学习目标】

掌握：弥漫性特发性骨肥厚症的主要临床表现和治疗方法。

熟悉：弥漫性特发性骨肥厚症的常见病因和发病机制。

了解：弥漫性特发性骨肥厚症的预防和调护。

知识链接

弥漫性特发性骨肥厚症（diffuse idiopathic skeletal hyperostosis，DISH）多见于老年男性，男女发病率约为 2：1。Forestier 等于 1950 年首次描述了该病，并将其描述为"老年强直性脊椎骨肥大"，亦称为 Forestier 病。20 世纪 70 年代，Resnick 等归纳总结了 Forestier 病的影像学和病理学特点，正式将其命名为 DISH。

弥漫性特发性骨肥厚症是以脊柱连续多节段椎体前、侧方异位骨化为特征的一种骨病。病变主要累及脊柱，尤其是颈、腰椎多见，伴有或不伴神经压迫症，并可表现有外周骨、肌腱和韧带附着处发生骨化。本病常见于中老年人，中医学把本病归于"痹证""骨痹""尪痹"范畴。

一、病因病机

1. 中医病因病机　中医学认为，本病的发生是内外因综合作用的结果，风寒湿邪侵袭是造成本病的主要外在因素，肝肾亏虚、脾肾阳虚是该病发生的基本内在因素。

（1）风寒湿邪　风寒湿邪侵袭人体，伤肾入骨，使骨重不举，酸楚疼痛，久而关节变形，

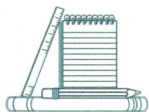

活动受限，形成骨痹。

（2）五劳七伤　五劳损伤气血筋骨，瘀血阻滞，筋脉凝滞，骨络不通；七伤致脏腑功能失常，五脏相干，终致肝、脾、肾三脏功能紊乱。

2. 西医病因病理　西医对本病的病因尚不明确，可能与遗传、退变、代谢、内分泌和毒素因子等方面有关。本病的基本病变是在肌腱和韧带的附着处钙化增生，在软骨处发生不规则钙盐沉积和邻近的骨皮质血管增生和浸润，骨化逐渐向纵深发展，最终韧带深层组织也发生骨化，并与椎体融合。

二、临床表现

（一）脊柱僵硬

脊柱僵硬是本病最常见的临床症状。特点是劳累、受凉或长途乘车后出现脊柱活动受限，甚至颈、腰背和外周关节的僵硬及四肢疼痛，白天轻，早晨和傍晚重。

（二）脊柱疼痛

多累及胸椎而呈现背痛，程度比较轻且很少放射痛。

（三）外周骨关节炎

表现为足跟、膝、肘、肩部疼痛，活动或较长时间休息后加重。

（四）神经系统异常

骨赘和后纵韧带、黄韧带骨化压迫脊髓和（或）神经根所致，常见症状为感觉及运动异常，括约肌功能障碍较少发生。

（五）吞咽困难、咽喉痛及声音嘶哑

其原因是颈椎骨骨化增生，直接或间接压迫食管或喉返神经所致，通常低头时可改善症状，仰头则症状加重。

本病起病隐匿缓慢，症状较轻，中老年男性多见。疾病早期一般无特殊不适，当骨赘形成和后纵韧带、黄韧带骨化压迫脊髓或神经根时，出现感觉及运动异常。

三、诊断与鉴别诊断

（一）诊断

由于本病缺乏特异性临床症状，诊断主要依靠脊柱和外周骨的放射学检查。

1. 至少连续 4 个椎体前侧缘的骨化，伴或不伴有椎体之间的局限性爪状骨赘。

2. 受累区椎间盘高度保持相对完整，且缺少退行性椎间盘改变的 X 线表现，包括真空现象和椎体软骨终板硬化（图 9-4-1、图 9-4-2）。

3. 无椎间小关节的骨性强直和骶髂关节侵蚀、硬化或融合。

本诊断标准特异性高，为避免忽视外周骨的病变，可观察分析椎体外骨质情况，对称性外周骨质增生，累及跟骨后缘、髌骨上端或鹰嘴，新生骨刺边缘有一完整的骨皮质，该表现有助于诊断。

（二）鉴别诊断

强直性脊柱炎　与弥漫性特发性骨肥厚症的不同之处在于：多发生于青少年男性，以腰背痛、晨僵为主要临床表现，可伴有跟腱、跖腱膜炎、虹膜睫状体炎；X 线首发骶髂关节模糊、强直融合，以后出现关节突关节间隙消失融合，椎间盘连接附着处骨化形成的竹节样变；血清 HLA-B27 因子多为阳性。

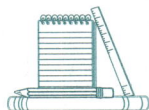

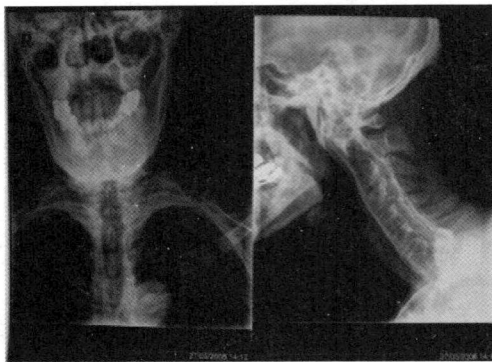

图 9-4-1　颈椎病弥漫性特发性骨
肥厚症 X 线片表现

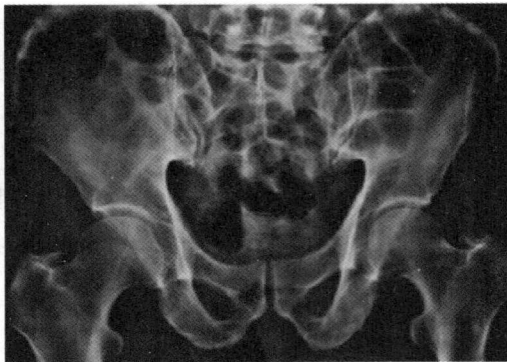

图 9-4-2　骨盆 X 线片显示颈椎病弥漫性特发性
骨肥厚症骶髂关节无硬化及融合

四、治疗

（一）中医药物治疗

1. 辨证论治

（1）风寒湿痹证　颈项部疼痛，掣及腰背，脊柱活动不利，肢节拘急疼痛，遇寒加重，得温则舒，或阴雨天加重，舌淡苔白，脉弦紧。治法：温经散寒，祛风除湿，除痹止痛。方用乌头汤、木瓜丸、活络丹、补肾丸加减。

（2）肝肾亏虚证　关节疼痛，病程缠绵，活动不灵，肌肉萎缩，神疲乏力，腰膝酸软，行走困难，尿频或尿失禁，舌淡苔白，脉沉细无力。治法：补益肝肾，通络止痛。方用左归丸、健步丸加减。

（3）脾肾阳虚证　四肢沉重疼痛，四肢发凉，神疲乏力，肌肉瘦弱，步履艰难，小便清长，舌淡苔薄白，脉沉迟或沉缓无力。治法：温补脾阳，补肾通脉。方用右归丸、真武汤加减。

2. 中药外治　可用海桐皮汤、八仙逍遥汤等熏洗、外敷，以及中药熥药、热罨包等，以舒筋活络，温经散寒，补益肝肾。

3. 手法治疗　可用按揉、拿捏、推摩、捋顺的手法舒筋活络，配以点穴、振颤等手法，以缓解疼痛，手法轻重要适宜，避免暴力手法。

4. 功能锻炼　早期进行颈椎、腰椎和病变关节的功能锻炼，缓解疼痛、延缓病情进展。

5. 针灸治疗　根据病变不同部位辨证取穴，颈椎可取风府穴、风池穴等；脊柱可选取华佗夹脊穴、肾俞、大椎穴；上肢可取肩井、曲池、手三里、外关、合谷等穴；下肢可选取风市、委中、足三里、阳陵泉、环跳、秩边、三阴交等穴位。分别予以针刺、热灸治疗。

6. 小针刀治疗　对于脊柱僵硬、疼痛、活动障碍者，可用针刀纵切横剥松解脊柱关节各肌肉、韧带起止点部位，调节筋骨应力平衡而缓解疼痛，矫正关节活动功能。

（二）西医治疗

可口服非甾体抗炎药、局部封闭等。亦可用超短波、红外线、脉冲、中频及微波、蜡疗等理疗。对疼痛较重的患者，可采用局部封闭治疗，但不宜反复、多次应用，避免长效激素危害。也可采用中药注射制剂与麻醉剂、维生素药物进行痛点封闭，或循经穴位注射。

（三）手术治疗

骨化组织造成椎管狭窄压迫脊髓和神经根时，按照椎管狭窄症进行治疗，必要时进行手术

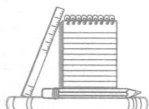

减压及相应节段固定融合术。

五、预防与调护

中医学治未病的理念对本病的预防和养生保健具有鲜明的特色和优势，采用饮食有节、起居有常、运动有度、情志有和的养生保健思路，综合调护，最大限度地避免和减少本病的发生和伤害。

项目五　放射性骨病

【学习目标】

掌握：放射性骨病的主要临床表现和治疗方法。

熟悉：放射性骨病的常见病因和发病机制。

了解：放射性骨病的预防和调护。

知识链接

我国实行法定职业病名单制度，职业性放射性疾病诊断标准较为完备，在现行《职业病分类和目录》中，与电离辐射有关的职业病共有 13 种。本节所描述的放射性骨病包含但不限于职业性放射性骨损伤。

放射性骨病是指人体全身或局部受到短时间内大剂量射线作用，或长期射线作用所引起的骨组织代谢和临床病理变化。急性放射病可由于核电站及实验室核泄漏而发生。长期反复小量接触放射性物质或放射线，则可发生慢性放射病。中医没有"放射性骨病"这一名称，根据其临床表现，属于中医学"骨蚀""骨枯"范畴。

一、病因病机

1. 中医病因病机　射线是特定存在的一种邪毒，具有燥热浊毒的特性，患者肝肾不足，筋骨失养，感受射线邪毒，邪毒深入筋骨，阳热亢盛，灼伤脉络，瘀热互结，腐肉蚀骨，伤阴耗气，可出现阴虚火旺、气血不足等全身病理表现。

2. 西医病因病理　西医学认为，当骨组织大剂量接受放射性照射后，可引起受照范围内的骨髓损伤，造成骨组织细胞死亡、骨组织成分和代谢改变，同时，局部软组织的受损、溃疡、感染，又可加重骨损伤。肿瘤患者接受治疗性照射、放射性职业人员、放射性事故受害者，均可发生本病。

二、临床表现

本病局部常伴有放射性损伤后的改变，如慢性放射性皮炎、溃疡等。

（一）放射性骨质疏松

轻者表现为骨小梁稀疏、粗糙；重者骨小梁网眼稀疏，有斑片状透光区，骨皮质显著增厚，呈层板状或皮质白线消失（图 9-5-1）。

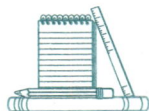

图 9-5-1　放射性骨病 X 线表现
在骨质疏松区内出现不规则的片状致密阴影，夹杂透光区，末节部分缺如

（二）放射性骨髓炎

骨皮质密度减低、变薄，表面不光滑，骨质有不规则破坏伴附近骨质疏松，并可见不规则的斑片状透光区，有的伴死骨形成。

（三）病理性骨折

在骨质疏松和骨髓炎、骨坏死的基础上产生骨病理性骨折。局部皮肤有放射性皮炎或溃疡存在。

（四）放射性骨坏死

骨组织受到电离辐射后骨细胞或骨营养血管损伤，血循环障碍而产生骨坏死。

（五）放射性骨发育障碍

放射性骨发育障碍多见于受照射时骨骺呈活跃增生的儿童和青少年，局部皮肤可无明显放射损伤改变，或伴轻度放射性皮炎改变。

（六）产生恶变

放射损伤诱发肿瘤，不同组织器官对放射损伤有明显不同的反应，各器官对放射线的敏感性由高到低依次为乳腺、甲状腺、骨髓和肺。长期放射性骨髓炎亦有恶变的可能。

（七）全身表现

全身表现如头晕、头痛、疲乏、食欲减退、恶心、呕吐及失眠等症状，骨髓造血功能的损伤仍在继续发展，白细胞、红细胞、血小板均减少，抵抗力下降等。

三、诊断与鉴别诊断

（一）诊断

遵照一般职业病的诊断原则，必须根据接触史、临床症状、实验室检查，X 线、CT、MRI 等影像学或骨密度测定等检查，进行综合分析。骨损伤的程度与照射剂量、照射次数、间隔时间和剂量率等因素有关。照射剂量大、间隔时间短，骨损伤出现时间早、程度重；受同等剂量照射时，一次大剂量照射比分次小剂量照射损伤重。

（二）鉴别诊断

应与化脓性骨髓炎、肿瘤骨转移、老年性骨质疏松症等相鉴别，从射线照射史、临床症状、实验室检查、影像学检查等综合鉴别。

四、治疗

（一）中医药物治疗

1. 辨证论治

（1）瘀热互结证　头晕、头痛，口黏痰多，午后面红烦热，舌质红，苔黄腻或黄燥，脉弦

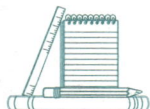

滑数。治法：通腑泻热化痰。方用桃核承气汤加减。

（2）肝阳上亢证　头目胀痛，眩晕耳鸣，失眠多梦，心烦易怒，头重脚轻，腰膝酸软，舌红少津，脉弦或脉弦细数。治法：平肝潜阳，滋补肝肾。方用天麻钩藤饮加减。

（3）气血两虚证　全身乏力，头晕目眩，四肢倦怠，气短懒言，厌食纳呆，面色苍白或萎黄，舌淡苔薄白，脉细弱或虚大无力。治法：补气养血。方用八珍汤、十全大补丸加减。

（4）肝肾亏虚证　全身酸痛，头晕耳鸣，腰膝酸软，骨蒸潮热，盗汗遗精，脉细数。治法：滋补肝肾。方用左归丸、六味地黄丸加减。

2. 中药外治　常用海桐皮汤、八仙逍遥汤等中药外洗、熏蒸，可用于全身或局部治疗，外敷、熥药、热罨包等对局部进行治疗。

3. 功能锻炼　多做户外活动，呼吸新鲜空气和接受阳光，进行气功、太极拳、八段锦、练功十八式、练功三十六法等活动，以增强体质。

4. 针灸　可选择大椎、曲池、肾俞、足三里、肋缘、内关、脾俞、肝俞、膈俞、血海、三阴交等进行针刺。取穴大椎、肾俞、足三里行艾灸。

（二）西医治疗

对受到大剂量照射的四肢和其他部位，应注意防止过度活动和外力撞击，及时、正确处理皮肤及软组织损伤，如出现溃疡应及时换药或手术治疗，用血循环丰富的皮瓣或肌皮瓣覆盖创面，以改善局部血液循环，保护骨组织。给予富含钙和蛋白质饮食，尤其是早期服用活血化瘀、改善微循环和促进组织再生、修复的药物，如复方丹参、谷胱甘肽、降钙素、维生素 A、维生素 D 等，以及含钙制剂药物，可以延缓或减少骨损伤的发生，同时辅以高压氧治疗，可获得较好疗效。

（三）手术治疗

发生骨髓炎、骨坏死者，在有效抗生素控制下，及时手术治疗，彻底清除死骨，以带血管蒂的肌瓣或肌皮瓣充填、修复；也可用骨 – 肌皮瓣移植，同时修复骨缺损和软组织创面。经久不愈的单个指（趾）骨髓炎、骨坏死时，应及时截指（趾）；如多指（趾）或掌骨受累且功能丧失时，亦可考虑行截肢术。

五、预防与调护

加强安全生产意识，做好职业防护，避免产生放射性骨损伤，减少非必要的射线伤害，放射性工作人员，按时体检，采用饮食有节、起居有常、运动有度、情志有和的养生保健思路，多给予富含钙和蛋白质且易消化的饮食，少吃多餐，减轻胃肠道负担，改善营养状况，并注意适当运动，增强抵抗能力，以促进骨骼健康。

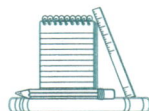

主要参考书目

［1］张俊忠，李景银，邱红明.中西医结合专科病诊疗大系——骨伤科病学.太原：山西科学技术出版社，1996.

［2］袁浩.中医骨病学.上海：上海科学技术出版社，1998.

［3］施杞，王和鸣.骨伤科学.北京：人民卫生出版社，2001.

［4］孙树椿，孙之镐.临床骨伤科学.北京：人民卫生出版社，2006.

［5］赵文海，詹红生.中医骨伤科学.上海：上海科学技术出版社，2011.

［6］胥少汀，葛宝丰，徐印坎.实用骨科学.4版.北京：人民军医出版社，2012.

［7］陈安民，田伟，骨科学.2版.北京：人民卫生出版社，2014.

［8］徐展望，何伟.中医骨病学.北京：中国中医药出版社，2018.

［9］徐展望，郑福增.中医骨病学.北京：中国中医药出版社，2021.

［10］詹红生，刘军.中西医结合骨伤科学.北京：中国中医药出版社，2021.

［11］黄桂成，王拥军.中医骨伤科学.北京：中国中医药出版社，2021.

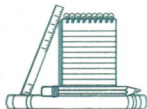

教材目录

注：凡标☆者为"十四五"职业教育国家规划教材。

序号	书 名	主 编		主编所在单位	
1	医古文	刘庆林	江 琼	湖南中医药高等专科学校	江西中医药高等专科学校
2	中医药历史文化基础	金 虹		四川中医药高等专科学校	
3	医学心理学	范国正		娄底职业技术学院	
4	中医适宜技术	肖跃红		南阳医学高等专科学校	
5	中医基础理论	陈建章	王敏勇	江西中医药高等专科学校	邢台医学院
6	中医诊断学	王农银	徐宜兵	遵义医药高等专科学校	江西中医药高等专科学校
7	中药学	李春巧	林海燕	山东中医药高等专科学校	滨州医学院
8	方剂学	姬水英	张 尹	渭南职业技术学院	保山中医药高等专科学校
9	中医经典选读	许 海	姜 侠	毕节医学高等专科学校	滨州医学院
10	卫生法规	张琳琳	吕 慕	山东中医药高等专科学校	山东医学高等专科学校
11	人体解剖学	杨 岚	赵 永	成都中医药大学	毕节医学高等专科学校
12	生理学	李开明	李新爱	保山中医药高等专科学校	济南护理职业学院
13	病理学	鲜于丽	李小山	湖北中医药高等专科学校	重庆三峡医药高等专科学校
14	药理学	李全斌	卫 昊	湖北中医药高等专科学校	陕西中医药大学
15	诊断学基础	杨 峥	姜旭光	保山中医药高等专科学校	山东中医药高等专科学校
16	中医内科学	王 飞	刘 菁	成都中医药大学	山东中医药高等专科学校
17	西医内科学	张新鹏	施德泉	山东中医药高等专科学校	江西中医药高等专科学校
18	中医外科学☆	谭 工	徐迎涛	重庆三峡医药高等专科学校	山东中医药高等专科学校
19	中医妇科学	周惠芳		南京中医药大学	
20	中医儿科学	孟陆亮	李 昌	渭南职业技术学院	南阳医学高等专科学校
21	西医外科学	王龙梅	熊 炜	山东中医药高等专科学校	湖南中医药高等专科学校
22	针灸学☆	甄德江	张海峡	邢台医学院	渭南职业技术学院
23	推拿学☆	涂国卿	张建忠	江西中医药高等专科学校	重庆三峡医药高等专科学校
24	预防医学☆	杨柳清	唐亚丽	重庆三峡医药高等专科学校	广东江门中医药职业学院
25	经络与腧穴	苏绪林		重庆三峡医药高等专科学校	
26	刺法与灸法	王允娜	景 政	甘肃卫生职业学院	山东中医药高等专科学校
27	针灸治疗☆	王德敬	胡 蓉	山东中医药高等专科学校	湖南中医药高等专科学校
28	推拿手法	张光宇	吴 涛	重庆三峡医药高等专科学校	河南推拿职业学院
29	推拿治疗	唐宏亮	汤群珍	广西中医药大学	江西中医药高等专科学校

序号	书 名	主 编		主编所在单位	
30	小儿推拿	吕美珍	张晓哲	山东中医药高等专科学校	邢台医学院
31	中医学基础	李勇华	杨 频	重庆三峡医药高等专科学校	甘肃卫生职业学院
32	方剂与中成药☆	王晓戎	张 彪	安徽中医药高等专科学校	遵义医药高等专科学校
33	无机化学	叶国华		山东中医药高等专科学校	
34	中药化学技术	方应权	赵 斌	重庆三峡医药高等专科学校	广东江门中医药职业学院
35	药用植物学☆	汪荣斌		安徽中医药高等专科学校	
36	中药炮制技术☆	张昌文	丁海军	湖北中医药高等专科学校	甘肃卫生职业学院
37	中药鉴定技术☆	沈 力	李 明	重庆三峡医药高等专科学校	济南护理职业学院
38	中药制剂技术	吴 杰	刘玉玲	南阳医学高等专科学校	娄底职业技术学院
39	中药调剂技术	赵宝林	杨守娟	安徽中医药高等专科学校	山东中医药高等专科学校
40	药事管理与法规	查道成	黄 娇	南阳医学高等专科学校	重庆三峡医药高等专科学校
41	临床医学概要	谭 芳	向 军	娄底职业技术学院	毕节医学高等专科学校
42	康复治疗基础	王 磊		南京中医药大学	
43	康复评定技术	林成杰	岳 亮	山东中医药高等专科学校	娄底职业技术学院
44	康复心理	彭咏梅		湖南中医药高等专科学校	
45	社区康复	陈丽娟		黑龙江中医药大学佳木斯学院	
46	中医养生康复技术	廖海清	艾 瑛	成都中医药大学附属医院针灸学校	江西中医药高等专科学校
47	药物应用护理	马瑜红		南阳医学高等专科学校	
48	中医护理	米健国		广东江门中医药职业学院	
49	康复护理	李为华	王 建	重庆三峡医药高等专科学校	山东中医药高等专科学校
50	传染病护理☆	汪芝碧	杨蓓蓓	重庆三峡医药高等专科学校	山东中医药高等专科学校
51	急危重症护理☆	邓 辉		重庆三峡医药高等专科学校	
52	护理伦理学☆	孙 萍	张宝石	重庆三峡医药高等专科学校	黔南民族医学高等专科学交
53	运动保健技术	潘华山		广东潮州卫生健康职业学院	
54	中医骨病	王卫国		山东中医药大学	
55	中医骨伤康复技术	王 轩		山西卫生健康职业学院	
56	中医学基础	秦生发		广西中医学校	
57	中药学☆	杨 静		成都中医药大学附属医院针灸学校	
58	推拿学☆	张美林		成都中医药大学附属医院针灸学校	